Linda Hardy

Heureuse et en forme

MON GUIDE BIEN-ÊTRE AU NATUREL

SOLAR EDITIONS

“

À MON PETIT TIGRE, MON FILS ADORÉ, MON ANDRÉA,
QUI ME DONNE ENVIE D'ÊTRE HEUREUSE ET EN FORME
CHAQUE JOUR ET POUR TOUJOURS...

”

Sommaire

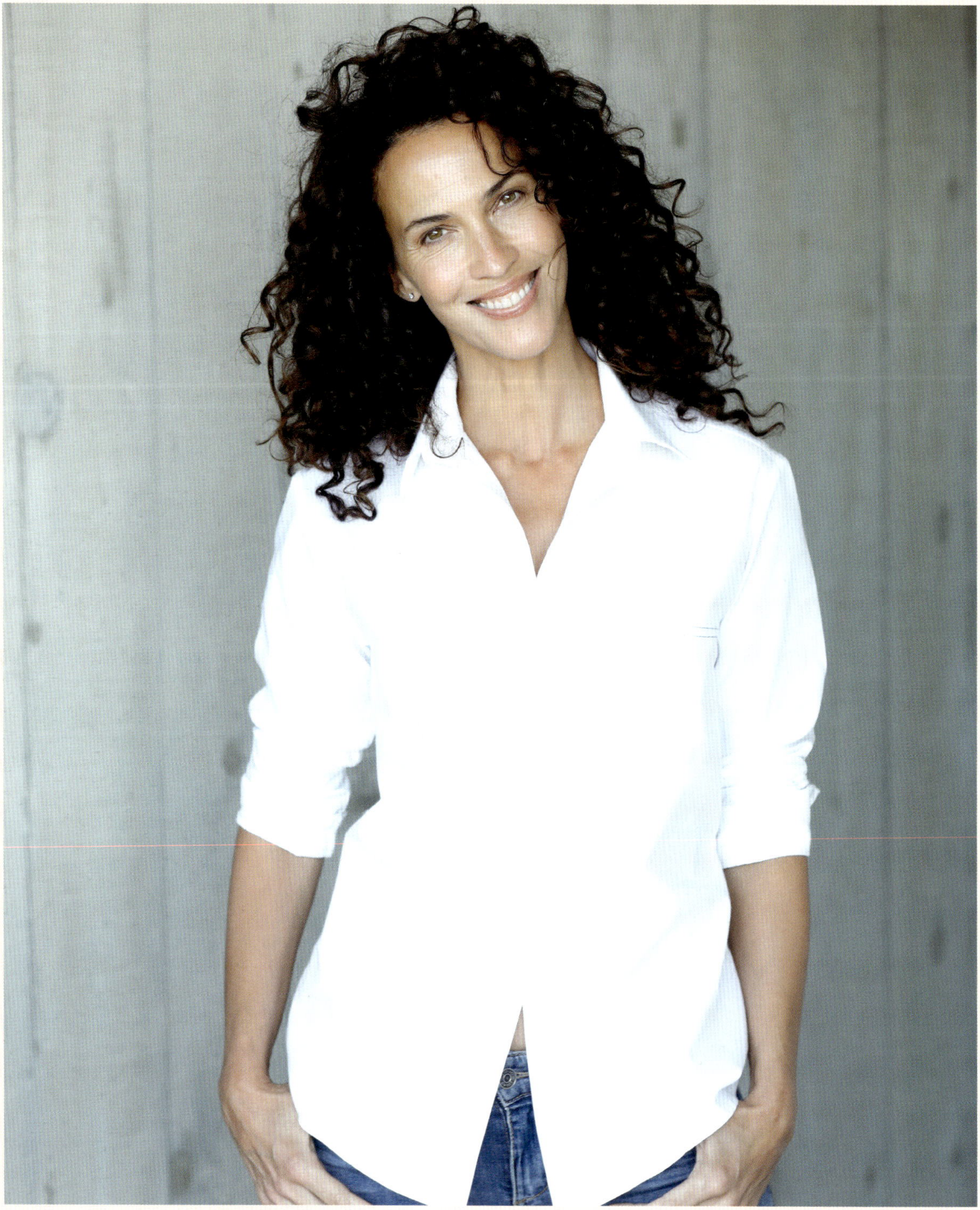

“ Trouver en toute bienveillance le juste équilibre ”

JE M’APPELLE LINDA, JE SUIS LA MAMAN D’UN GRAND GARÇON DE 11 ANS (1,70M DÉJÀ), JE SUIS COMÉDIENNE DANS L’ÂME, ENTREPRENEUSE ET EX-MISS FRANCE. POUR TOUJOURS !

Je suis cartésienne, raisonnable, mais excessive, et très gourmande…

Dans le désordre, j’aime les framboises, le pain très beurré, la crème glacée (au caramel beurre salé, miaaam !), le champagne et les cures de détox.

J’ai arrêté de fumer il y a un peu plus de deux ans et je ne bois presque plus de café, mais j’adore me faire plaisir !

Je suis de bonne humeur au réveil malgré la marque de l’oreiller sur ma joue droite, des yeux de panda et un appétit dans les chaussettes.

Je suis de nature positive et d’un tempérament énergique qui frôle l’hyperactivité.

Mes hormones me titillent et ma libido fait sa coquine.

Je me pose un tas de questions existentielles. Normal, je suis une femme…

J’ai 47 ans.

PASSER LE CAP, ET LE GARDER !

Passé la quarantaine, le corps change et notre organisme ne fonctionne plus tout à fait comme avant. C’est plus que jamais le moment d’être à l’écoute de son corps et de prendre soin de sa santé. La bonne nouvelle, c’est que l’expérience et la maturité sont de sérieux atouts pour se lancer sur le chemin du bien-être et de l’équilibre. Mais voilà, parfois, la vie nous confronte à des événements inattendus… Il y a deux ans, sans crier gare, mes premières bouffées de chaleur sont apparues, et avec elles tout un tas de petits désagréments plus ou moins glamour… et le sentiment étrange que rien ne serait plus jamais comme avant. J’étais face aux premiers signes de préménopause. Alors, je ne vais pas vous mentir, les premiers mois, on ne sait pas vraiment où donner de la tête. Mon corps et mes hormones me jouaient des tours sans me laisser le temps d’apprendre les nouvelles règles du jeu.

Face à cette nouvelle donne, j’ai eu un incroyable déclic. Pour ne pas subir la situation, je devais m’adapter, avec cette seule idée en tête :
quand les muscles commencent à se relâcher,
quand le corps devient moins ferme,
quand les rides pointent le bout de leur nez,
quand les excès du dîner de la veille se paient pendant une semaine,
quand il est difficile de trouver du temps pour soi,
quand notre compagnon ne nous dit plus si souvent « Tu es belle mon amour »,

quand on le surprend un jour à regarder de bien plus jeunes femmes que nous,
quand notre libido fait grise mine,
quand les premières bouffées de chaleur apparaissent et que notre bonne humeur en prend un coup,
quand l'enfant quitte le nid
et qu'il faut chaque jour se réinventer,
quand la vie prend un autre tournant
et qu'il nous reste encore tant de belles choses à vivre,

COMMENT FAIRE DU TEMPS QUI PASSE UN VÉRITABLE ALLIÉ ?

Ce livre, je l'ai écrit pour toutes celles qui, comme moi, n'ont pas l'intention de laisser leur âge gâcher la fête ! Je crois plutôt que les années nous rendent plus fortes et plus épanouies. Au fil de mes rencontres, j'ai eu la chance d'acquérir des connaissances qui, je pense, seront utiles à toutes les femmes.

MON APPROCHE HOLISTIQUE

Cela fait plus de vingt-cinq ans que je m'intéresse aux médecines orientales, en particulier aux médecines chinoise et ayurvédique. Ce sont toutes deux des médecines de prévention, qui prennent en compte l'être humain dans sa globalité, le corps et l'esprit devant cohabiter en parfaite harmonie pour être en bonne santé.

Dans ma recherche du bien-être, la dimension holistique a toujours joué un rôle fondamental. J'ai compris très jeune que nous faisons indéniablement partie d'un tout et que nous étions intimement liés et connectés à la nature et aux rythmes qu'elle « nous impose » au travers des saisons.

C'est en apprenant à être à l'écoute de mon corps et de ses besoins que j'ai trouvé mon équilibre.

VOTRE COMPAGNON DE ROUTE

J'ai pensé ce livre comme un guide bien-être pour accompagner dans leur quotidien les femmes qui traversent ou ont déjà passé la quarantaine. J'y partage mes connaissances et mes secrets, mais aussi mes doutes. Je l'ai voulu joyeux et accessible. Je l'ai imaginé comme un petit compagnon de route que l'on peut consulter jour après jour, par-ci par-là, au fil des saisons et de son humeur.

Ce livre est construit autour de ce qui constitue pour moi les quatre piliers du bien-être : l'alimentation, l'activité physique, la beauté et l'équilibre. J'ai besoin de ces fondamentaux, détaillés dans la première partie du livre, pour me sentir bien dans mon corps et dans ma tête, pour garder le cap. Cela passe par une reconnexion à la nature, par l'acceptation que nous sommes cycliques, comme elle, et que nous avons tout à apprendre d'elle. Découpée comme un voyage au gré des quatre saisons, chaque partie s'articule autour de thèmes spécifiques, de conseils et d'astuces adaptés, issus de ma propre expérience de femme, et d'exercices accessibles à toutes, qui j'espère vous deviendront indispensables… À vous de faire de ce livre ce que vous voulez qu'il soit : un guide pour vous ressourcer, vous inspirer, piocher, vous perdre… et finalement vous retrouver, je l'espère.

J'ai mis un point d'honneur à vous offrir un livre riche et précis, et c'est pourquoi j'ai souhaité m'entourer d'experts reconnus dans leur domaine. Tous sont des personnes formidables qui comptent pour moi et qui m'ont accompagnée à un moment ou à un autre de ma vie. Ensemble, ils ont pleinement participé à faire de moi la femme épanouie que je suis aujourd'hui. Leur donner la parole sans m'approprier leur savoir et vous permettre de bénéficier à votre tour de leurs précieux conseils me semblait la moindre des choses.

Je vous rassure, il est quasiment impossible de suivre en même temps tous les préceptes que je recommande ici. Cela rendrait la vie bien triste, laissant peu de place au bonheur de l'imprévu… Moi-même, je ne suis pas une superwoman, et j'ai appris qu'on ne peut pas toujours être au top, qu'il faut aussi savoir lâcher prise. Il y aura des jours avec et des jours sans, des jours où vous aurez envie de faire du sport, de prendre soin de vous, et d'autres où vous voudrez simplement vous laisser aller à un peu de flemme… Et c'est bien normal.

Mon credo : trouver en toute bienveillance le juste équilibre, celui qui me permet d'être « heureuse et en forme ». Le plus souvent possible…

MA TEAM *d'experts*

VERONICA BROWN

Veronica est sophrologue et exerce à Paris. Formatrice et auteure, elle a d'abord travaillé dans les médias, avant de bifurquer et de se former à la sophrologie, qui a «véritablement changé sa vie». Simples et efficaces, ses exercices sont à la fois accessibles et adaptés à chaque saison, pour se sentir mieux rapidement. J'ai rencontré Veronica en mars 2020, grâce au premier confinement Covid, puisque nous avons organisé de nombreux *lives* sur Instagram ensemble. Dès le premier regard, j'ai été séduite par sa bienveillance et son intelligence. Celle du cœur et de l'esprit. Elle m'a beaucoup apporté pendant cette période difficile. Grâce à Veronica, j'ai pris conscience des bienfaits de la sophrologie dans une approche holistique du bien-être.

SAMUEL GANES

Samuel est professeur de yoga et de méditation à Paris. Il est aussi auteur en développement personnel et thérapeute en ayurvéda. Il a contribué à cet ouvrage par ses leçons et ses coachings de yoga, qui incluent des respirations (pranayamas) et des postures (asanas) spécialement choisies pour mieux se sentir et mieux respirer à chaque saison. Samuel a été mon premier professeur de yoga dans un célèbre centre parisien. Avec lui et sous ses conseils avisés, j'ai découvert le hatha yoga et les pranayamas, deux pratiques que j'affectionne particulièrement. Au-delà des grands talents de formateur de Samuel, j'aime sa personnalité, son humour et son exigence dans son travail.

DIDIER HERZOG

Didier est coach sportif depuis vingt-cinq ans. Également préparateur mental, il a entraîné de nombreuses stars et s'est spécialisé dans le suivi de particuliers (cours individuel ou en groupe sur mesure, préparation de courses…). Il a supervisé et validé les exercices sportifs que je propose et que vous pourrez retrouver tout au long de ce livre. Didier est un homme de challenge. J'aime sa façon d'enseigner et la passion avec laquelle il accompagne «ses sportifs». Il sait révéler le meilleur en chacun d'entre nous, et m'a été d'un précieux soutien dans les moments où je perdais de vue mes objectifs et où ma motivation était en berne.

MARC SARAMITO

Marc est médecin, spécialiste en nutrition sportive, en nutrition de la performance neuropsychologique et en optimisation de l'âge biologique. Il a suivi et conseillé sur le plan nutritionnel de nombreux sportifs professionnels, ainsi que de grands champions olympiques. Pour moi, ce livre ne pouvait pas se faire sans sa contribution : il y a apporté son expertise médicale et ses connaissances en nutrition sportive, notamment dans les dossiers ciblant les problématiques de la femme à la quarantaine. Marc, que je connais depuis plus de quinze ans, a été un allié précieux en dehors du parquet de *Danse avec les stars*. Grâce à lui, j'ai maintenus le cap pendant toute l'aventure, physiquement et mentalement. J'aime son intelligence, son humanité et cette grande ouverture d'esprit, qui font de lui un médecin hors pair.

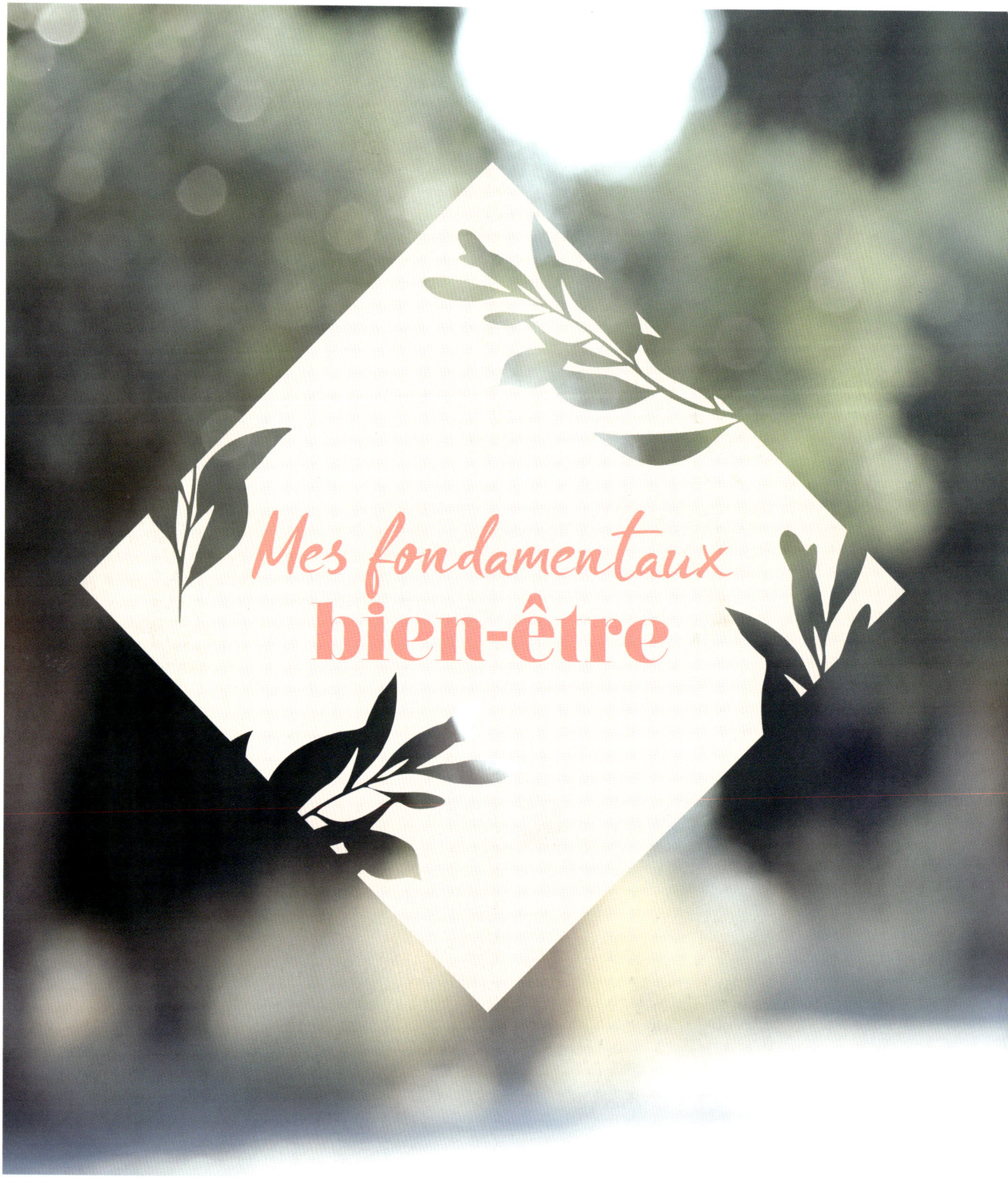

Mes fondamentaux bien-être

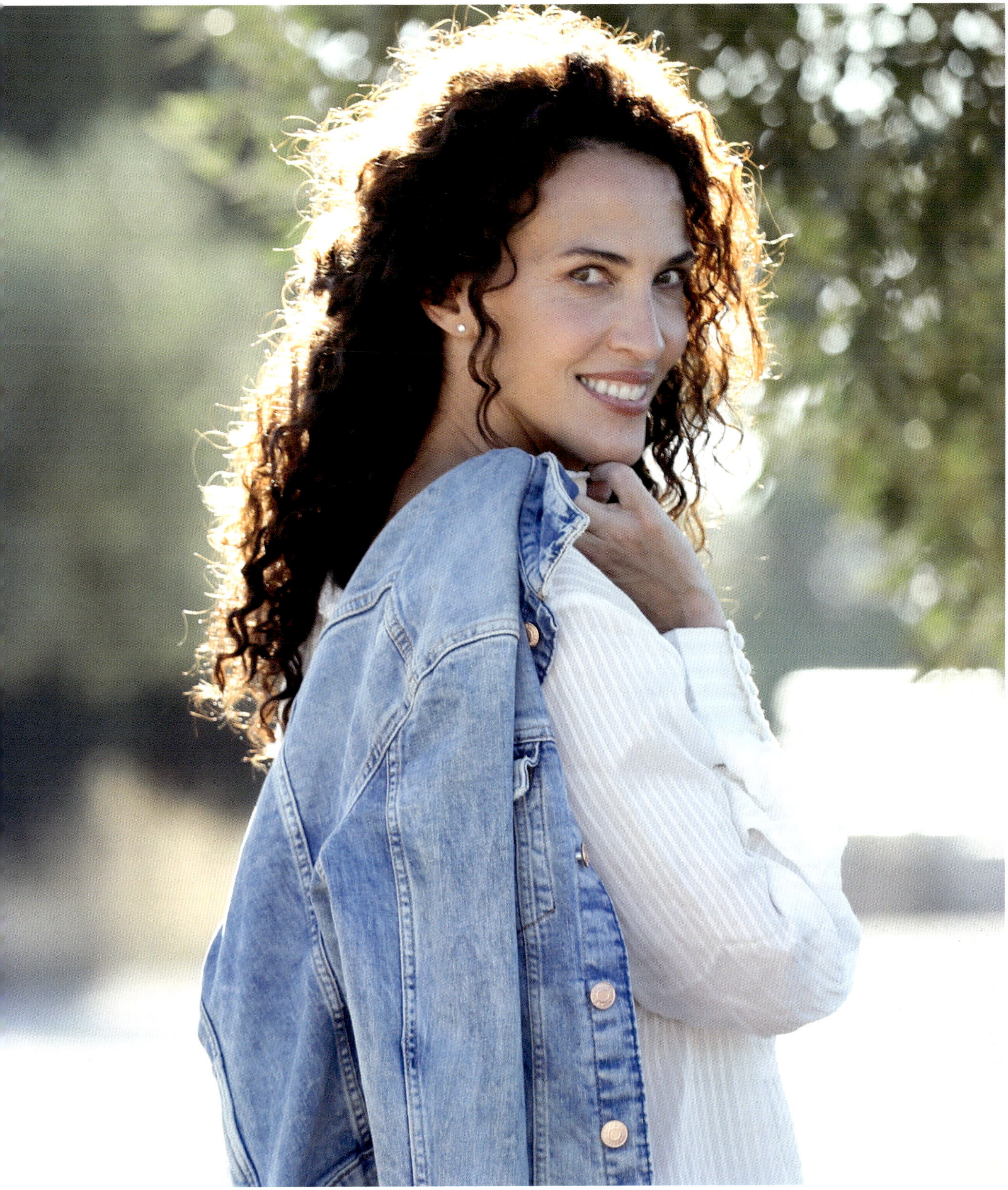

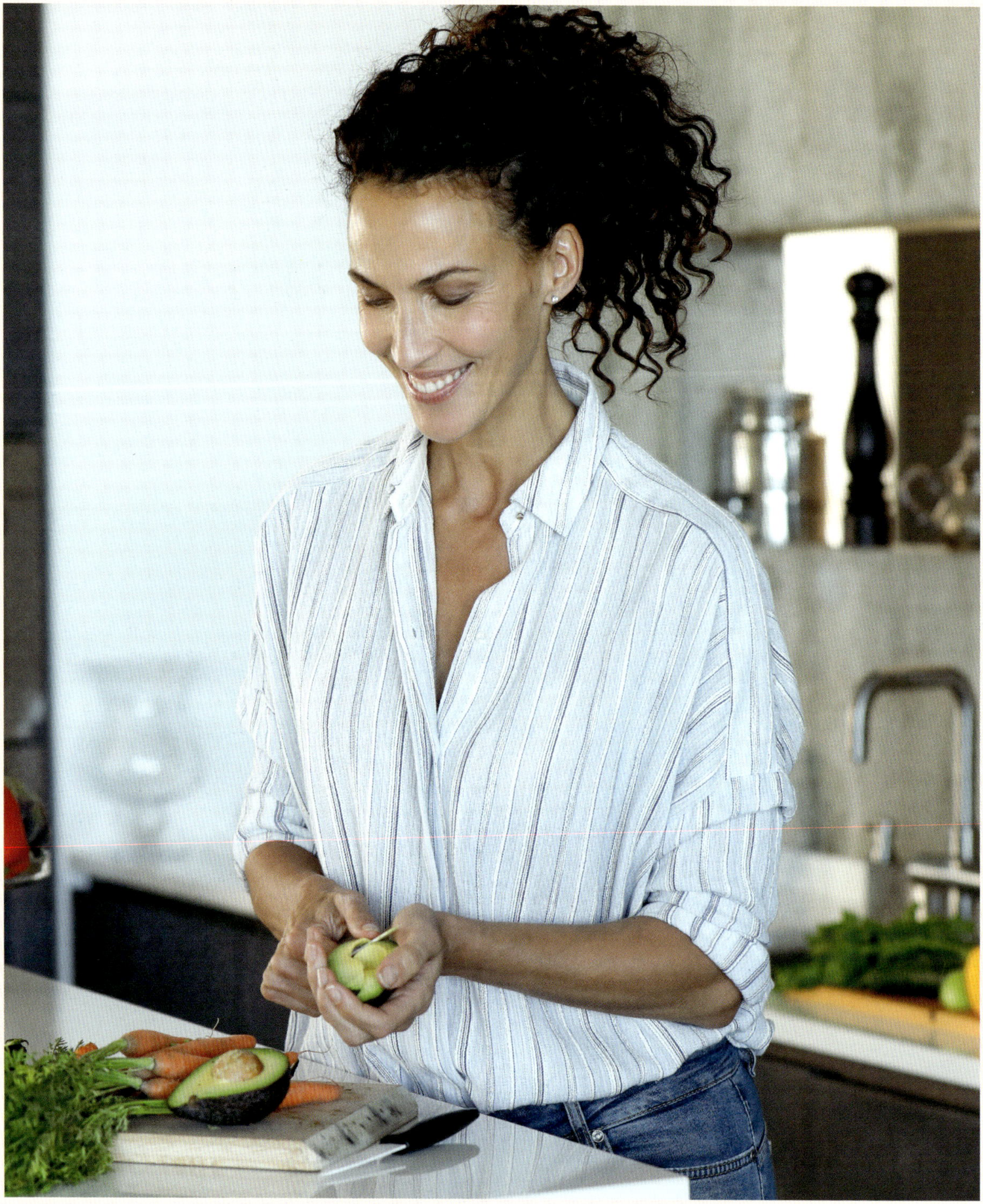

Alimentation

“

Que ton aliment soit ta première médecine.
Hippocrate

”

Si bien manger est avant tout un plaisir, s'alimenter sainement est essentiel pour afficher une santé au top tout au long de l'année ! La nature n'est pas toujours fair-play avec les femmes : la quarantaine passée, elles ressentent bien plus que les hommes le besoin de réellement se prendre en main, de faire plus attention à ce qu'elles mangent, et surtout à quand et comment elles mangent. Vous connaissez le dicton « Quand la vie te donne des citrons, fais-en de la limonade » ? C'est exactement la philosophie que j'ai choisi d'adopter. Au lieu de prendre la quarantaine comme une punition, je la vois comme une opportunité de revoir mon alimentation et de mettre en place durablement les bons réflexes, à la fois pour préserver la tonicité de mes muscles, pour me sentir bien dans ma peau et dans mon corps, mais également pour prévenir une éventuelle prise de poids à l'approche de la ménopause (c'est moche, mais rares sont celles qui y échappent).

Au fil des saisons, nous verrons comment faire du bien à son organisme. Que mettre dans son assiette, comment choisir les bons aliments tout en mangeant ce que l'on aime et en se faisant plaisir ? À la clé, une santé de fer et une silhouette à faire pâlir les jeunettes !

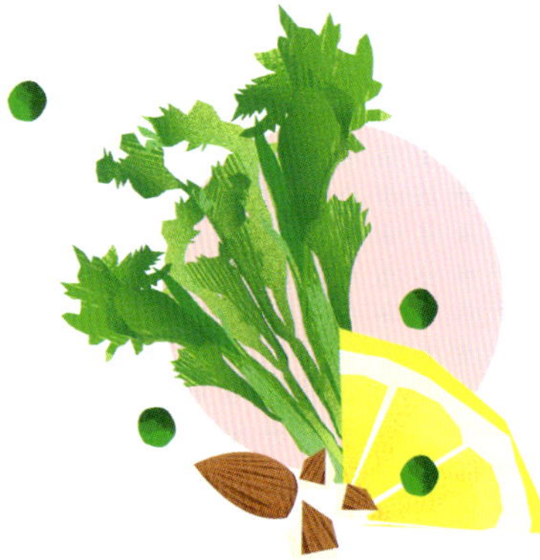

Alimentation vitalité

mon mode d'emploi

EN FRANCHISSANT LE CAP DE LA QUARANTAINE, J'AI COMPRIS LA NÉCESSITÉ DE BIEN M'ALIMENTER AU QUOTIDIEN. VOICI LES PILIERS SUR LESQUELS JE M'APPUIE POUR GARDER LE CAP... ET CELA ME RÉUSSIT PLUTÔT BIEN, CAR JE PEUX MANGER SAIN, ÉQUILIBRÉ, ET CE QUE J'AIME. LE DÉBUT DU BONHEUR, NON ?

TESTER L'ALIMENTATION DISSOCIÉE

J'ai choisi de manger dissocié, d'abord par goût, mais aussi pour faciliter ma digestion. J'ai découvert ce type d'alimentation à 25 ans, et depuis mon système digestif me dit merci. Rien d'étonnant, car le but de l'alimentation dissociée est de combiner des aliments favorables à notre système digestif. Je m'explique : lorsque la digestion est facilitée, l'élimination et l'assimilation des nutriments sont optimales. Certains mélanges d'aliments augmentent le temps de digestion et peuvent engendrer des digestions incomplètes, des troubles digestifs ou une mauvaise assimilation. Bref, rien de ce que l'on cherche pour notre corps.

POURQUOI ÇA MARCHE POUR MOI ?

Personnellement, cette méthode m'a apporté un regain d'énergie. Mon organisme a besoin de moins de temps pour digérer. En plus, cela me permet de manger plus de légumes, donc plus de fibres, de vitamines et de minéraux, et j'apprécie encore plus la saveur des aliments.

Une alimentation dissociée a plein d'avantages : une meilleure digestion, moins de ballonnements au quotidien et un transit amélioré, ce qui va faciliter le travail de filtration et d'épuration du foie. Le double effet kiss cool ? L'équilibre acido-basique de l'organisme est maintenu. Par son action minceur et détoxifiante, cette méthode fait des merveilles.

LES BONNES ASSOCIATIONS ALIMENTAIRES

La règle, c'est de ne pas mélanger les aliments denses, c'est-à-dire pauvres en eau, dans un même repas. En d'autres termes, il faut éviter d'associer des féculents (riz, pâtes, pain, pois chiches, lentilles, tofu, yaourt de soja, haricots secs, pommes de terre, courges, patates douces...) avec des protéines d'origine animale (œufs, viande, poisson, fruits de mer, fromage, yaourts).

Il est également préconisé d'éviter les mélanges de protéines entre elles : pas de viande + fromage, pas d'œufs + yaourts...

MES 3 RÈGLES ESSENTIELLES

1 JE MANGE DE TOUT !

À 15 ans, à 30 ans, à 50 ans, c'est la BASE. Je ne me prive de rien et je ne m'impose aucune diète drastique. Je privilégie juste une alimentation vivante, en choisissant toujours des ingrédients intéressants sur le plan nutritionnel. Cet apport journalier en vitamines, en minéraux, en fibres garantit à mon organisme tout ce dont il a besoin pour carburer à plein régime !

2 JE CHOISIS MES ALIMENTS AU PLUS PRÈS DE LA NATURE.

Je limite au maximum la consommation de produits transformés, souvent riches en mauvaises graisses et en sucres. Cuisiner frais, bio, de saison et local : un combo gagnant pour les petits producteurs et pour l'avenir de la planète.

3 JE SUIS À L'ÉCOUTE DE MON CORPS.

Je mange uniquement en fonction de mes sensations. Résultat, j'ai supprimé les produits laitiers, le sucre, la viande rouge et les plats trop gras… sans pour autant me les interdire !

APPLIQUER LE PRINCIPE DU 80/20

Suivre les principes d'une alimentation dissociée et à indice glycémique bas est très stratégique : en réalité, c'est pour mieux me faire plaisir ! Je fais attention à ce que je mange 80 % du temps, et les 20 % restants, c'est lâchage en bonne et due forme ! Vous me verrez donc rarement refuser quelques carrés de chocolat au lait ou une bonne crème glacée (j'en raffole).

LE B.A.-BA

- Il est possible de répartir ces touches de plaisir quand on veut, mais je conseille plutôt le week-end, quand on sait que des sorties sont prévues : par exemple, 80 % de menus healthy du dimanche après le déjeuner au vendredi soir, et 20 % de repas plus funky le week-end. Attention, se faire plaisir, oui, mais il faut malgré tout de rester dans des quantités raisonnables.
- C'est l'occasion de savourer des aliments qui ne sont pas forcément très intéressants d'un point de vue nutritionnel, mais qu'on adore : un apéro avec un verre d'alcool, un dîner à la pizzeria du coin, un hamburger maison avec des frites, un goûter avec un fondant au chocolat. Encore une fois, soyez à l'écoute de votre corps. Ayant l'habitude d'être chouchouté la semaine, votre organisme se régulera de lui-même pendant le week-end.

◆

MENU TYPE À BASE
de protéines

CRUDITÉS
salade, concombre, carottes, betterave crue, chou, endives…

\+

LÉGUMES CUITS
courgettes, brocoli, carottes…

\+

PROTÉINES ANIMALES
poulet grillé, ou poisson, ou œuf, ou fromage, ou yaourt

ou

PROTÉINES VÉGÉTALES
seitan, tofu, petits pois, fèves…

◆

MENU TYPE À BASE
de féculents

CRUDITÉS
salade, concombre, carottes, betterave crue, chou, endives…

\+

LÉGUMES CUITS
courgettes, brocoli, potimarron, patate douce…

\+

UN PETIT BOL DE FÉCULENTS OU DE LÉGUMINEUSES
pomme de terre, riz, pois chiches ou lentilles…

TRAQUER LES ALIMENTS À IG BAS

L'indice glycémique (IG) est un outil permettant de classer les aliments glucidiques en fonction de leur impact sur la glycémie (taux de sucre dans le sang). Ceux qui ont un IG bas favorisent une bonne gestion de la glycémie au cours de la journée, alors qu'une alimentation à fort IG occasionne, avec ses pics d'insuline, des hypoglycémies réactionnelles et des fringales qui encouragent à manger au-delà de ses besoins. Résultat, l'organisme stocke des graisses qui favorisent la prise de poids. Une alimentation à faible IG améliore la satiété d'un repas à l'autre. En clair, vous avez moins faim et vous stockez moins ce que vous mangez. Tentant, n'est-ce pas ?

LES BONS RÉFLEXES

• Consommer des céréales complètes, des légumineuses, des légumes et des fruits, des protéines. Riches en fibres, les aliments à IG bas sont plus rassasiants et vont limiter les fringales en cours de journée. Ils se digèrent et libèrent leur énergie plus lentement, d'où une meilleure satiété.

• Diminuer tous les produits sucrés, car les sucreries et les boissons sucrées font faire le yoyo à la glycémie (coup de barre à 11 heures ou pulsion sucrée à 17 heures) et épuisent l'organisme à la longue.

• Ne pas trop transformer les aliments, et faire attention au temps de cuisson, qui augmente l'IG des aliments. Par exemple, les carottes crues ont un IG de 30, alors qu'il culmine à 85 quand elles sont cuites ! Bon à savoir aussi, quand les aliments refroidissent, leur IG diminue.

INDICE GLYCÉMIQUE DES ALIMENTS

L'indice glycémique va de 0 à 100 (pour le glucose pur) : il est considéré comme bas s'il est inférieur à 50, moyen s'il est compris entre 50 et 70, et élevé s'il est supérieur à 70.

IG faible (inférieur à 50)	IG moyen (entre 50 et 70)	IG élevé (supérieur à 70)
Pain intégral	Pain complet	Pain blanc
Légumineuses (haricots rouges ou blancs, pois chiches, lentilles...)	Riz basmati	Riz blanc
Riz complet	Patates douces	Céréales sucrées
Légumes verts	Pâtes cuites al dente	Pommes de terre au four
Quinoa	Céréales complètes sans sucre	Frites
Son d'avoine	Jus de fruit	Bananes mûres
Fruits (sauf banane)	Miels (autres que le miel d'acacia)	Sucre
Fruits secs (amandes, noisettes, noix...)		Confiture
Tomates		Barres chocolatées
Miel d'acacia		
Chocolat noir à plus de 70 % de cacao		

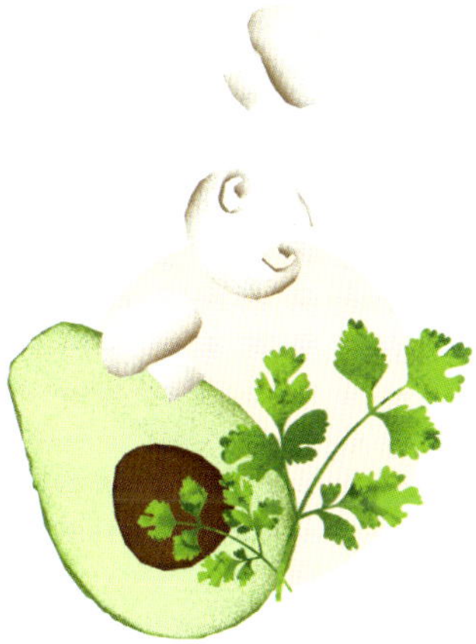

Les bons réflexes
dans l'assiette

PETIT DÉJEUNER DE ROI, DÉJEUNER DE PRINCE, DÎNER DE PAUVRE : CE PROVERBE VOUS DIT QUELQUE CHOSE ? SI JE SUIS FAVORABLE À UN REPAS PLUTÔT LÉGER LE SOIR, JE CROIS QU'IL EST D'ABORD ESSENTIEL DE MISER À CHAQUE REPAS SUR UNE ASSIETTE ÉQUILIBRÉE AVEC DES ALIMENTS SAINS ET VARIÉS.

LE MATIN : UN PETIT DÉJ' DE COMPÉTITION

Le petit déjeuner est souvent considéré comme le repas le plus important de la journée, celui qui ne doit pas être zappé. Il permet en effet d'apporter à l'organisme toute l'énergie dont il a besoin pour démarrer la journée… Ce premier repas doit normalement représenter entre 25 et 30 % des apports caloriques totaux de la journée.

Sauf que tout le monde ne se réveille pas affamé ! Il est tout à fait possible de prendre son petit déjeuner ou un en-cas un peu plus tard dans la matinée. Le tout est d'éviter le tout-sucré, au risque de provoquer un « yoyo glycémique ». Trop riche en glucides (pain blanc ou céréales sucrées + confiture ou pâte à tartiner + jus d'orange), ce premier repas se transforme alors en bombe calorique, avec un coup de pompe assuré en fin de matinée. Attention également à l'association café au lait, jus d'orange et croissant, qui peut se révéler très indigeste ! Dans tous les cas, plutôt qu'un jus d'orange industriel, mieux vaut commencer son p'tit déj en mangeant le fruit entier pour bénéficier de son apport en fibres, ou sinon boire un jus de fruits fraîchement pressés.

En mangeant plus le matin, on mange moins le soir. C'est globalement une bonne façon de limiter les apports caloriques en fin de journée, à un moment où l'on a moins besoin d'énergie et où le corps risque de stocker davantage ! En dînant léger, on a en général plus faim le lendemain matin à l'heure du petit déjeuner.

DES IDÉES DE PETITS DÉJEUNERS

Je ne suis pas une grande fan du petit déj à la française. Pendant des années, je me suis contentée d'un café. Aujourd'hui encore, je n'ai pas très faim le matin, alors j'adapte le menu en fonction de mes envies et de mon emploi du temps de la journée. En revanche, je ne fais jamais l'impasse sur un grand verre d'eau tiède, que je bois chaque matin à jeun et que je fais suivre d'un fruit frais, d'un jus ou d'un smoothie vert, pour démarrer sur les chapeaux de roues !

Celui des grands jours : équilibré et nourrissant, il apporte tout ce dont notre organisme a besoin. Il se compose de deux tranches de pain au levain beurrées, de Pain des Fleurs ou de pain noir aux céréales complètes (pumpernickel), d'un ou deux œufs, d'une tranche de jambon, de truite ou de saumon, d'un fruit, à consommer en premier, et d'un thé vert ou d'un mélange de thé, de maté, de gingembre et de citron. En ajoutant un fruit frais, c'est à peu de chose près le petit déjeuner que je prenais, quotidiennement, 3 heures avant mon entraînement de compét (4 heures au minimum par jour) sur *Danse avec les stars*.

Celui de tous les jours : dans le cadre d'une activité physique basique le matin, j'ai globalement plus d'énergie après un petit déjeuner très léger, voire quand je suis quasi à jeun. J'avoue que ce n'est l'idéal, mais perso c'est ce qui me convient, et j'ai croisé beaucoup de sportifs de haut niveau qui avaient les mêmes habitudes… Si je travaille ou que je fais du sport tôt le matin, je me contente donc d'un jus drainant (voir page 52) ou d'une banane, et je picore une poignée d'amandes et quelques fruits secs à 11 heures.

Le végane mais gourmand : j'ai très vite tordu le cou à l'idée que le végane était forcément moins bon. Le pudding de chia est une de mes recettes préférées pour le petit déjeuner. La veille, je mets dans un bol 3 à 4 cuillerées à soupe de graines de chia, j'ajoute une boisson végétale (lait de coco ou lait d'amande), je mélange et je mets au frais. Le lendemain matin, j'ajoute une banane écrasée, des noix de cajou, des amandes ou des noix du Brésil, et le tour est joué ! C'est léger, mais nutritif et équilibré.

◆

MON PETIT TIP

Halte au café !

Pendant des années, je n'ai bu que du café le matin, souvent à jeun, allant jusqu'à 6 expressos dans la matinée. Mon foie me l'a fait payer ! J'ai finalement réduit considérablement ma consommation. Je bois désormais du rooibos, une infusion ayurvédique aux épices, et surtout beaucoup de thé vert au maté, aux propriétés antioxydantes, stimulantes et drainantes.

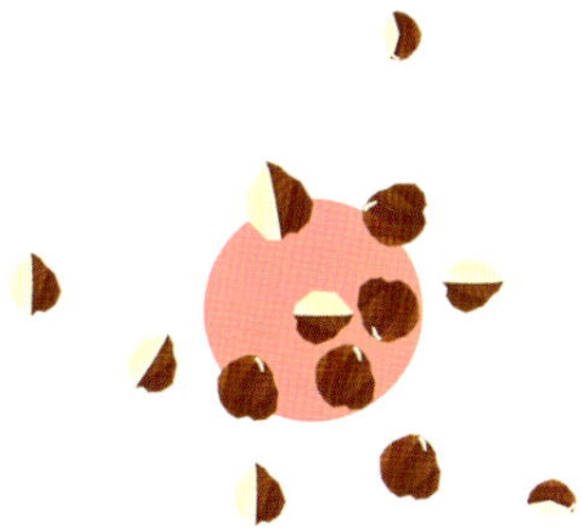

MON PETIT DÉJEUNER FÉTICHE
le Miam-Ô-Fruit

Le MOF, Miam-Ô-Fruit, est LA recette dont tout le monde parle. Elle n'est pas sans rappeler la fameuse crème Budwig du Dr Kousmine, icône santé des années 1970, sauf que ce repas cru naturel et froid « nouvelle génération » ne contient pas de laitages. Il est donc parfait pour celles qui ont du mal à les digérer. Au petit déjeuner, pour celles qui ont envie d'un repas minceur et coupe-faim, ou une heure avant l'effort pour les grandes sportives, ce petit délice de fraîcheur est un pur bonheur. Régénérateur cellulaire hors compétition, le Miam-Ô-Fruit, c'est l'arme fatale hors catégorie… à condition toutefois de suivre la recette à la lettre. C'est parti !

Pour 2 bocaux :

- ½ banane
- 2 c. à s. d'huile de colza bio (ou 1 c. à c. d'huile de lin)
- 1 c. à s. d'huile de sésame crue
- 1 c. à s. rase de graines de lin broyées
- 1 c. à s. rase de graines de sésame
- 1 c. à s. rase d'un mélange de 3 autres graines broyées (cajou, arachide, noix, noisette, tournesol, pépin de courge…)
- 2 c. à c. de jus de citron frais
- 3 fruits bio de saison (pomme, kiwi, ananas, pêche, abricot, mangue, fraise, framboise… mais ni fruits secs, ni agrumes, ni melon, ni pastèque)

Écrasez la demi-banane jusqu'à ce qu'elle devienne liquide, puis ajoutez l'huile de colza bio et mélangez jusqu'à absorption complète.

Ajoutez ensuite toutes les graines broyées, puis incorporez le jus de citron.

Coupez en morceaux les fruits bio de saison et ajoutez-les au mélange.

LE MIDI : UN DÉJEUNER PLEIN D'ÉNERGIE

Vous manquez de temps au déjeuner? Moi aussi! À la maison, je fais simple, je me prépare souvent une grande assiette de crudités avec des graines germées, des algues et des légumineuses ou un peu de fromage de brebis frais ou du tofu. J'assaisonne le tout avec un mélange vitalité de quatre huiles (olive, colza, tournesol, lin). Minimum d'efforts, maximum d'effets!

LES BONS RÉFLEXES

1 Manger équilibré semble parfois compliqué. Personnellement, je m'aide de la pyramide alimentaire. Avant de faire mes courses, je m'y réfère systématiquement pour élaborer mes repas de la semaine. C'est une aide infaillible pour savoir quelle famille d'aliments mettre chaque jour au menu et en quelle quantité.

2 Les fruits et les légumes, c'est LA base. Il en faut de toutes les sortes, de préférence de saison, à raison de cinq portions par jour si possible : 2 ou 3 fruits, toujours en début de repas car ils facilitent la digestion, et des légumes à chaque repas, en commençant toujours par le cru.

3 Globalement, plus je lève le pied sur la viande, mieux je me porte. Je privilégie la viande blanche, à la fois riche en protéines et pauvre en graisses saturées, que l'on peut mettre au menu deux ou trois fois par semaine.

4 Les œufs, à condition qu'ils soient bio, peuvent être consommés plusieurs fois par semaine, contrairement aux idées reçues. Ils sont peu onéreux, pleins de bonnes protéines et bien utiles quand on manque d'inspiration.

5 Le poisson et les fruits de mer (en y allant mollo sur la mayo) peuvent également s'inviter dans votre assiette trois fois par semaine. Privilégiez les petits poissons gras (sardine, maquereau, hareng...), qui contiennent moins de métaux lourds que les gros.

6 Les légumineuses (pois cassés, lentilles, haricots rouges, pois chiches...) sont des protéines végétales très rassasiantes et avec un indice glycémique bas, alors ne vous privez pas! Préparez-en plusieurs fois par semaine si vous en avez envie. Quelques-unes d'entre elles sont même plus intéressantes sur le plan nutritionnel que certaines protéines animales.

7 Surveiller sa balance ne veut pas dire bannir les féculents! Privilégiez les céréales complètes et bio, par exemple les pâtes Kamut et le riz complet ou semi-complet. En cas d'intolérance au gluten, privilégiez les pâtes de riz, le sarrasin, le quinoa ou le konjac. À consommer une ou deux fois par jour, en fonction de sa faim et de ses activités, sans excès!

8 Je ne digère pas bien le fromage et les produits laitiers. Pourtant, j'adore le yaourt à la grecque avec un peu de miel, mais c'est un petit plaisir que je ne m'autorise que de temps en temps. Si vous ne les tolérez pas, reportez votre choix sur des yaourts végétaux, que vous pouvez consommer deux fois par jour (par exemple, un morceau de fromage et un yaourt). Choisissez plutôt des spécialités artisanales, de bonne qualité, au lait de chèvre ou de brebis, un lait moins traité que celui de vache.

9 Même si vous surveillez votre ligne, ne faites pas l'impasse sur les matières grasses : un peu de beurre sur les tartines le matin + 1 c. à s. d'huile d'olive (riche en oméga-9) pour la cuisson + 1 c. à s. d'huile de colza (riche en oméga-3) en assaisonnement chaque jour. Il existe une multitude d'huiles bénéfiques. Ce sont de bonnes graisses, indispensables au bon fonctionnement de notre organisme, contrairement aux mauvaises graisses contenues dans les aliments transformés industriels (plats préparés, biscuits et gâteaux, charcuterie...), qui au contraire l'affaiblissent. Quand on avance en âge, les mélanges d'huiles vendues dans les magasins bio sont très intéressants, à condition bien sûr de toujours les privilégier bio et de première pression à froid.

10 Le sucre et les sucreries (confiseries, biscuits, viennoiseries, jus de fruits...) doivent être consommés de manière occasionnelle. Préférez alors le miel, les sirops d'agave et d'érable, le sucre de coco et le muscovado, bien meilleurs pour la santé que le sucre blanc, très raffiné! Quant au chocolat, mieux vaut le croquer à plus de 70 % de cacao, et avec modération!

LA FIN DES GOÛTERS? BIEN SÛR QUE NON!

Une petite faim ou une baisse de forme vers 17 heures? Pas de quoi culpabiliser! On peut tout à fait s'autoriser une collation raisonnable, c'est même recommandé pour ne pas se jeter sur un paquet de chips à 19 heures. Le bon combo pour tenir jusqu'au dîner? Un fruit frais (pomme, kiwi, framboises…), une poignée d'amandes ou de noisettes (pour le croquant et les bonnes graisses), avec une tisane ou un thé. Si vous faites une séance de sport dans la journée et que le dernier repas est loin, un fruit (banane) et une poignée d'oléagineux avant l'entraînement feront parfaitement l'affaire.

◆

MON PETIT TIP

Un verre de temps en temps

Un bon verre de vin n'a jamais fait de mal à personne… mais pas tous les jours! Boire de l'alcool fatigue l'organisme et peut vous ruiner une bonne nuit de sommeil! En général, je pèse le pour et le contre en fonction de mon programme du lendemain. Si je dois être particulièrement en forme, je ne bois pas, et je me console en planifiant un apéro entre copines en fin de semaine!

LE SOIR : UN DÎNER LIGHT

J'adore les restos improvisés avec des copains, le bon vin, les apéros festifs… mais, au quotidien, j'essaie de dîner léger et surtout pas trop tard, pour ne pas alourdir mon système digestif et perturber mon sommeil.

LES BONS RÉFLEXES

1 Préparer un dîner composé de légumes et de poisson suivant les principes de l'alimentation dissociée pour ne pas alourdir la digestion. En entrée, une soupe maison ou une soupe crue, qui hydrate, réchauffe et apporte une bonne satiété, et le tour est joué!

2 Privilégier les aliments contenant du tryptophane (dinde, poisson, œufs, laitue, pommes de terre, légumineuses, tomates, avocats, bananes, champignons), un acide aminé précurseur de la mélatonine, l'hormone du sommeil. Ils sont à associer avec des céréales complètes, des légumineuses.

3 Attention aux aliments excitants, comme la viande rouge, qui nuisent à un bon sommeil. À partir de 17 heures, il faut dans la mesure du possible éviter le café, le thé, le soda et l'alcool… ainsi que tous les aliments transformés qui contiennent des sucres rapides (biscuits, gâteaux, chocolat, bonbons), car ces derniers favorisent les réveils nocturnes.

Les super-aliments

super-compléments !

POUR RESTER EN FORME, ON PEUT COMPTER SUR EUX ! CES ALIMENTS POSSÈDENT DES VERTUS EXCEPTIONNELLES, GRÂCE AUX NUTRIMENTS QU'ILS CONTIENNENT. CONSOMMÉS RÉGULIÈREMENT, ILS BOOSTENT NOTRE SANTÉ ET LE FONCTIONNEMENT DE NOTRE ORGANISME. ON LES TROUVE SOUS FORME DE POUDRE, DE COMPRIMÉS OU DE GÉLULES, MAIS AUSSI FRAIS POUR CERTAINS. J'EN FAIS RÉGULIÈREMENT DES CURES POUR ME BOOSTER ET DOPER MON IMMUNITÉ !

LA SPIRULINE : LA MICROALGUE ULTRA-NUTRITIVE

Présente en eau douce, la spiruline (une cyanobactérie) est très concentrée en nutriments : protéines, acides aminés essentiels, minéraux (fer, magnésium, zinc, sélénium…), vitamine B, c'est l'algue magique par excellence ! Riche en fer et en vitamine B12, elle est aussi recommandée en cas d'effort sportif. Elle renforce le système immunitaire, et peut contribuer à la perte de poids grâce à son effet rassasiant. Si elle est en poudre, vous pouvez l'ajouter dans un smoothie vert, dans une soupe froide ou dans l'huile d'olive, pour faire une vinaigrette. Elle peut également être prise sous forme liquide ou en gélules.

LE CURCUMA : CONTRE LES TROUBLES DIGESTIFS

Grâce à la curcumine, son principe actif, le curcuma est un anti-inflammatoire puissant. Il protège le foie et l'estomac, améliore les problèmes circulatoires et booste le système immunitaire. Mettez-en, frais ou en poudre, dans un jus, dans un plat exotique ou dans une vinaigrette, avec du poivre pour améliorer la biodisponibilité de la curcumine. Il peut également être consommé sous forme de gélules.

LES BAIES DE GOJI : L'ATOUT FORCE IMMUNITÉ

Grâce aux antioxydants qu'elles contiennent, ces petites baies séchées au goût délicat renforcent le système immunitaire en luttant contre le vieillissement cellulaire. Elles contribuent aussi à protéger la vue. Dégustez-les telles quelles en même temps qu'une poignée d'amandes nature, à l'heure du goûter par exemple.

LES BAIES D'AÇAÏ : LES SUPER-FRUITS NUTRITIFS

Ces petits fruits sombres sont particulièrement riches en antioxydants (des polyphénols notamment, et de nombreuses vitamines). Elles possèdent des propriétés anti-inflammatoires et permettent de réduire le mauvais cholestérol. Vous les trouverez en poudre, en jus ou sous forme de pulpe surgelée, pour faire un super açaï bowl.

LES GRAINES DE CHIA : L'ATOUT BONNE SANTÉ

Elles possèdent un profil nutritionnel très avantageux : elles sont riches en protéines végétales, en fibres qui apportent une bonne satiété, en oméga-3 (acide gras essentiel) et en minéraux. Consommez-les sous forme de pudding, mélangées à du lait végétal, avec un peu de miel et des fruits.

LES GRAINES GERMÉES : LE PLEIN DE VITAMINES

Alfalfa, roquette, cresson, moutarde et bien d'autres… Elles sont particulièrement riches en vitamines (A, B, C, D, E, K), en minéraux, en antioxydants et en acides aminés. Cet ensemble de propriétés leur permet d'avoir une action complète sur le bien-être de l'organisme. Vous pouvez les parsemer sur une salade ou dans un plat de légumineuses.

LE GINGEMBRE : LA STAR DES ANTIOXYDANTS

Son rhizome est très riche en antioxydants, ces fameuses substances anti-âge ! Consommé frais ou séché (en poudre), cru ou cuit, il facilite la digestion, exerce une action anti-inflammatoire et contribue même à lutter contre les nausées. Pour cela, mettez deux ou trois morceaux de gingembre frais dans de l'eau bouillante, laissez infuser 5 minutes et buvez.

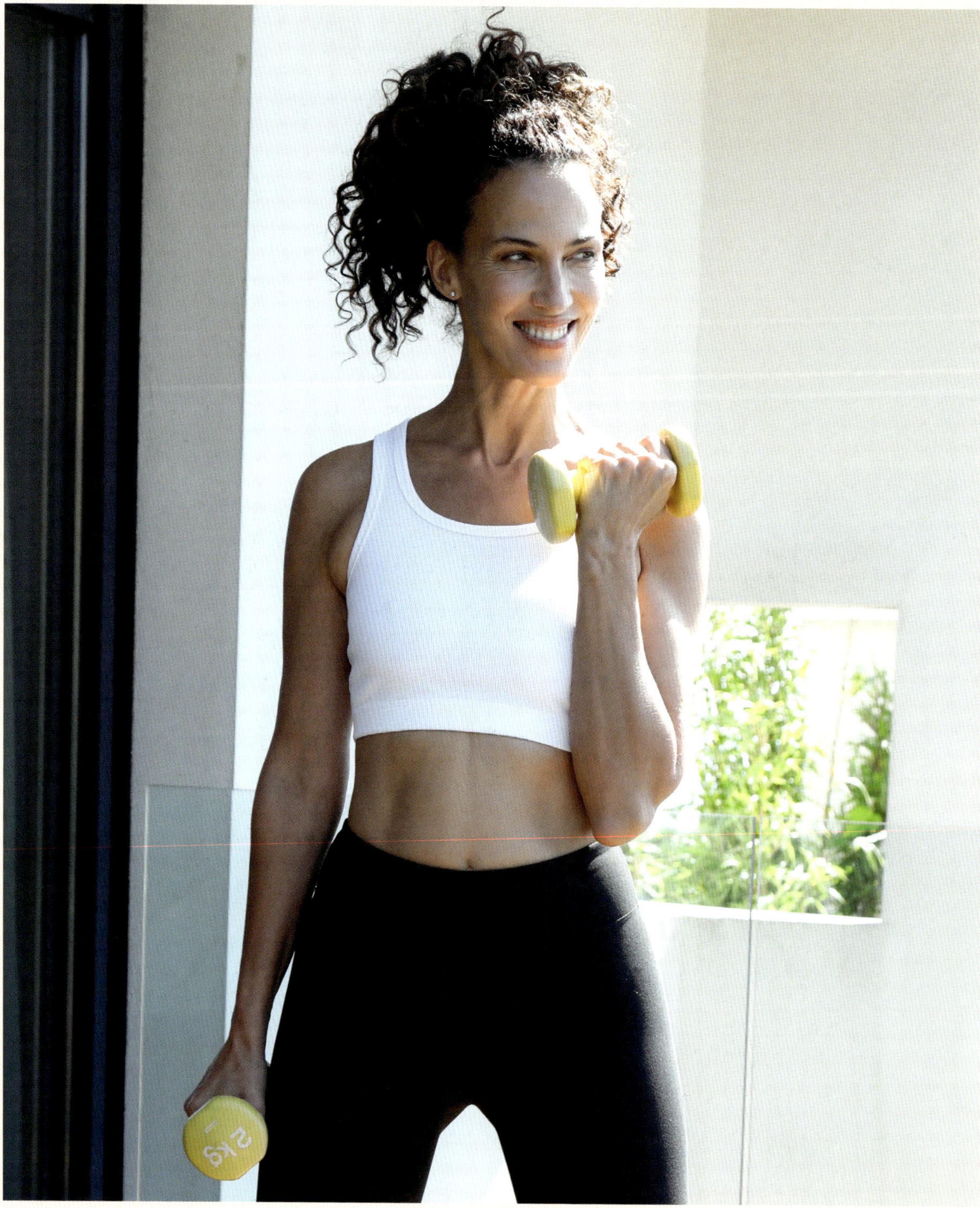

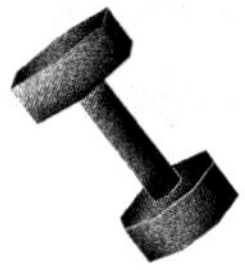

Sport

Quand tu penses que tu n'en peux plus, le réservoir est encore à moitié plein !

Même les plus chanceuses le savent, à partir de la quarantaine, la nature ne nous fait plus trop de cadeaux ! Le corps change, le tonus se fait la malle et nos muscles sont plus flagada. Pratiquer une activité physique régulière est alors indispensable pour conserver son poids de forme, c'est-à-dire le poids dans lequel vous vous sentez bien, pas celui que les diktats de la beauté vous imposent… et surtout pas celui qui vous force à vous affamer.

Plutôt que de suivre l'un de ces fameux régimes qui échouent à tous les coups, plutôt que de se priver et de devenir obsédée par sa balance, le bon réflexe consiste à bouger davantage. Associée à une bonne hygiène alimentaire, une activité physique régulière permet de préserver ou de retrouver sa masse musculaire et son poids de forme, ainsi qu'un mental au top.

Le bon combo ? Du cardio et des exos de renforcement réguliers. Perso, je ne leur trouve que des avantages : bien-être, silhouette de déesse (bon, OK, disons simplement tonique et musclée), peau douce et bien oxygénée. De plus, je suis bien contente de pouvoir compter sur ce shoot d'endorphines pour faire face au tourbillon de la vie (qui, soyons honnêtes, ne devient pas plus clémente avec l'âge). Pas besoin de Prozac, mesdames, l'activité physique a un effet antistress quasi immédiat.

Chaque saison, vous découvrirez un programme d'exercices, accessibles quel que soit votre niveau, à faire à l'extérieur ou dans votre salon quand le ciel est couvert ou que vous devez faire la nounou à la maison… Soyez confiante ! Même à 45 ans, les résultats sont visibles rapidement. Il faut en moyenne soixante-six jours pour ancrer une nouvelle habitude. Pour les effets sur le mental et la motivation, quelques petites semaines suffisent… Alors, on s'y met ?

Mes routines *quotidiennes*

UN RÉVEIL EN DOUCEUR POUR MES MUSCLES

Le matin au réveil, pendant environ 10-15 minutes, je fais ces exercices simples, debout ou allongée sur un tapis, pour réveiller chaque partie du corps, pour respirer et m'étirer. C'est mon petit moment pour prendre soin de moi, une routine qui me permet de retrouver plus de tonus musculaire, et de mobilité et de souplesse. Si vous souffrez de mal de dos, de raideurs au niveau de la nuque et des épaules ou de douleurs articulaires, cette routine peut vous sauver la mise ! Vous la retrouverez dans la partie « Été » (voir p. 94). Il est également possible de la faire le soir, pour dormir comme un bébé (ou, au moins, une trentenaire…).

DU CARDIO POUR LANCER MA JOURNÉE

Rester dans une forme olympique (enfin presque) après 40 ans demande de l'entraînement. Ce que j'aime, avec le cardio, c'est qu'il est constitué d'activités qui boostent l'endurance, comme la course, la natation, l'aquagym, le vélo ou la danse, mais aussi de mouvements que l'on peut faire à la maison : jumping jack, squats, montées de genoux, talons-fesses… Alors oui, il faut se motiver, mais accompagnez-le d'un peu de bonne musique et ça vous mettra en forme pour toute la journée ! Pratiqués régulièrement, les exercices de cardio stimulent le cœur et renforcent le système cardio-vasculaire, diminuent le stress et améliorent le souffle. Le bon programme : combiner séances de renforcement musculaire et séances de cardio, à raison de deux ou trois séances par semaine.

DU RENFORCEMENT MUSCULAIRE POUR LA TONICITÉ

Ce sont des exercices pour tonifier les abdos, le gainage avec la planche, par exemple, et un travail de raffermissement zone par zone qui s'effectue avec des répétitions : au niveau du haut du corps en travaillant les épaules, les bras et la poitrine ; au niveau du bas du corps en ciblant les cuisses et les fessiers… Ces exercices de renforcement musculaire sont à faire deux ou trois fois par semaine, seuls ou en complément d'une activité de cardio ! Vous les retrouverez dans les parties « Printemps » (voir p. 54) et « Été » (voir p. 99).

YOGA ET PILATES : MES DEUX INDISPENSABLES

LE YOGA

Cet ensemble de postures, qui permet de travailler la tonicité, la souplesse, est associé à un travail sur la respiration pour améliorer le souffle. C'est vraiment une pratique hyper-complète, selon moi. Il oxygène et détend le corps et l'esprit, renforce le dos et la ceinture abdominale, fait travailler l'équilibre, la coordination et la concentration. Quand j'ai commencé le yoga dans un centre, en cours collectif, je cherchais à me muscler en douceur, à m'affiner et à travailler ma souplesse. Très vite, j'en ai aussi ressenti les bienfaits sur mon esprit : pour la première fois, j'ai compris qu'en me concentrant sur ma respiration j'apaisais mon mental. C'est parce que les vertus du yoga sont immenses que j'ai eu envie de vous en faire profiter… et pas avec n'importe qui ! Avec celui qui m'a accompagnée dans cette pratique dès le début : le yogi et thérapeute en ayurvéda Samuel Ganes.

Il vous propose à chaque saison trois postures adaptées à vos besoins et un pranayama (la respiration) dans la partie «Équilibre» : au printemps, *Ujjayi*, la respiration qui réchauffe, purifie et relaxe ; en été, *Shitali*, la respiration qui rafraîchit ; en automne, *Prach'hardana*, la respiration qui oxygène et régule la digestion ; en hiver, *Kapalabhati*, la respiration qui renforce le système immunitaire.

En hiver, vous retrouverez l'enseignement de Samuel pour une leçon complète, riche d'une dizaine de postures.

Ce qui est génial, avec le yoga, c'est qu'il a aussi de nombreuses vertus thérapeutiques : il nous soulage quand on a des règles douloureuses, les jambes lourdes ou le dos en compote. Il fait également des merveilles sur le système digestif, et aide au drainage du foie ou à l'élimination rénale. Bref, il est utile pour tous les petits maux du quotidien, et booste à merveille le corps et l'esprit.

LE PILATES

Cette pratique douce s'inspire du yoga, de la danse et de la gymnastique. Sa spécificité ? Améliorer le souffle et faire travailler de manière intense tous les muscles profonds (posturaux). J'ai pris mes premiers cours de pilates aux États-Unis il y a vingt ans. Très complète, cette activité physique, prisée depuis toujours par les danseuses, allonge les muscles, renforce et étire les abdos, tonifie les fesses et raffermit les bras et les cuisses. Elle permet de soutenir les articulations, d'améliorer la posture et l'équilibre, de travailler la respiration et la souplesse. Une pratique régulière du pilates permet également d'acquérir un meilleur maintien et une bonne conscience de son corps. Il est mon allié pendant mes tournages à Sète avec ma super-coach Julie ! Tout comme le yoga, c'est un sport particulièrement recommandé quand on avance dans l'âge. Alors, faites comme moi, ne vous en privez pas !

◆

MON PETIT TIP

Mes indispensables sports

Pour faire de la gym à la maison, je suis équipée d'une **corde à sauter,** qui me permet de faire un bon échauffement et que l'on peut emporter partout, et d'un élastique à quatre bandes, très pratique pour tonifier le haut et le bas du corps. Avant chaque séance, sauf l'été, j'enfile mon **pantalon de sudation** : c'est un must pour réduire la cellulite sur les jambes et sur les fesses. Quant à mon **baume du tigre**, il apaise bien des bobos musculaires. J'ai également toujours des **granules d'Arnica** à portée de main.

POURQUOI RESPECTER SES RYTHMES BIOLOGIQUES *est-il essentiel ?*

Pour être en bonne santé, j'ai depuis longtemps appris à être à l'écoute du rythme biologique de mon organisme pendant la journée, rythme qui se décompose en trois temps d'une durée de huit heures chacun.

La phase d'assimilation, de 12 heures à 20 heures

C'est le moment de la journée où notre corps est au maximum de ses capacités pour se nourrir et assimiler. Les repas les plus importants doivent logiquement être consommés pendant ces huit heures. C'est pendant cette phase que notre organisme s'adapte le mieux à l'étude et à la concrétisation de notre savoir.

La phase de régénération, de 20 heures à 4 heures

Pendant cette phase, le corps passe en «jeûne physiologique», c'est-à-dire qu'il interrompt ses activités d'assimilation et de stockage, et active son système de détoxification et de régénération, d'où l'importance du sommeil pour reprendre des forces, physiques ou psychiques.

La phase d'élimination, de 4 heures à 12 heures

C'est pendant ce temps que le corps se libère des résidus toxiques. Il est donc important d'aider notre organisme à éliminer en consommant des aliments dépuratifs au petit déjeuner, comme les fruits, les jus naturels et de l'eau. L'activité physique et la méditation, qui participent à l'élimination des tensions physiques et mentales, sont particulièrement recommandées pendant ces heures.

Mes 4 règles essentielles

1 JE M'ÉCHAUFFE TOUJOURS AVANT DE COMMENCER

Que ce soit un réveil musculaire ou des exercices sur des zones ciblées, l'échauffement n'a pas besoin d'excéder 10 minutes pour être efficace. Il permet de préparer son corps à l'effort afin de limiter les risques de blessure. Des mouvements de rotation de la nuque, des épaules, des poignets ou des chevilles, une mobilisation douce du bassin et des genoux, puis quelques mouvements pour les muscles (fentes…), l'idée est de réveiller en douceur les articulations et les muscles.

2 JE PENSE À BIEN RESPIRER

Si l'on ne veut pas finir sur le bord de la route au bout de 10 minutes, bien respirer, c'est la base quand on fait des exercices. Expirez par la bouche pendant la contraction musculaire et inspirez par le nez au moment du relâchement. Cela permet d'apporter de l'oxygène à vos muscles et d'éviter qu'ils ne se tétanisent pendant l'effort. Petite astuce : concentrez-vous sur votre respiration pour moins focaliser sur la douleur et tenir plus longtemps l'exercice.

3 JE FAIS DES ÉTIREMENTS

Pour éviter d'avoir l'allure d'une vieille dame en déambulateur le lendemain, je vous conseille de ne pas zapper les étirements. Ils permettent en plus de gagner en souplesse, d'améliorer l'amplitude articulaire et de mieux récupérer après sa séance de sport. « La règle, c'est de faire des étirements avant de commencer sa séance, juste après l'échauffement », explique le Dr Marc Saramito, médecin du sport, qui nous donne également quelques conseils : « On pense souvent qu'il faut les faire juste après sa séance, mais c'est une erreur, car les fibres musculaires ont été très sollicitées et sont parfois en souffrance pendant un peu plus d'une heure après l'effort. Après une course à pied ou si on est très sportive, la cryothérapie peut également se révéler efficace. Elle favorise en effet une bonne récupération, apaise les douleurs, améliore le sommeil et facilite la rééducation après une blessure. » Le seul hic, c'est qu'il faut pouvoir supporter le froid intense pendant au minimum 3 looongues minutes. De plus, elle est contre-indiquée en cas de problème cardiaque et d'hypertension, et son coût est élevé, entre 30 et 50 euros la séance. Perso, j'ai testé cette technique pendant *Danse avec les stars*, mais je suis trop frileuse pour l'apprécier à sa juste valeur. C'est quitte ou double. Soit on est accro, soit on passe son tour.

4 JE M'HYDRATE RÉGULIÈREMENT

« Il faut toujours boire avant d'avoir soif », conseille le Dr Saramito. Donc, avant l'effort, puis par petites gorgées d'eau régulières tout au long de la séance pour hydrater également les muscles. Après sa séance, choisir une eau bien minéralisée (type Badoit ou Vichy). Ces boissons pétillantes sont alcalines et donc particulièrement adaptées pour améliorer la récupération. On peut, au besoin, leur ajouter deux à trois cuillerées à soupe de sirop pour avoir une préparation riche en glucides, afin de refaire ses réserves de glycogène.

Mes conseils
pour ne rien lâcher !

SE FIXER UN OBJECTIF

C'est la première règle avant de choisir son activité ou de se remettre au sport. Pour ne pas abandonner en cours de route, cet objectif doit être réaliste, par exemple retrouver la forme, perdre quelques kilos, avoir un ventre plus plat ou encore prendre en main sa santé. Une fois que votre objectif fixé réévaluez vos envies et poursuivez sur ce chemin vertueux ! Et quand, au milieu d'une séance, c'est difficile, revisualisez votre objectif (le reste du temps, affichez-le sur la porte de votre frigo), pour mieux vous y tenir…

S'ÉCOUTER, MAIS PAS TROP NON PLUS !

Vous avez mal dormi, vous ne vous sentez pas en forme, votre chat fait ses dents… Il y a mille raisons qui font que certaines séances sont plus difficiles que d'autres. C'est dans ces moments-là que vous devez vous faire violence et être la plus assidue. Donc, à moins d'être malade ou blessée, ne faites pas l'impasse sur votre séance. Éventuellement, adaptez la durée ou la difficulté des exercices, mais maintenez le cap ! Regain d'énergie et estime de soi assurés à l'issue de votre séance !

BIEN RESPIRER QUAND ÇA BRÛLE !

Pour ne pas focaliser sur la douleur lors d'un exercice difficile, j'inspire profondément et j'expire à fond. Ainsi, le cerveau se concentre sur la respiration et appréhende mieux l'effort.

S'ENTRAÎNER À PLUSIEURS, C'EST PLUS FACILE

Faire du sport en groupe change tout : il y aura toujours quelqu'un pour nous motiver les jours où l'on préférerait traîner comme une limace dans son canap' plutôt qu'aller faire des burpees ! Pour les plus compétitives, le groupe permet également de se challenger (on ne va pas se mentir, le « défi contre soi-même » ne suffit pas toujours quand il faut repartir pour une ultime série d'abdos) et de tenir dans le temps, car la régularité est essentielle.

SI VOUS AVEZ DU MAL À ÊTRE ASSIDUE, RÉPÉTEZ-VOUS QUE LE SPORT EST :

- **un exutoire fantastique,** une manière efficace d'évacuer les tensions et de faire du bien à son corps et à sa tête (pensez Jean-Claude Van Damme) ;
- **le meilleur antidépresseur** qui soit grâce aux endorphines sécrétées par notre organisme pendant l'effort ;
- **un allié essentiel** pour la jeunesse de notre corps. Une peau bien oxygénée vieillit mieux et moins vite.

SI VOUS MANQUEZ DE MOTIVATION…

- Commencez doucement et augmentez progressivement : 5 minutes par jour, puis 10 minutes, jusqu'à atteindre 45 minutes deux ou trois fois par semaine. Veillez à ne pas brûler les étapes en y allant trop à fond, vous risqueriez d'abandonner, ou de vous blesser. Évitez les breaks trop longs : c'est toujours difficile de reprendre ensuite !
- Mettez votre sac de sport toujours bien en vue pour ne pas être tentée de zapper le cours au dernier moment.
- Repensez à l'objectif que vous vous êtes fixé.
- Tenez un carnet de bord. En notant vos sorties, vos séances, vos efforts et les bénéfices constatés (meilleur souffle, ventre gainé, plus d'énergie…), vous pourrez mesurer le chemin parcouru… et être fière de vous !
- Trouvez une activité physique qui vous plaise vraiment, qui vous fasse du bien ou qui soit ludique, la danse par exemple.

TOUT CE QU'IL FAUT SAVOIR *avant de se lancer...*

LES CONSEILS DU DR MARC SARAMITO

COMMENT ÉVITER LES COURBATURES ET LES CRAMPES ?

Les courbatures sont des microlésions bénignes qui entraînent des douleurs plus ou moins importantes pendant 24 à 48 heures. Les crampes, également bénignes, sont dues à une contraction soudaine et douloureuse du muscle, et liées à une sollicitation excessive. « Pour les éviter, il faut faire des exercices raisonnés ainsi que des étirements avant de commencer, et il faut boire régulièrement avant, pendant et après l'exercice. On peut également prendre le médicament homéopathique Cuprum 9 CH, cinq granules avant la séance contre les crampes, et se supplémenter régulièrement en magnésium et en vitamine D. Ajouter 2 g de BCAA dans l'heure qui suit la fin de l'entraînement est un plus en la matière », recommande le Dr Marc Saramito. Si malgré tout, après une séance de sport un peu poussée ou quand vous vous y remettez après des vacances, vos muscles sont endoloris par des courbatures, plongez dans un bon bain chaud. Massez bien la zone douloureuse du bas vers le haut et appliquez une crème à l'arnica (ou prenez des granules d'arnica en homéopathie). N'oubliez pas de boire beaucoup d'eau, et attendez que vos courbatures aient disparu avant de refaire une séance.

COMMENT PRENDRE DU MUSCLE ?

« Pour prendre de la masse musculaire, une musculation équilibrée du haut et du bas du corps est nécessaire, en laissant un jour de récupération après chaque séance », conseille le Dr Marc Saramito. Les séances doivent privilégier des poids légers et des contractions isométriques courtes, c'est-à-dire un effort statique sans déplacement pour ne pas « gonfler ». Après un entraînement, il est conseillé de consommer des protéines en poudre (issues du lait ou de lait végétal), en optant pour une supplémentation dans l'heure qui suit l'arrêt de la séance. Arrêter toutes les trois semaines cette supplémentation, en faisant un break d'une semaine, et faire une détox en buvant plusieurs fois par jour des tisanes de thym. L'alimentation doit elle aussi être adaptée, en mettant à l'honneur les associations de protéines végétales et de céréales, moins grasses et peu productrices de toxines (riz ou quinoa + lentilles ou petits pois ou pois chiches, couscous + pois chiches). Sans oublier les fruits et les légumes ! En quelques mois, le corps se transforme et devient plus ferme, sculpté et tonique.

QUELS COMPLÉMENTS ALIMENTAIRES PRENDRE QUAND ON FAIT BEAUCOUP DE SPORT ?

« Faire beaucoup de sport (tous les jours ou presque) est pro-oxydant, c'est-à-dire que le corps produit des radicaux libres, des substances responsables du vieillissement cellulaire, explique le Dr Saramito. Certains compléments alimentaires, pris à bon escient, peuvent lutter contre ce phénomène. C'est le cas du sélénium, du zinc (à doser par prise de sang au préalable), de la coenzyme Q10 et de la superoxyde dismutase (SOD), à prendre pendant trois semaines, suivies de trois semaines d'arrêt (ne jamais prendre de manière continue). Il est également conseillé de faire une cure détoxifiante à base de plantes, telles que l'orthosiphon ou la fumeterre, ou une cure d'homéopathie avec des granules de Nux vomica pour nettoyer le foie. Autre solution, la « limonade détox » à base de citrulline, un acide aminé utilisé pour améliorer les performances sportives. Mélanger six sachets de malate de citrulline avec deux sachets de citrate de bétaïne dans 1,5 l d'eau, puis boire ce mélange chaque jour pendant six jours. » Tous ces produits sont disponibles en pharmacie.

ET SI JE N'AIME VRAIMENT PAS FAIRE DE SPORT ?

Même si vous êtes allergique à l'idée de faire du sport, vous pouvez mettre en place des petites choses faciles pour vous dépenser davantage, bouger un maximum au quotidien et profiter d'être dehors pour bénéficier des bienfaits de l'activité physique.

- Marchez tous les jours pendant au moins 30 minutes. Depuis quelque temps, j'accompagne mon fils à pied à l'école, et je boucle ainsi ma demi-heure quotidienne. Ce moment passé tous les deux de bon matin est un vrai plaisir, pour lui comme pour moi.
- Montez les escaliers plutôt que de prendre l'ascenseur. C'est un bon exercice cardio-vasculaire, qui brûle des graisses, tonifie les jambes et améliore le souffle.
- Montez sur la pointe des pieds pendant que vous vous brossez les dents ou que vous faites la vaisselle. Cela galbe les jambes et fait travailler l'équilibre et les abdos profonds. C'est également excellent pour la circulation sanguine.
- Contractez les fessiers pendant 10 à 15 secondes, puis relâchez et recommencez dix fois de suite. Vous pouvez le faire en attendant le bus, le métro ou dans la file d'attente au supermarché.
- Faites des minibattements avec une jambe tendue sur le côté, puis vers l'arrière, en vous tenant de la main au rebord d'un meuble pendant que vous vous brossez les dents ou que vous regardez la télé.
- Assise ou debout, contractez le ventre en expirant lentement et en rentrant le nombril au maximum. Inspirez par le ventre, puis recommencez vingt fois pour renforcer vos abdos.

QUE MANGER LE MATIN AVANT UNE SÉANCE DE SPORT ?

- **Si c'est au réveil...** On peut être à jeun, car l'organisme pioche directement dans ses réserves ! C'est ce que font les grands sportifs qui veulent performer. Une étude récente a même montré que le déstockage des graisses était plus efficace tout au long de la journée quand l'exercice avait lieu avant le petit déjeuner. Bon à savoir tout de même : si vous avez le ventre vide, mieux vaut pratiquer un effort modéré (marche rapide, running) d'une durée de 30 à 45 minutes, ou un effort court s'il est plus physique (gym, renforcement musculaire).
- **Si c'est dans les 2 heures qui viennent...** Opter pour un mélange de graines, de noix et de fruits, à prendre 1 heure avant votre activité, est une bonne solution. Cru, composé de super-aliments, ce mix végétal (disponible dans les magasins bio) doit être associé à du lait végétal (pas à base de soja en cas d'antécédents de cancer du sein) ou à de l'eau, et vous pouvez lui ajouter des baies ou une banane. Il vous apportera le carburant nécessaire sans surcharger votre organisme avant l'effort.
- **Si on a 3 heures ou plus...** L'idéal, c'est d'opter pour un petit déj consistant, à base de protéines (jambon, œuf, truite ou saumon fumé), avec deux tranches de pain noir aux céréales beurrées et un fruit, à consommer en premier (voir plus haut).

L'idée, c'est d'avoir suffisamment d'énergie pour tenir dans la durée, pas de faire un petit déj de palace avant l'effort ! Cette règle s'applique d'ailleurs à tous les repas.

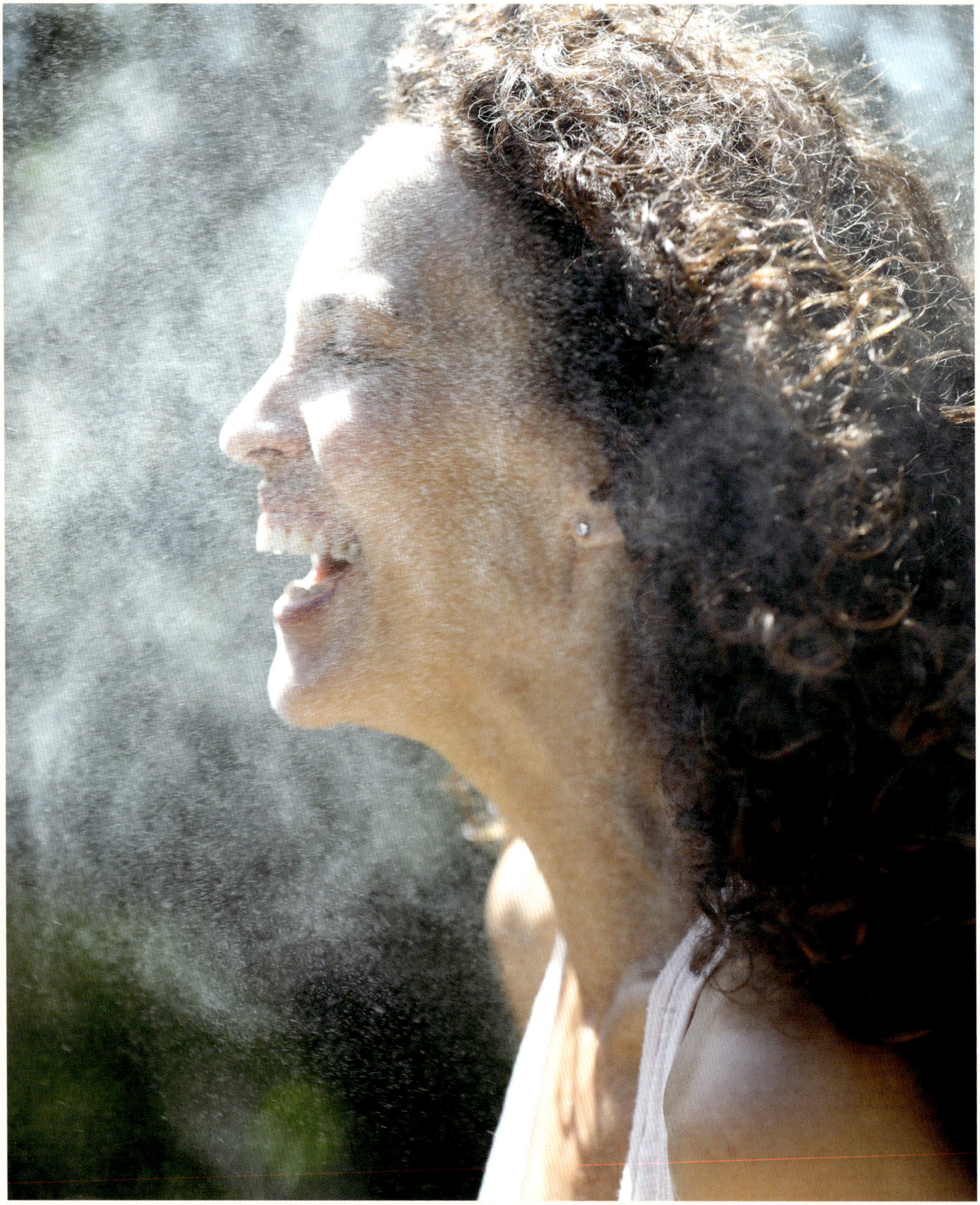

Beauté

« Quand tu rayonnes de l'intérieur, cela se voit à l'extérieur ! »

De plus en plus de femmes révèlent se sentir plus belles après 40 ans qu'à 20 ans. Et c'est tellement vrai ! Malgré les quelques rides qui tentent de nous faire perdre la face, on se sent globalement plus sûre de soi. C'est un âge où l'on prend le pouvoir sur sa vie… et sa beauté ! Teint pas toujours net, relâchement… je préfère voir ces « signes de l'âge » comme des témoins de ma vie de femme plutôt que comme des warnings qui essaient de me dire que je serai bientôt une vieille ! Voir les années qui passent ne veut pas dire tirer un trait sur sa beauté, bien au contraire. En ayant pris les choses en main, je me sens encore plus belle la quarantaine passée. Mes astuces, mes bonnes habitudes et mes routines spécifiques vont vous permettre, au fil des saisons, de conserver une peau fraîche et des cheveux toniques. C'est promis, il n'en faut pas tellement plus pour rester rayonnante et envoyer balader le temps qui passe !

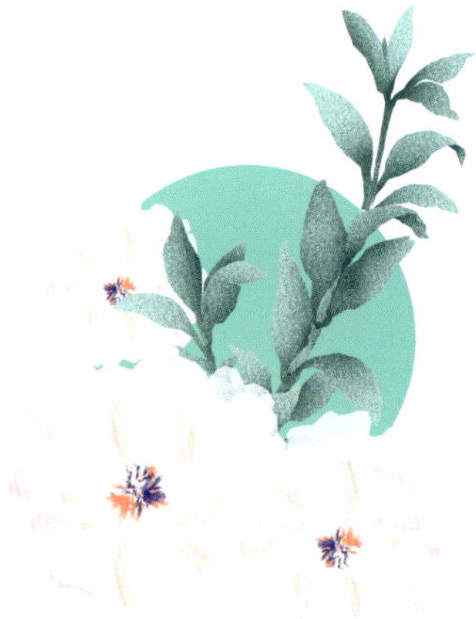

Mes 5 règles *essentielles*

1 JE ME DÉMAQUILLE (PLUTÔT DEUX FOIS QU'UNE)

Je ne vais JAMAIS me coucher sans être parfaitement démaquillée. C'est un must absolu pour avoir une belle peau, tous les dermatos vous le diront. Si, comme moi, votre peau est parfois plus sèche que le désert du Sahara, utilisez une huile végétale naturelle. Celle d'argan, par exemple, nutritive et assouplissante, est très efficace, non seulement pour démaquiller, mais aussi pour nourrir la peau. Je l'alterne avec de l'huile d'amande douce ou de l'huile de coco, une huile miraculeuse, antioxydante, hydratante et lissante, qui peut également être utilisée pour les yeux.

LE BON RITUEL

- Prélevez l'équivalent d'une cuillerée à soupe d'huile ou de produit.
- Massez-la sur l'épiderme du bout des doigts, à petits gestes circulaires, pour diluer toute trace de fard (sur les yeux également), libérer les impuretés et stimuler la microcirculation, pendant environ 1 minute.
- Ajoutez un peu d'eau tiède pour émulsionner, puis retirez les salissures avec un carré en microfibres humidifié.
- Procédez de la même façon une seconde fois pour éliminer TOUTES les salissures du visage et du cou.
- Rincez à l'eau tiède… Votre peau est désormais parfaitement propre et confortable !
- Si vous le souhaitez, vous pouvez parfaire votre démaquillage en passant sur l'ensemble de votre visage un coton imbibé d'eau florale de rose, d'hélichryse, de lavande ou de fleur d'oranger.

MES EAUX FLORALES PRÉFÉRÉES

Dans mon rituel de beauté quotidien, je ne peux plus me passer des eaux florales (ou hydrolats). J'aime leur fraîcheur, leur odeur et le bien-être qu'elles me procurent !

- **L'hydrolat d'hélichryse** est connu pour ses propriétés toniques et apaisantes, il est l'allié des jambes légères.
- **L'hydrolat de mélisse** revitalise, apaise et adoucit et fait le bonheur des peaux matures, sèches et irritées ainsi que pour les peaux à imperfections.
- Si mes yeux sont fatigués ou irrités, j'applique une compresse imbibée **d'eau de bleuet** au minimum deux fois dans la journée pour les apaiser.

- **L'hydrolat de rose,** avec son odeur exquise, est un must pour les peaux matures et celles qui sont réactives, sujettes aux rougeurs. Il contribue en effet à revigorer la peau et à prévenir des effets du vieillissement.
- **L'hydrolat de fleur d'oranger** est idéal pour redonner de l'éclat au teint et régénérer la peau. Il convient très bien aux peaux sèches. Son parfum délicat, un peu comme un doudou, est réconfortant pour moi !
- Le mélange de ces deux eaux florales est une petite merveille, à vaporiser au réveil en guise de brume matinale pour les peaux matures. Pour une meilleure conservation, ajoutez 20 gouttes de Cosgard pour 100 ml d'hydrolat. Vous pouvez également l'utiliser le soir sur votre peau démaquillée.

◆

DES CILS AU TOP

L'étape démaquillage est également essentielle pour les cils, car le maquillage peut irriter les yeux pendant le sommeil. Pour les renforcer et les allonger ni vu ni connu, appliquez le soir un peu d'huile d'olive ou d'huile de ricin au ras des cils, à l'aide d'un pinceau fin ou d'un coton-tige. Les soirs de retour de bringue, on ne vous en voudra pas de zapper cette étape.

◆

2 JE NOURRIS SUFFISAMMENT MA PEAU

ADOPTEZ UN SÉRUM ET/OU UN BOOSTER

Si votre peau est fatiguée, terne, déshydratée, si vous fumez, vous avez sans doute besoin de faire une petite cure pour « réveiller » votre peau, raviver l'éclat de votre teint. Choisissez un sérum à la vitamine C : ses actifs concentrés vont remédier à la situation en quelques semaines, à raison d'une ou deux applications par jour. Laissez-lui le temps de pénétrer avant d'appliquer le soin suivant (environ 5 minutes).

Plus récents mais très tendance, les boosters, dont je suis une fan inconditionnelle. Quel est ce nouveau soin fraîchement débarqué dans l'univers de la cosmétique ? Il s'agit d'un produit qui contient un actif unique, en forte concentration, pour cibler une problématique spécifique. Il s'utilise avant le sérum ou la crème de jour, ou mélangé à celle-ci (si elle n'est qu'hydratante). Je suis fan des boosters à base de vitamine C, qui redonnent de l'éclat aux peaux ternes, de peptides, qui agissent sur la fermeté et l'élasticité de la peau, ou d'acide hyaluronique, qui hydrate et repulpe la peau.

CHOISISSEZ UNE CRÈME SUR MESURE

- Si votre peau est sèche, voire déshydratée, votre crème doit être riche en corps gras pour compenser les pertes en eau et envelopper la peau d'un doux film protecteur.
- Si votre peau est à tendance mixte ou grasse, préférez pour elle un soin hydratant plus fluide, qui ne surcharge pas la peau et lui évite de briller.
- Bien que le sujet fasse débat, j'ai pris l'habitude de protéger ma peau, été comme hiver, avec un indice de protection (pour une adepte des huiles comme moi, on applique le filtre sur la peau en dernier).
- Si vous choisissez un soin pour lutter contre les rides, le relâchement cutané ou les taches, veillez à ce qu'il contienne des molécules anti-âge adaptées aux besoins de votre peau et à votre problématique. Vous pourrez l'appliquer le soir sur peau propre. Ce sera par exemple : la vitamine C, spécial éclat ; le rétinol, un effaceur de rides ; les peptides, à l'action raffermissante ; le collagène, qui renforce les tissus de soutien de la peau ; les acides de fruits (ou AHA), rénovateurs de la peau ; l'acide hyaluronique, un repulpant très puissant.
- L'alternative naturelle consiste à appliquer une huile végétale bio, comme celle d'argan ou celle de figue de Barbarie, très riches en substances nutritives et anti-âge.

MES HUILES *préférées*

Pour mon visage, mon corps et mes cheveux, je ne peux plus faire sans les huiles végétales. En plus d'être naturelles et très agréables, elles contiennent des acides gras essentiels et autres actifs puissants (polyphénols, tocophérol, vitamine A). Elles sont idéales pour nourrir, hydrater, assouplir et protéger la peau et la fibre capillaire, quel que soit le type de peau ! Pour les peaux sèches, privilégiez les huiles d'amande douce, d'argan, de coco, d'avocat ou de germe de blé, nourrissantes et hydratantes. Pour les peaux plus grasses, optez plutôt pour les huiles de jojoba, de noisette ou de macadamia.

Pour mon visage, j'ai adopté l'huile d'argan, et pour le contour des yeux et toutes les petites zones à rides, je ne jure que par l'huile de pépins de figue de Barbarie (huile sèche) et son action anti-âge.

Sur le corps, toujours l'huile d'argan, dont je me badigeonne le soir avant de me coucher pour une peau de velours au réveil. Les huiles de coco et d'amande douce, réparatrices, me suivent également partout pour leur côté tout-terrain. Pour favoriser la pénétration cutanée, appliquez-les de préférence au sortir de la douche, sur votre peau encore humide.

Pour mes cheveux, les huiles d'argan, régénératrice, et de coco, réparatrice, sont encore très intéressantes. Les huiles de nigelle et de ricin, elles, fortifient la fibre et luttent contre la chute capillaire.

N'OUBLIEZ PAS LE CONTOUR DES YEUX

Dire non aux yeux de panda et éviter les gonflements, c'est possible. Choisissez un sérum pas trop riche et formulé avec des actifs anti-âge et drainants (acide hyaluronique, peptides, caféine…).

3 JE M'ACCORDE UNE PAUSE MASQUE

J'adore les masques ! C'est mon soin SOS par excellence, celui qui répond à tous les besoins de ma peau.

Il peut être anti-âge, nourrissant, purifiant, hydratant, apaisant, repulpant, adoucissant, spécial éclat, défatigant ou anti-imperfections. Bref, de quoi ne plus savoir où donner de la tête (même s'il ne paie pas encore les factures). Le plus souvent, il contient des actifs de pointe : argile, charbon, acide hyaluronique, collagène marin, acides de fruits, vitamine C ou E, et même des agents exfoliants. Et il en existe de toutes sortes : en crème, sous forme de patch, de tissu, d'hydrogel ou de peel-off, pétillant… Un vrai carnaval !

LE BON RITUEL

- Il s'utilise une ou deux fois par semaine pour améliorer l'état de la peau.
- Il s'applique sur l'épiderme, en évitant le contour des yeux. Un gommage en amont débarrassera votre visage des peaux mortes et des impuretés incrustées ; le masque n'en sera que plus efficace. N'oubliez pas non plus d'hydrater votre visage après la pose d'un masque purifiant ou anti-imperfections, qui peut être asséchant.
- Dans une optique détox, choisissez un masque à base d'argile, pour ses vertus purifiantes. Riches en minéraux, les argiles rose et blanche conviennent aux peaux sèches et sensibles, quand la verte est plutôt réservée aux peaux mixtes ou grasses. Prête à l'emploi ou en poudre à mélanger, l'argile nettoie en profondeur, absorbe les impuretés, l'excès de sébum et les toxines. Appliquez-la en évitant le contour des yeux et sans la laisser sécher ! Si vous ne voulez pas ressembler à une terre aride 15 minutes après la pose de votre masque, ajoutez-lui quelques gouttes de votre huile végétale favorite.

◆

MON PETIT TIP

Les masques à LED

J'utilise souvent dans ma routine beauté un masque à LED pour maximiser les bienfaits de mes masques. La lumière rouge est anti-âge et stimule la production de collagène.

4 JE SOIGNE LA LIGNE DE MES SOURCILS

Lorsque j'étais mannequin, j'ai appris des maquilleurs professionnels qu'une belle ligne de sourcils était un élément clé de l'harmonie du visage, qu'elle donnait du caractère! La preuve, ils y apportaient toujours beaucoup de soin. J'ai conservé cette habitude : j'aime avoir des sourcils soignés et légèrement dessinés. Mon tip? Une fois qu'ils ont une jolie ligne, il suffit de brosser les poils vers le bas, de tracer une fine ligne (ou des petits traits) dans la partie haute du sourcil, puis de repeigner les poils vers le haut. L'effet est très naturel, et comble les éventuels trous.

5 JE MISE SUR LE GLOW

Une peau glowy, c'est tout simplement un épiderme qui resplendit et réfléchit bien la lumière, la bonne mine idéale que l'on aimerait toutes avoir! À 20 ans, avoir du glow, c'est facile et naturel… À partir de la quarantaine, c'est un peu plus de travail, mais le résultat en vaut vraiment la chandelle. Dès 35 ans, l'épiderme desquame moins bien, et le processus naturel d'exfoliation de la peau ralentit : les cellules mortes s'accumulent à la surface de la peau, la rendant plus rugueuse et, surtout, moins lumineuse.

LE BON RITUEL

- **Nettoyez soigneusement votre peau** chaque jour, même si vous n'êtes pas maquillée.
- **Défatiguez le regard** en appliquant un soin hydratant et anti-âge sur le contour des yeux en effectuant des petits cercles autour. N'hésitez pas à mettre votre produit contour de l'œil (sérum, crème) au frigo, cela lui donnera un effet décongestionnant en activant la microcirculation.
- **Hydratez parfaitement** l'épiderme matin et soir, en massant votre visage toujours du bas vers le haut.
- **Dormez suffisamment.** Rien ne vaut une bonne nuit de huit heures pour arborer une peau fraîche au réveil. Sachant que la régénération de la peau se fait essentiellement la nuit, mieux vaut se coucher tôt que tard. C'est en effet, entre 23 heures et 3 heures du matin que les mécanismes de réparation cellulaires, loin de toute sollicitation extérieure, sont au top de leur activité.
- **Apprenez à respirer.** Pour que les cellules de la peau soient bien oxygénées, faites des exercices de respiration (cohérence cardiaque, pranayamas…), qui détendront l'ensemble de vos traits et vous donneront bonne mine.

UN BON MASSAGE POUR ACTIVER LA MICROCIRCULATION

Les techniques de massage cutané ont le vent en poupe! Kobido et yoga facial décrispent le visage, activent la microcirculation et améliorent la texture et l'élasticité de la peau. On peut s'inspirer de ces rituels en massant le visage avec les mains. On peut aussi utiliser un gua sha ou un rouleau de jade, préalablement passés au congélateur. Perso, je suis une adepte du drainage, que je pratique une fois par mois. Grâce à cette technique, ma peau est plus belle, plus éclatante, comme repulpée de l'intérieur. Alors, ça vous tente?

MA ROUTINE AYURVÉDA *du matin*

Dès le réveil, je m'inspire de la médecine ayurvédique : je commence ma journée en buvant un grand verre d'eau tiède pour favoriser le drainage de mes organes, puis direction la salle de bains. Avant de prendre ma douche, je me lave les dents avec un dentifrice naturel à l'argile et au charbon. Si je souhaite gagner en blancheur, j'ajoute une pincée de bicarbonate de soude ou 2 gouttes d'huile essentielle de tea tree. Ensuite, je me racle la langue avec un gratte-langue, pour éliminer toutes les bactéries qui ont stagné dans la bouche pendant la nuit, Enfin, je procède à un lavage du nez avec mon neti lota (pot rempli d'eau tiède et salée), pour chasser les impuretés et prévenir les infections ORL, auxquelles je suis facilement sujette. Avant le brossage des dents, je vous conseille également le gandouch, qui consiste à malaxer dans votre bouche une cuillerée à soupe d'huile de sésame pendant au moins 5 minutes. Pour gagner du temps, vous pouvez adopter cette pratique sous votre douche, si vous n'y faites pas vos vocalises, bien sûr!

Ma routine
capillaire de choc

COMME CARRIE BRADSHAW (LES CONNAISSEUSES SAVENT...), JE REVENDIQUE MES CHEVEUX BOUCLÉS COMME UNE FACETTE DE MA PERSONNALITÉ. ILS ME DÉFINISSENT BIEN. LA PARTICULARITÉ DES CHEVEUX BOUCLÉS, C'EST QU'ON NE SAIT JAMAIS COMMENT ILS VONT RÉAGIR. TONIQUES, UN PEU REBELLES, ILS PRENNENT DE LA PLACE AVEC LEUR CÔTÉ NATUREL ET SAUVAGE. UN PEU À MON IMAGE, QUOI !

UN LAVAGE EN DOUCEUR

Le rituel de base pour avoir une belle chevelure, c'est bien sûr le shampooing ! Choisi selon les besoins du cuir chevelu (et non des cheveux), il va le détoxifier en éliminant salissures, sébum et résidus en tout genre.

UN SHAMPOOING QUI NE DÉCAPE PAS !

Soyez attentive à sa composition. Le shampooing, c'est la base pour avoir de beaux cheveux. Il doit contenir des ingrédients naturels et respectueux de la fibre capillaire, du cuir chevelu et de l'environnement. Évitez ceux qui contiennent des silicones (en gros, tous les noms en -icone dans la liste des ingrédients). Destinées à gainer et à embellir les cheveux, ces molécules ont tendance à étouffer la fibre capillaire. Quant aux sulfates, ce sont des tensio-actifs (agents lavants) très efficaces, qui font mousser le produit, mais assèchent les longueurs. Un bon shampooing doit être doux, adapté à votre cuir chevelu et de préférence sans paraben, sans silicone et sans SLS. Et si, comme moi, vous êtes sensible à la cause animale, repérez les labels « cruelty free » !

◆

MON PETIT TIP

Choisir mes produits de beauté

Je lis toujours la liste des ingrédients, et plus elle est courte, mieux c'est ! Autre critère de choix : la façon dont ma peau réagit... Si je la sens heureuse et épanouie, c'est sans doute que j'ai fait le bon choix !

UNE APPLICATION SOIGNÉE

Avec un shampooing de qualité, vous ne devriez pas avoir besoin de vous laver les cheveux (même s'ils sont gras) plus de deux fois par semaine, trois au maximum. Dans tous les cas, faites un double lavage en émulsionnant bien le produit. Le shampooing doit être réparti sur vos deux mains, puis appliqué sur le cuir chevelu uniquement. C'est lui qu'il faut nettoyer, pas les longueurs, qui sont lavées par la mousse que vous laissez couler dessus. Inutile de les shampouiner comme un pull, vous ne feriez que les assécher davantage. Rincez-les soigneusement et, si vous le supportez, terminez avec de l'eau bien fraîche et faites un dernier rinçage avec du vinaigre de cidre dilué dans l'eau, pour leur apporter de la brillance.

CHEVEUX BOUCLÉS OU FRISÉS
Mon mode d'emploi

Je démêle mes cheveux avant de les mouiller.

J'utilise à chaque fois un après-shampooing, pour les gainer et faciliter le démêlage.

Je les démêle à nouveau sous la douche avec un peigne à larges dents (mais surtout pas quand ils sont déjà essorés, au risque de déstructurer les boucles).

Je les rince à l'eau froide, pour tonifier mes boucles. À l'inverse, l'eau chaude a tendance à les ramollir.

J'applique un masque ou un bain d'huile capillaire chaud très régulièrement (l'huile d'avocat est top pour garder de belles boucles radieuses), car, comme tous les cheveux frisés, ils sont secs et nécessitent d'être bien nourris. Je le laisse posé le plus longtemps possible, et parfois même je le garde toute la nuit.

Je remets mes boucles en forme du bout des doigts, avec un mouvement ascendant pour leur donner du ressort.

Pour le séchage, je privilégie l'air libre. Si c'est impossible, j'utilise le sèche-cheveux avec un diffuseur. Une fois que mes cheveux sont secs et imprégnés de chaleur grâce à la température du sèche-cheveux, je repasse une dernière fois dessus avec de l'air froid… et à moi la folle crinière !

UN APRÈS-SHAMPOOING SINON RIEN

Choisi en fonction de la nature des cheveux, ce soin est une étape importante, car il nourrit (un peu) la chevelure, la démêle et la gaine. Il s'applique sur les longueurs uniquement. Profitez du temps de pose, souvent rapide, pour passer le peigne dans vos longueurs, puis rincez-les longuement à l'eau tiède, pour une chevelure bien hydratée, aérienne et brillante ! Si vous voulez l'appliquer un peu plus longtemps, profitez-en pour faire un gommage corporel…

UN SOIN PROFOND POUR LES CHEVEUX LONGS

Offrez à vos longueurs les bienfaits d'un masque, d'un beurre (cacao ou karité, riche en actifs et souvent épais) ou d'une huile très nutritive (huile d'olive, huile de coco, de ricin, d'argan, d'avocat ou de sésame…). Ces soins nourrissent et hydratent parfaitement la fibre capillaire.

Si vos cheveux sont secs, dormez avec votre soin, une serviette sur l'oreiller. Si vos cheveux sont fins ou normaux, n'ayez pas la main trop lourde.

MON RITUEL

Pour garder une belle matière, je fais deux fois par semaine des bains capillaires à l'huile chaude, que je laisse sur mes cheveux pendant plusieurs heures ou toute la nuit. Au réveil, ma chevelure est toute douce et bien plus facile à démêler.

◆

MON PETIT TIP
Bien rincer son bain d'huile

Voici un conseil hérité de mon papa, ancien coiffeur, pour bien rincer vos longueurs badigeonnées d'huile : faites un premier shampooing en ajoutant un minimum d'eau. Très concentré, il va être particulièrement efficace pour diluer les corps gras. Rincez abondamment, puis recommencez avec une nouvelle dose et davantage d'eau. Démêlez, coiffez, séchez à l'air libre. Vous devriez arborer la chevelure de Raiponce !

◆

MES SOINS ANTI-ÂGE

Certains testent de l'électroménager, moi je teste régulièrement des soins de beauté en institut ou en cabinet dermatologique ! Je sélectionne les soins naturels, qui régénèrent ma peau, la réhydratent en profondeur et améliorent son aspect général. Mes cibles : la fermeté et l'élasticité, l'ovale du visage, l'éclat du teint, les rides et les ridules. À chaque saison son programme : le microneedling au printemps, l'HydraFacial en été, le HIFU et la radiofréquence en automne, et, pour finir, le peeling light à l'acide glycolique et le JetPeel en hiver. Comme je ne suis pas une adepte du Botox ou des injections, j'ai trouvé dans ces méthodes non invasives une alternative exceptionnelle, et j'avais envie de partager ces petits secrets de beauté pas comme les autres avec vous.

◆

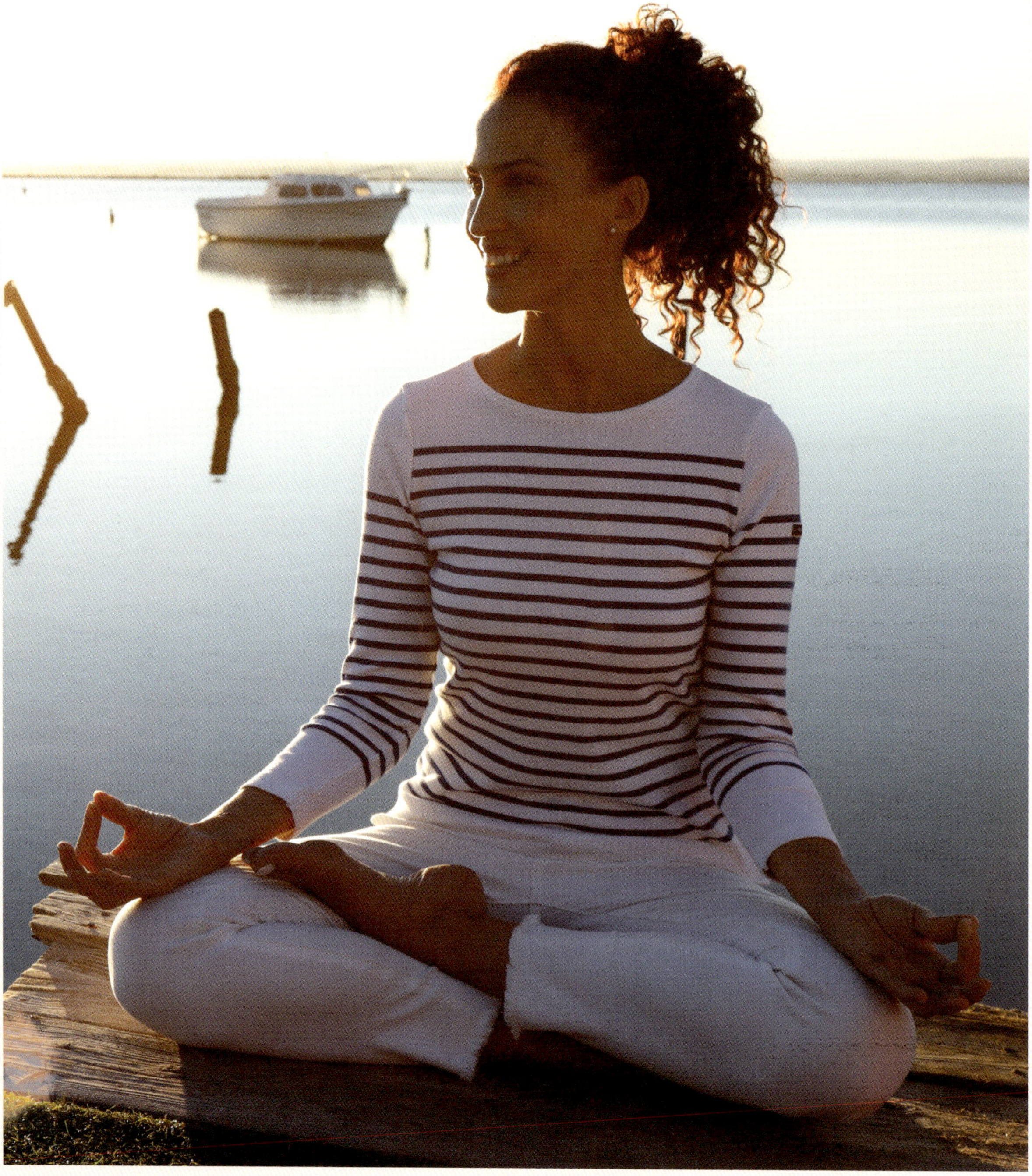

Équilibre

Si je remerciais la vie pour tous les présents qu'elle me donne,
je n'aurais plus de temps pour me plaindre.

Rester bien dans sa peau quand le corps fait sa révolution et que le tonus n'est plus tous les jours au zénith, cela demande quelques efforts… et surtout un peu d'entraînement ! De vous à moi, passer le cap de la quarantaine n'est pas toujours une partie de plaisir !

C'est une période délicate, et pleine de changements : les enfants grandissent, voire quittent la maison, nos parents vieillissent et peuvent avoir davantage besoin d'attention et de soutien. Côté cœur, il y a des hauts et des bas, et la petite flamme des premiers instants n'est plus tout à fait au rendez-vous, et pas toujours si simple à raviver…

Au milieu de tout ça, il est parfois difficile de trouver son équilibre ! Pourtant, le « bel âge » nous a rendues plus fortes de nos expériences, nous a inculqué certaines priorités et nous a permis de prendre du recul sur les fameuses choses de la vie. Traverser ces années sereinement, c'est possible. Harmoniser son corps et son esprit, apprendre à s'aimer pleinement et entièrement, cultiver des relations saines avec les autres, adopter de nouvelles habitudes plus épanouissantes… quel joli programme en perspective !

Voici quelques clés, développées à chaque saison, pour se sentir « heureuse et en forme » à ce tournant si important de la vie…

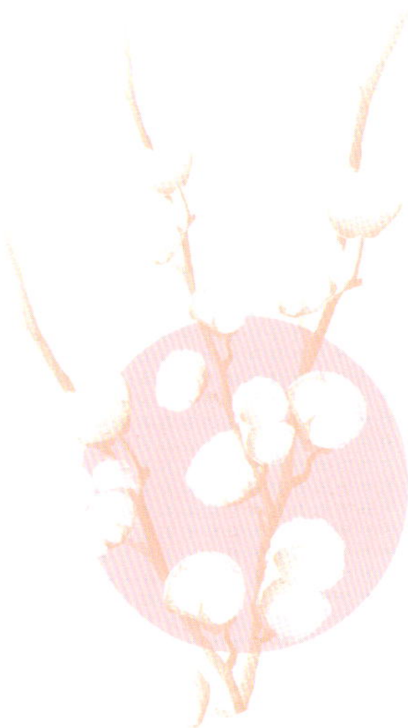

Mon credo

pour passer le cap des 40 ans

1 ÊTRE SYMPA AVEC SOI-MÊME

C'est la base de l'équilibre. Faire preuve de bienveillance, d'indulgence et de douceur envers soi-même renforce la confiance en soi. Au fil des années, j'ai appris à mieux me connaître, à apprécier la femme que je suis dans son entièreté pour m'aimer davantage. Comme tout un chacun, j'ai, dans ma personnalité, des faces plus sombres, dont quelques-unes qui pouvaient même me déplaire. Aujourd'hui, je les accepte pleinement. Comme le dit mon coach en développement personnel (ou mon agitateur de conscience!), Éric Le Roy, «s'aimer soi n'est pas facile. Il est nécessaire de connaître toutes ses facettes et, quand on les a intégrées, l'amour de soi devient une conséquence, et n'est plus un but à rechercher.»

2 VOIR LE VERRE À MOITIÉ PLEIN

Pour être bien dans sa tête, vive la pensée positive! J'applique cette philosophie en toutes circonstances. Je me réjouis du côté positif des choses plutôt que de focaliser sur les aspects négatifs. Face à une situation difficile, je me rassure en me disant que tout est éphémère, que la vie n'est que mouvement! Je me demande objectivement : pourquoi en suis-je là? Comment puis-je rebondir? Quel enseignement puis-je tirer de cette expérience et comment la transformer en quelque chose de positif?

3 SE RECENTRER SUR L'ESSENTIEL

«Le bonheur de posséder est assez vain», dit un proverbe bouddhiste. Le processus d'acquisition est voué à une éternelle insatisfaction, car plus on possède et plus on a envie de posséder. Selon moi, ce sont plutôt les petites joies simples qui donnent du sel et du sens à notre quotidien, qui l'illuminent, comme ces joyeuses vitamines mentales que je partage avec vous à chaque ouverture de saison, pour vous accompagner sur le chemin de l'essentiel.

4 IDENTIFIER SES PRIORITÉS

Pour s'accomplir réellement, il faut d'abord identifier ses besoins essentiels : c'est une des clés pour trouver son équilibre et nourrir son être intérieur. Cela aide aussi à mieux se connaître et à identifier ce qui a réellement de la valeur à nos yeux. Rien ne sert de vous épuiser à faire du sport si c'est la broderie qui vous rend profondément heureuse.

5 BIEN S'ENTOURER

À 40 ans passés, fini les mondanités. S'entourer de personnes bienveillantes et lumineuses, c'est essentiel pour un bon équilibre mental et psychique. Mieux vous serez dans vos baskets et plus vous aurez de chances d'attirer à vous ce genre de personnes. Mais attention, la lumière peut aussi attirer l'ombre, et certaines personnalités toxiques pourraient bien vous faire la cour pour se nourrir de votre aura. Apprenez à repérer les énergies négatives et les êtres qui vous tirent vers le bas ou qui vous renvoient une mauvaise image de vous-même (vous savez, ce type d'hommes dont vous raffoliez avant de choisir un gentil garçon aux cheveux propres et aux bonnes manières… ou pas!).

6 PARTAGER DAVANTAGE

Soutenir une cause, donner de son temps, offrir un coup de main à un ami ou un bon conseil à quelqu'un qui en a besoin, c'est aussi une façon de se faire du bien. Plus on participe au bonheur des autres et plus on reçoit en retour. Des études ont même montré que donner est le seul plaisir qui ne s'épuise pas… Le bonheur d'une personne ne diminue jamais lorsqu'elle offre un cadeau, alors qu'il s'atténue lorsqu'elle en reçoit de façon répétée (même si je vous suggère de ne pas trop diffuser cette information auprès de vos proches les plus généreux).

7 FAIRE LES CHOSES SÉRIEUSEMENT… SANS SE PRENDRE AU SÉRIEUX

Tout le monde perd à un moment de sa vie. Pas question, donc, de se sentir au-dessus de la mêlée. Rester humble permet de prendre de la distance et du recul dans les situations les plus contrariantes. Gardez à l'esprit que rien n'est acquis. Soyez toujours fière de qui vous êtes et de ce que vous avez accompli sans pour autant avoir besoin de vous en vanter. Respectez le serveur du restaurant autant que vous respectez votre boss. Ne soyez jamais aveuglé par l'avoir, mais laissez-vous éblouir par l'être…

8 SE MÉFIER DE SON EGO

Lorsqu'on se sent blessé, c'est notre ego qui a tendance à «parler», et qui bien souvent s'exprime maladroitement. Cela donne lieu à tout un tas de réactions excessives. Lors de mes stages de développement personnel avec Éric Le Roy et Delphine Lapoêle, j'ai très vite appris que l'ego était directement connecté à nos peurs. Il est donc le pire conseiller qui soit, capable de déclencher des réactions aussi inattendues qu'inappropriées.

◆

MON INSTANT SOPHRO

Cela faisait longtemps que j'entendais parler de la sophrologie et de la façon dont elle avait bouleversé positivement le quotidien de nombreuses personnes. En mars dernier, lors du premier confinement lié à la pandémie de Covid 19, j'ai plus que jamais ressenti le besoin de me recentrer et d'être à l'écoute de mes émotions. J'ai alors commencé à pratiquer avec la formidable sophrologue Veronica Brown. Cette technique psychocorporelle associe le corps et le mental, notamment au travers de méthodes de visualisation. Les séances font émerger toutes sortes d'émotions et la prise de conscience de soi, de son corps et de son mental. Il s'agit simplement d'observer en toute bienveillance les sensations et les pensées, parfois même les émotions, engendrées par les exercices. Comme en médecine chinoise, à chaque saison correspondent un organe, une énergie, une émotion, et par conséquent des exercices appropriés, que nous livre ici Veronica.

◆

Printemps
Je me détoxifie

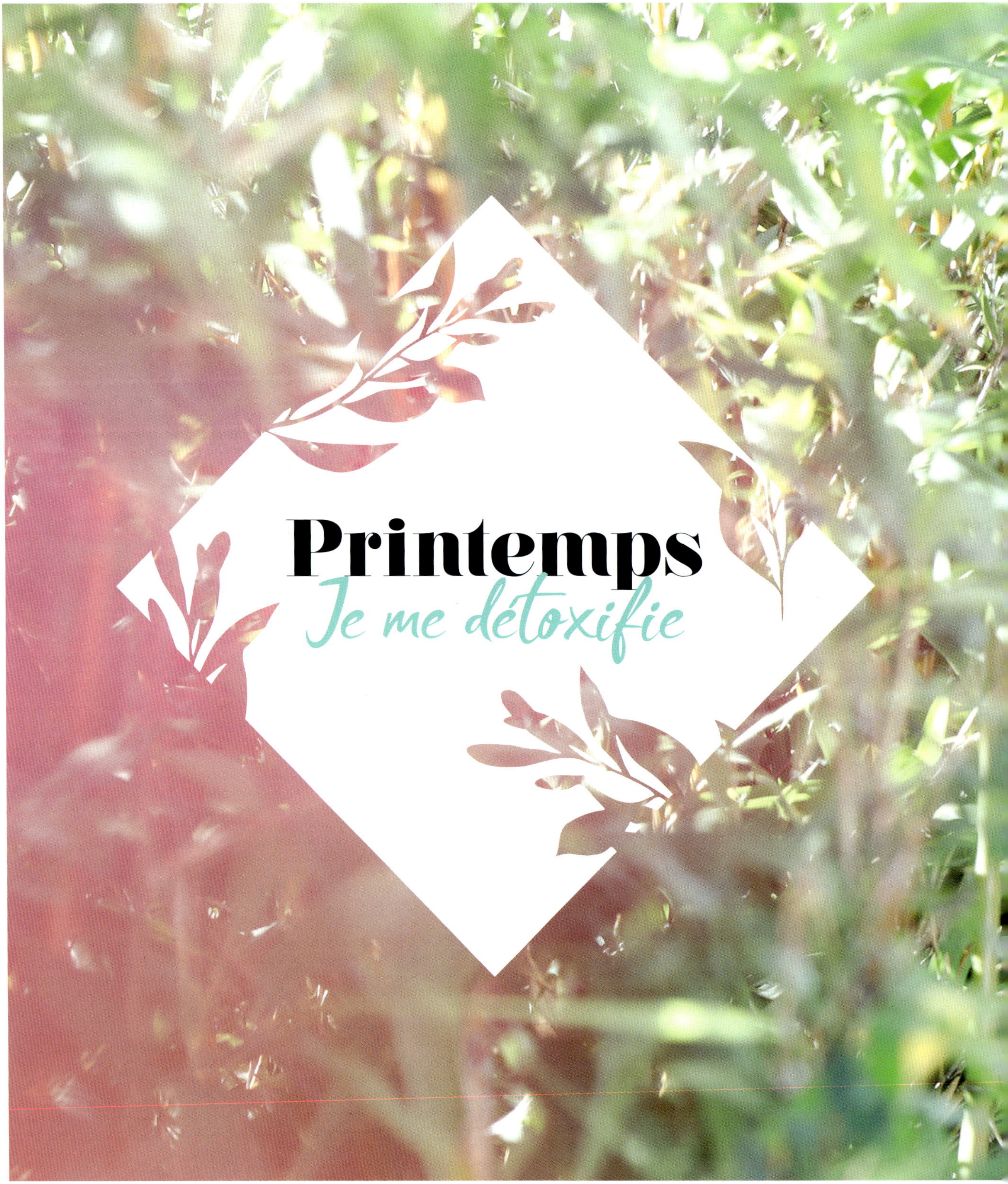

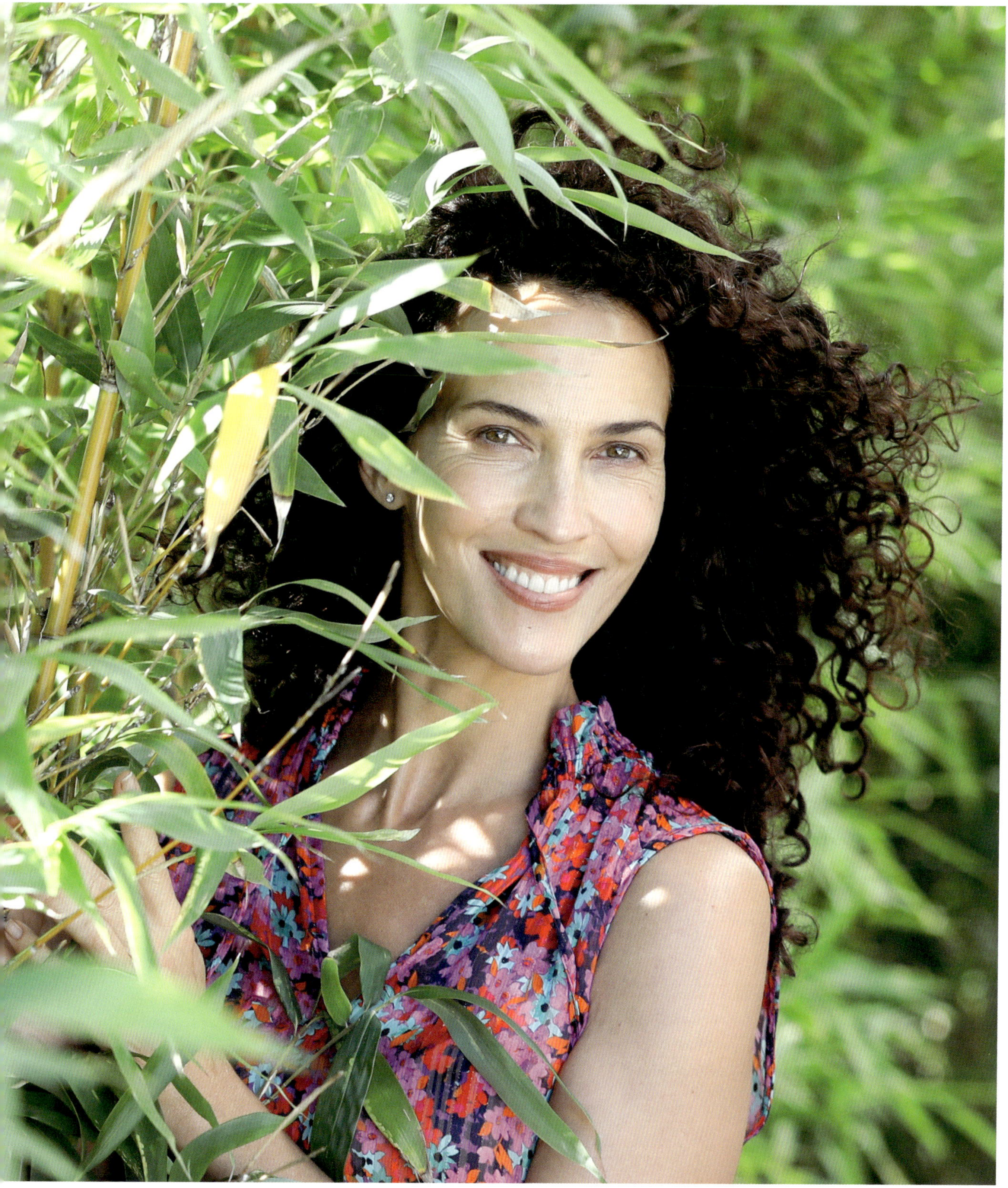

RIEN NE ME REND PLUS HEUREUSE QUE L'ARRIVÉE DU PRINTEMPS APRÈS UN HIVER INTERMINABLE ! LES JOURS RALLONGENT, LE SOLEIL BRILLE À NOUVEAU DE MILLE FEUX ET LES TEMPÉRATURES GRIMPENT ! EXIT LA RACLETTE (ET MES RECETTES HEALTHY DE L'HIVER, BIEN SÛR), BONJOUR FRUITS SAVOUREUX ET LÉGUMES CROQUANTS ! POUR MOI, C'EST LA SAISON DE LA RENAISSANCE : LA MONTÉE DE L'ÉNERGIE YANG, MON « GRAND MÉNAGE DE PRINTEMPS » ! TOUT PREND UN SENS NOUVEAU, ET JE NE ME CONTENTE PAS DE ME GLISSER DANS LA PEAU DE MARIE KONDO, J'EN PROFITE AUSSI POUR NETTOYER MON ORGANISME EN COMMENÇANT UNE CURE DÉTOX. L'ORGANE CIBLE DE LA SAISON ? LE FOIE, QUI PERTURBE L'ÉQUILIBRE LORSQUE LA COLÈRE, ÉMOTION CONNECTÉE AU PRINTEMPS, SE RÉVEILLE !

◆

LES ALIMENTS CHOUCHOUS : l'artichaut et la framboise

L'ORGANE À SURVEILLER : le foie

L'HUILE ESSENTIELLE FAVORITE : le citron

MES VITAMINES MENTALES : les jours qui rallongent ; le soleil qui se fait tout doux ; les déjeuners en terrasse entre copines ; l'arrivée des pivoines chez mon fleuriste et celle des fruits rouges sur les marchés.

Alimentation

“

Le printemps, c'est LA saison que nous attendons toutes avec impatience. La saison des beaux jours, des jupes qui raccourcissent et des retours de marché ensoleillés. J'adore me prendre pour une Parisienne des années 1920 et dégainer une robe à fleurs et un panier pour arpenter les étals. Courgettes, artichauts, fenouils, asperges et ces fruits rouges dont je ne peux pas me passer, autant de légumes et de fruits de saison gorgés de vitamines et de minéraux qui vont m'aider à alléger mon alimentation. C'est la période de l'année que je préfère pour entamer une cure détox et permettre à mon organisme de se régénérer en douceur tout en gagnant en énergie et en vitalité !

”

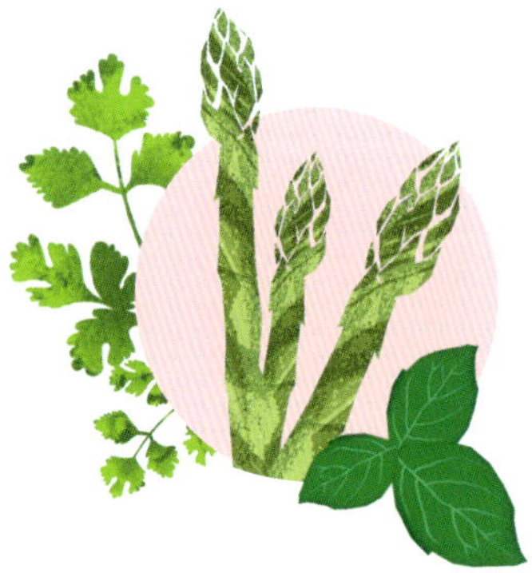

Mes recettes *fétiches*

QUAND JE SUIS EN TOURNAGE OU EN SHOOTING, JE NE MANGE PAS TOUJOURS CE QUE JE VEUX. ALORS, DÈS QUE JE PEUX ME POSER, JE M'AFFAIRE EN CUISINE POUR PRÉPARER DE BONS PETITS PLATS AUSSI SAINS QUE SAVOUREUX (PROMIS, C'EST POSSIBLE !) POUR MON FILS OU MES AMIS. JE SUIS ADEPTE DE LA SIMPLICITÉ CULINAIRE. MON MOT D'ORDRE : UNE ALIMENTATION BIO ET PROCHE DE LA NATURE. VOICI QUELQUES-UNES DE MES RECETTES FÉTICHES...

LA SALADE D'AVOCAT À LA CORIANDE

mon go-to frais et printanier

Goûteuse et fraîche, cette salade sera parfaite pour une entrée, ou en accompagnement d'un bon poulet fermier rôti.

Pour 4 personnes, il vous faut : 3 ou 4 avocats (selon la grosseur) • 5 oignons nouveaux • 1 botte de coriandre • 1 piment vert haché (facultatif) • 2 poignées d'amandes mondées • 4 c. à s. d'huile d'olive vierge extra • 2 c. à s. de vinaigre de vin • 1 c. à c. de moutarde • sel, poivre, piment de Cayenne en poudre (facultatif)

Mettez les amandes à colorer dans une poêle antiadhésive sur feu moyen. Surveillez-les bien et retournez-les régulièrement pour qu'elles ne brûlent pas. Assaisonnez-les de sel, de poivre et, éventuellement, de piment de Cayenne, débarrassez dans un bol et réservez.

Parez et émincez finement les oignons nouveaux. Pelez les avocats. Prélevez la chair, coupez-la en morceaux et mettez-les dans un saladier, avec les oignons émincés et les amandes grillées. Hachez le piment et la coriandre, puis ajoutez-les dans le saladier.

Préparez une vinaigrette avec l'huile d'olive, le vinaigre et la moutarde. Versez sur la salade et dégustez !

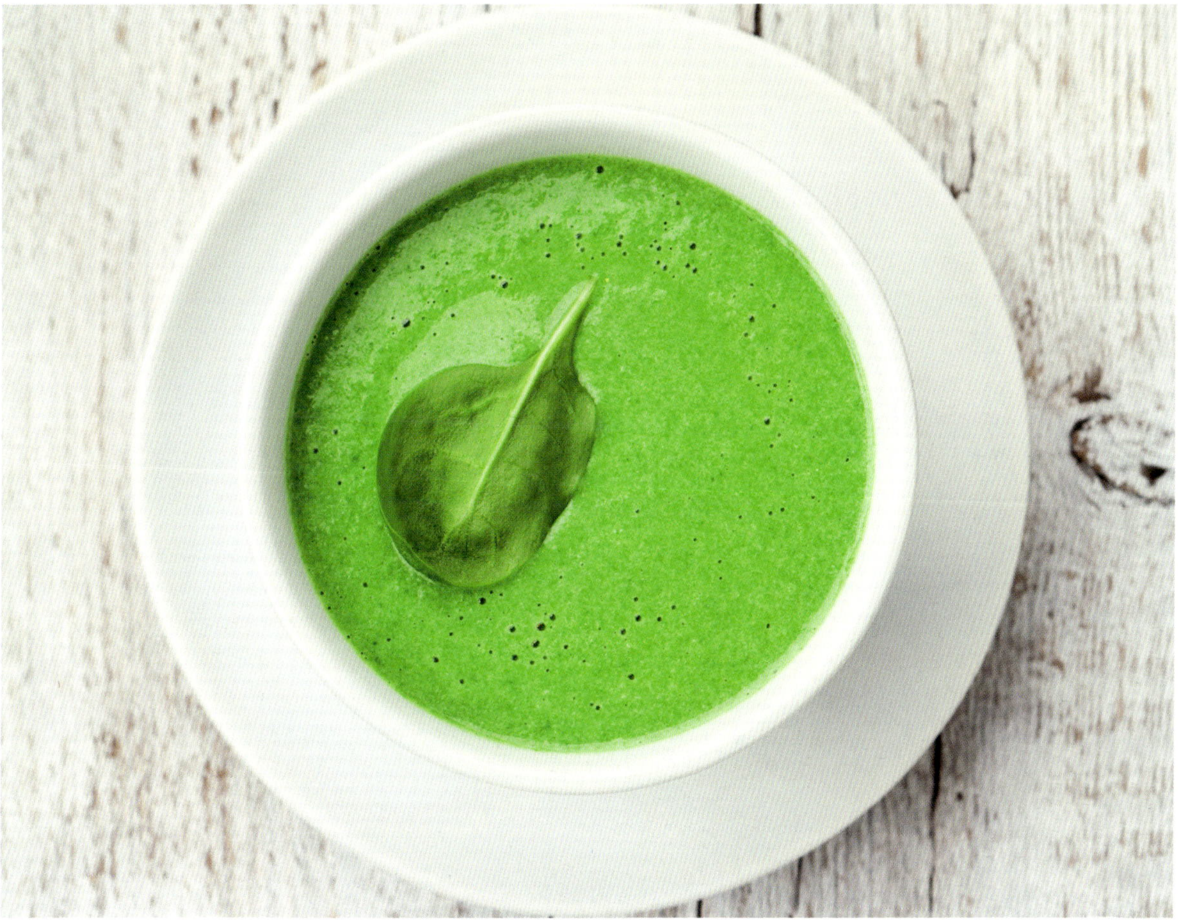

LA SOUPE CRUE AUX ÉPINARDS

forte comme Popeye, belle comme Olive !

Très rapide à faire, cette soupe est un délice. C'est un plat chaud avec ce que j'appelle « l'énergie du cru ». Les épinards ne cuisent pas, ils conservent donc les vitamines et les minéraux indispensables au maintien de notre vitalité. À servir dès qu'on manque de temps ou d'inspiration !

Pour 2 ou 3 personnes, il vous faut : 500 g d'épinards ◆ ½ avocat ◆ 1 c. à s. bombée de bouillon de légumes en poudre (ou d'Herbamare ou de boldo) ◆ ½ petit oignon ◆ le quart d'une petite gousse d'ail ◆ 1 belle c. à s. de purée d'amandes ◆ 1 l d'eau chaude

Rincez, égouttez et équeutez les épinards. Ouvrez l'avocat et prélevez la chair. Épluchez et coupez l'ail et l'oignon en petits morceaux.

Déposez tous les ingrédients dans le bol d'un mixeur ou d'un blender, ajoutez l'eau chaude et mixez, assez longtemps pour obtenir un beau velouté onctueux.

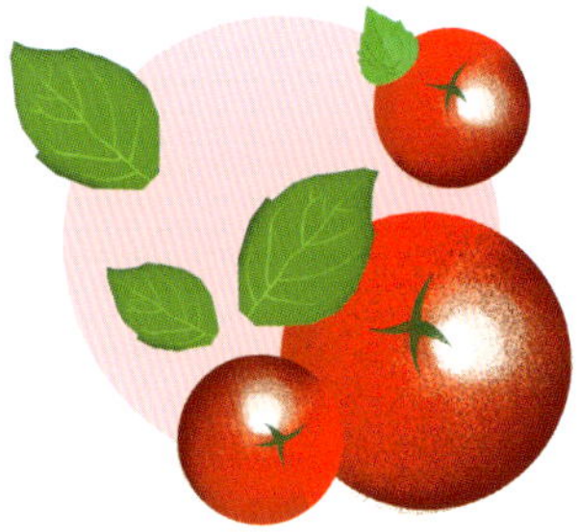

SPAGHETTIS AUX TOMATES CERISES ET AU BASILIC

mamma mia !

Cette recette aromatique et savoureuse vous surprendra par sa fraîcheur… et sa gourmandise. Attention, elle est potentiellement addictive ! Le secret, ce sont les tomates, qu'il faut choisir soigneusement. Ce sont elles, avec le basilic et une huile d'olive de qualité, qui vont faire toute la différence.

Pour 4 personnes, il vous faut : 400 g de spaghettis ou de linguines (je les préfère au Kamut ou sans gluten) • 400 g de tomates cerises rouges bien mûres • 20 feuilles de basilic • 8 c. à s. d'huile d'olive vierge extra • 1 gousse d'ail pelée et finement émincée • sel et poivre noir fraîchement moulu • parmesan râpé

Coupez les tomates en deux et placez-les dans un saladier. Émincez le basilic et mélangez-le aux tomates. Ajoutez l'ail, puis l'huile d'olive. Salez, poivrez et mélangez, en écrasant très légèrement les tomates.

Laissez mariner une bonne demi-heure.

Faites chauffer un grand volume d'eau salée. Jetez-y les pâtes et faites-les cuire en respectant le temps indiqué sur l'emballage.

Égouttez les pâtes, versez-les encore fumantes dans le saladier et mélangez intimement. Saupoudrez de parmesan et servez sans attendre !

◆

MON RÉFLEXE VENTRE PLAT

*J'avoue, j'adore les pâtes… Vous aussi, non ? Pour les rendre plus light, je les choisis souvent à base de riz brun, de sarrasin ou de konjac. Sans gluten, elles sont en effet bien plus digestes que les pâtes classiques à base de farine de blé ! De plus, on les trouve désormais facilement dans les supermarchés ou les magasins bio. J'aime les cuisiner très simplement (c'est ce que disent les Italiens, non ?) : un filet d'une bonne huile d'olive et un peu de parmesan ou une sauce tomate maison. Si j'ai un peu plus de temps, je les prépare avec des aubergines, des tomates et de la mozzarella (*alla siciliana*), ou encore avec des morilles et un peu de crème. Mais mon vrai péché mignon, ce sont les linguines à la truffe !*

◆

La détox du printemps

on a toutes besoin d'un nouveau départ

À L'ARRIVÉE DES BEAUX JOURS, NOTRE FOIE A SOUVENT BESOIN D'ÊTRE CHOUCHOUTÉ, NETTOYÉ, DE SE RÉGÉNÉRER. POUR REPARTIR DU BON PIED (ENFIN, DU BON FOIE), JE VOUS CONSEILLE UNE DÉTOX OU UN JEÛNE INTERMITTENT. CHAQUE DÉBUT DE SAISON, JE PRATIQUE L'UN OU L'AUTRE SELON MES ENVIES ET MON NIVEAU DE VOLONTÉ. JE SENS LA PANIQUE DANS VOS YEUX… RASSUREZ-VOUS, CES DEUX MÉTHODES SONT SIMPLES, EFFICACES ET ACCESSIBLES À TOUS. LE JEUNE INTERMITTENT PEUT D'AILLEURS DEVENIR UN VRAI RENDEZ-VOUS HEBDOMADAIRE BIENFAISANT POUR VOTRE SANTÉ. VOUS CONSTATEREZ PAR VOUS-MÊME À QUEL POINT CES DEUX PRATIQUES SONT BÉNÉFIQUES POUR ÉLIMINER LES TOXINES ACCUMULÉES PENDANT L'HIVER. ALORS, PRÊTE POUR LE GRAND SAUT ?

UNE DÉTOXIFICATION EN UNE JOURNÉE

Je suis une adepte de la détox ! Depuis plusieurs années, c'est devenu pour moi un passage obligé à chaque début de printemps. Ça a littéralement changé ma vie ! Une meilleure digestion, un sommeil de qualité, une peau plus éclatante, un vrai regain d'énergie : impossible de lister tous les effets positifs que j'ai pu ressentir tant ils sont nombreux ! Je vous conseille donc une journée de détox par semaine, ou le lendemain d'un dîner copieux ou trop arrosé, ou tout simplement quand vous sentez que votre système digestif (foie et intestins) a besoin de souffler.

Personnellement, je trouve que le dimanche après le repas du déjeuner est le moment idéal pour commencer un jeûne intermittent. Idéalement, vous ne boirez que de l'eau faiblement minéralisée, du bouillon de légumes et des tisanes jusqu'au lendemain midi. Si l'exercice est trop périlleux, faites la part belle aux potages et aux jus de légumes frais, il n'y a pas de petit profit !

MA JOURNÉE DÉTOX

PETIT DÉJEUNER

- 2 fruits de saison, ou une salade de fruits de 250 g, ou un smoothie vert, et 8 à 10 amandes crues et non salées, préalablement trempées dans l'eau pendant la nuit
- Thé vert, maté ou tisane diurétique (pissenlit, queue de cerise, frêne, reine-des-prés…)

DÉJEUNER

- 1 fruit de saison (à consommer en début de repas)
- 1 assiette de crudités ou de salade mêlée avec une vinaigrette à base d'huile d'olive, de jus de citron et d'herbes fraîches (juste après le fruit)
- 1 bol de riz complet (50 g cru), de quinoa ou de sarrasin
- 1 petite assiette de légumes verts cuits avec 1 c. à s. d'huile d'olive

GOÛTER

- 1 fruit de saison
- 1 tisane drainante (artichaut, ortie piquante, pensée sauvage, cassis, pissenlit…) ou détox (pensée sauvage, bouleau, frêne, ortie, radis noir, citronnelle…)

DÎNER

- 1 bol de riz complet (50 g cru), de quinoa ou de sarrasin
- 1 petite assiette de légumes verts cuits à la vapeur ou grillés avec 1 c. à s. d'huile d'olive
- 1 tisane détox ou digestive (guimauve, anis vert, fenouil, mauve, mélisse…)

MON RÉFLEXE ANTI-TOXINES

Le but, c'est d'éviter tout ce qui surcharge l'organisme : les produits laitiers, la viande, le pain, les pâtes, le riz blanc et tous les produits transformés. Mollo également sur le sel, le vinaigre, le sucre ou l'aspartame, le café, le soda ou les jus de fruits industriels, même s'il n'est pas interdit de faire un écart de temps en temps. Et, bien sûr, ni alcool ni tabac (idéalement) !

Un petit conseil : évitez de commencer une détox en même temps qu'une cure de compléments alimentaires. Le corps doit se nettoyer d'abord avant de recevoir une supplémentation. Si vous vous sentez prête, testez l'hydrothérapie du colon pour un nettoyage de l'intestin en profondeur. Vous pourrez ensuite entamer une cure de probiotiques, qui n'en sera que plus efficace. *Yes, you can* !

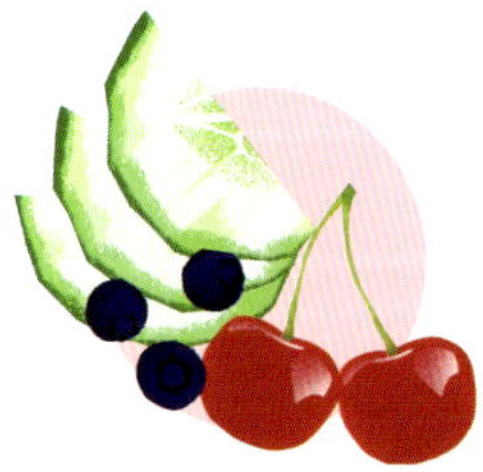

MES 10 ALIMENTS DÉTOX PRÉFÉRÉS

1. Artichaut : riche en potassium, en soufre et en fibres prébiotiques, il possède une action détoxifiante sur le foie, régule le taux de cholestérol et permet une meilleure combustion des sucres et des graisses.

2. Radis noir : c'est un puissant draineur général, riche notamment en composés soufrés, d'où des vertus diurétiques et dépuratives, pour le foie notamment.

3. Ail et oignon : ils sont diurétiques, aident à dégonfler et contiennent, entre autres, des minéraux ainsi que du sélénium, un oligoélément antioxydant nécessaire à la bonne santé de la peau.

4. Concombre et courgette : peu caloriques, ces deux légumes se cuisinent facilement et fournissent vitamines et minéraux protecteurs et détoxifiants.

5. Betterave : plutôt crue que cuite pour bénéficier de tous ses nutriments, elle fournit de l'acide folique et des molécules qui aident le foie à dégrader les graisses. À ajouter dans vos jus de légumes frais du matin pour amener une petite touche sucrée.

6. Carotte : on la croque crue pour faire le plein de vitamine A (carotène). Les fibres qu'elle contient favorisent un bon transit et réduisent la sensation de faim.

7. Citron : c'est l'agrume n° 1 de la détox, riche en vitamine C et en flavonoïdes, à consommer à jeun dans un verre d'eau à température ambiante pendant 7 jours pour une action détoxifiante sur le foie.

8. Ananas : son goût sucré et exotique est irrésistible. Il contient des vitamines et du potassium, mais surtout des enzymes qui facilitent la digestion et réduisent les ballonnements.

9. Fruits rouges : fraises, framboises, cassis, groseilles et myrtilles sont parmi les fruits les moins sucrés. Riches en fibres, ils ont l'avantage de faciliter le transit. Pour faire le plein d'antioxydants, associez-les dans une belle salade !

10. Thé vert : riche en théine et en antioxydants (polyphénols), c'est la boisson détox qui remplace avantageusement le café. À boire nature et jusque pas trop tard dans l'après-midi, tout comme le maté, énergisant.

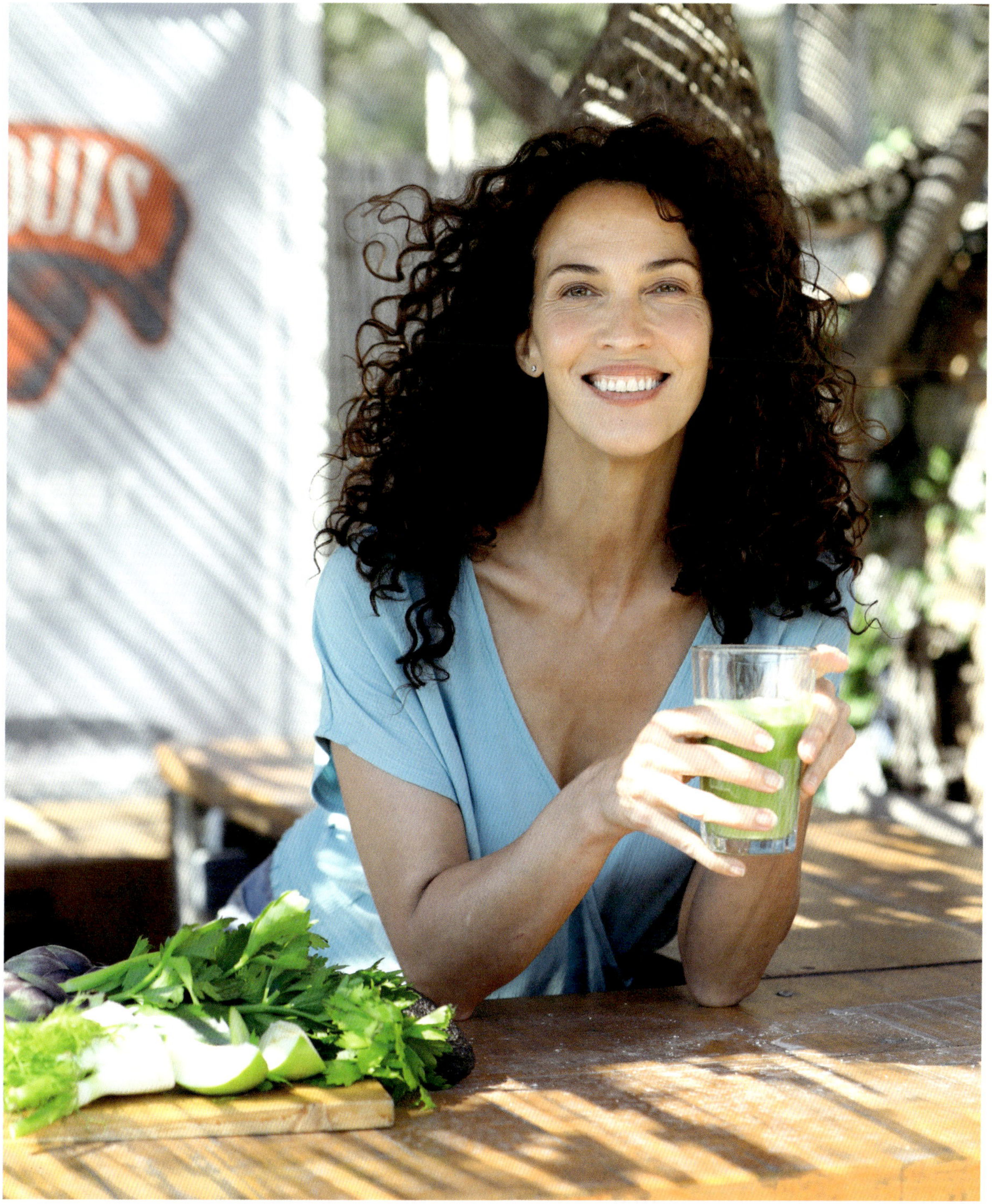

UN JEÛNE INTERMITTENT D'UNE DEMI-JOURNÉE

La méthode la plus connue est le fasting, qui consiste à ne plus manger pendant une période de seize heures, soit de la fin du déjeuner au petit déjeuner du lendemain matin, ou de la fin du dîner au déjeuner du lendemain. Ça a l'air énorme comme ça, mais c'est plus facile que l'on ne croit. Buvez de l'eau, des tisanes, des bouillons et, si vous en ressentez le besoin, des jus de légumes. Personnellement, cette routine fait désormais partie de mon quotidien. Elle m'apporte un vrai regain d'énergie et a l'avantage de soulager le système digestif. Accessible à tous, elle est beaucoup moins éprouvante dans sa pratique qu'un jeûne classique. Si vous êtes tentée par un jeûne prolongé (de trois à cinq jours), je vous conseille d'en parler à votre médecin traitant. Pour ma part, j'ai vécu l'expérience du jeûne thérapeutique au cours de stages de six jours dans un centre spécialisé en Ardèche. Ça a été une révélation !

MON RITUEL DE FIN DE WEEK-END

Qui dit dimanche dit brunch, n'est-ce pas ? Qui dit brunch dit (en tout cas pour moi), gros lâchage assumé ! C'est un peu mon SAS de décompression du week-end, mon instant de KIFF, et c'est sans culpabilité puisque je redeviens sage aussitôt les festivités culinaires passées, et j'offre une pause bien méritée à mon organisme. Je fais l'impasse sur le goûter, le dîner et le petit déjeuner ; je ne bois que des tisanes, du rooibos et de l'eau citronnée ou additionnée de quelques gouttes de vinaigre de cidre jusqu'au lendemain midi. Si j'en ressens vraiment le besoin, je m'octroie au petit déjeuner un bon jus de légumes frais. Pour encore plus de bénéfices et une récupération au top, essayez de vous coucher avant 22 heures. Cette petite parenthèse détox est extraordinaire pour attaquer la semaine en pleine forme.

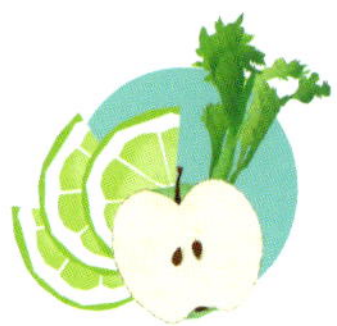

MON JUS *drainant*

Les jus verts ont parfois la (mauvaise) réputation de manquer de gourmandise. En plus d'être riche en vitamines et en minéraux, celui-ci est délicieux ! Il est devenu un allié minceur incontournable de ma routine. Consommé à jeun, après votre verre d'eau citronnée, il combine action drainante et élimination des toxines.

◆

MON PETIT TIP

Les jus verts

Chou kale, épinards, concombre, céleri… En plus de regorger de minéraux et de fibres, ces légumes verts sont une base idéale pour vos jus. Leur goût neutre, contrairement aux idées reçues, se marie à merveille avec les fruits, et ils ont l'avantage d'être moins sucrés.

Pour un verre de jus :

- 1 pomme bio
- 1 kiwi épluché
- 2 branches de céleri
- ½ petit bulbe de fenouil coupé en morceaux
- le jus d'un demi-citron
- quelques brins de persil (avec les tiges)

Mettez tous les ingrédients dans votre extracteur ou votre centrifugeuse, et réduisez-les en jus.

Remuez pour bien mélanger, et dégustez !

Sport

*« Attention, plus que trois mois avant l'été, mesdames ! »
Ce genre de phrases me donne régulièrement des envies de meurtre.
Pourtant, je dois avouer que, quand le printemps arrive, un petit tic-tac résonne dans ma tête. Outre la perspective du fameux maillot de bain, le printemps et l'arrivée des beaux jours sont souvent l'occasion de reprendre une activité physique. On peut enfin faire son work-out en plein air et profiter du soleil. Si l'on a manqué de motivation pendant l'hiver, le printemps devrait nous redonner l'envie de bouger et de repartir du bon pied. Vélo, rando, renfo musculaire ou abdos à gogo, en solo, avec les copines ou en famille, voici mes activités coup de cœur pour me préparer à être fit et en forme pour l'été.*

Mon programme
de renforcement musculaire

AVEC DIDIER HERZOG

POUR AVOIR RAPIDEMENT DES RÉSULTATS, UN SEUL MOT D'ORDRE : LA RÉGULARITÉ ! C'EST VALABLE POUR N'IMPORTE QUELLE ACTIVITÉ PHYSIQUE OU PROGRAMME DE RENFORCEMENT MUSCULAIRE. POUR REDESSINER VOTRE SILHOUETTE, LES EXERCICES QUE JE VOUS PROPOSE DOIVENT ÊTRE RÉALISÉS DEUX OU TROIS FOIS PAR SEMAINE.

Et, pour commencer, l'indispensable petit échauffement !

- Trottinez sur place pendant 1 à 2 minutes.
- Montez les talons aux fesses 30 fois de suite.
- Montez les genoux rapidement vers la poitrine 30 fois de suite.

RENFORCER SES ABDOS

Incontournable et à la portée de toutes, cet exercice est idéal pour travailler les muscles profonds de la ceinture abdominale, en particulier pour nous, les femmes : non seulement on renforce ses abdos sans pression sur le plancher pelvien, mais on muscle et on tonifie le bas du dos (que celle qui n'a jamais eu l'impression d'avoir 84 ans en ramassant une chaussette lève la main) ! Les bons exercices ? La planche ventrale cible les grands droits, tandis que la planche latérale renforce les obliques. Je vous conseille de commencer votre entraînement par le gainage, comme ça, pas de risque d'être tentée de faire l'impasse dessus en fin de séance.

LA PLANCHE

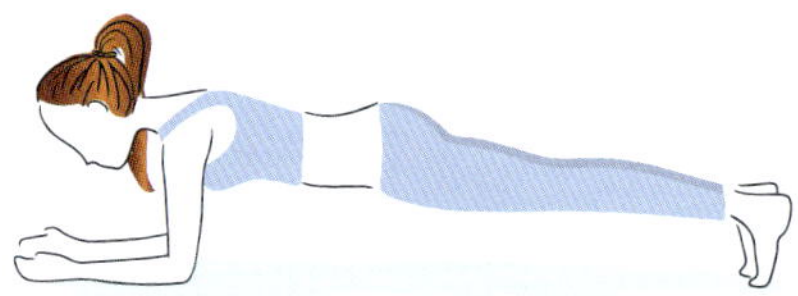

Posez les avant-bras au sol, mettez-vous en appui sur les orteils (jambes ouvertes à la largeur du bassin) et contractez au maximum les abdos et les fessiers Veillez à garder le droit bien droit. Pensez à respirer normalement tout au long de l'exercice, en inspirant par le nez et en expirant par la bouche.

Petite alternative : montez une jambe, puis l'autre. Cela fait travailler les fessiers et permet de déplacer son attention sur le mouvement.

La bonne fréquence

- Pour commencer, tenez pendant 1 min, ou 1 min 30, ou 2 min, selon votre niveau. Allez… 45 s si vous êtes vraiment au bout de votre vie sur les premières séances !
- Enchaînez par 30 s de gainage, suivies de 30 s de repos, six fois de suite.

C'est bon pour moi !

Le gainage est un must ! Il renforce la sangle abdominale, donc la ceinture lombaire. Cet exercice fait travailler notamment le muscle transverse, un grand muscle profond qui protège le dos. Et quand on avance en âge, ce n'est vraiment pas du luxe !

LA PLANCHE LATÉRALE

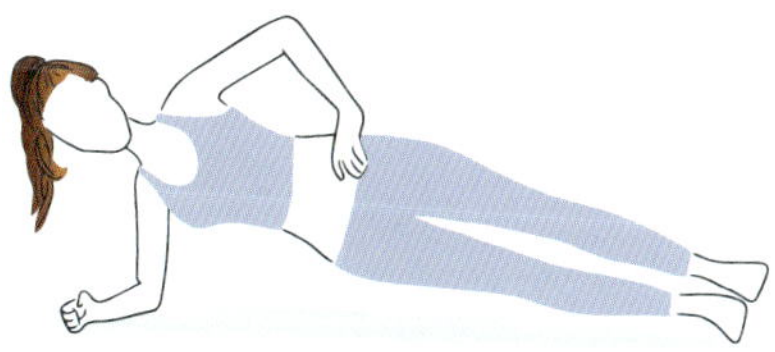

Tournez-vous sur le côté pour travailler les obliques. En appui sur un avant-bras et sur l'arête du pied du même côté, maintenez la position immobile en gainant le corps. La main opposée est posée sur la taille ou en l'air (ou à terre si c'est plus confortable pour vous). Pensez à respirer normalement tout au long de l'exercice.

La bonne fréquence

Pour commencer, tenez pendant 15 s de chaque côté, ou 30 s, ou 45 s, ou 1 min, selon votre niveau.

C'est bon pour moi !

Si je devais choisir une seule activité physique, ce serait le gainage. Si vous manquez de temps, c'est le minimum pour tonifier le ventre et prévenir les problèmes de dos. Quelques minutes au réveil ou le soir devant la télé, et le tour est joué !

TONIFIER LE BAS DU CORPS

Passez ensuite au travail du bas du corps pour raffermir vos cuisses et redessiner vos fessiers…

FESSIERS

Exo #1

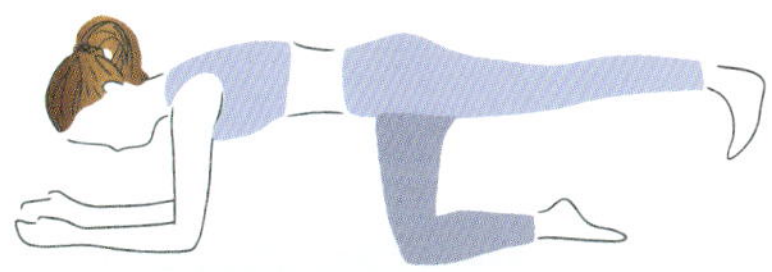

Position de départ : à quatre pattes sur votre tapis, posez les avant-bras au sol. Gardez le dos droit. Au besoin, glissez un coussin sous le genou qui reste au sol.

Montez la jambe tendue, fessier contracté, puis descendez-la en gardant le pied fléchi. Vous pouvez faire l'exo avec un élastique si vous le souhaitez. Inspirez en bas, expirez en haut. Ralentissez dans la descente.

Faites la première série, puis tenez la position en statique, et reprenez. Changez de jambe et poursuivez.

Exo #2

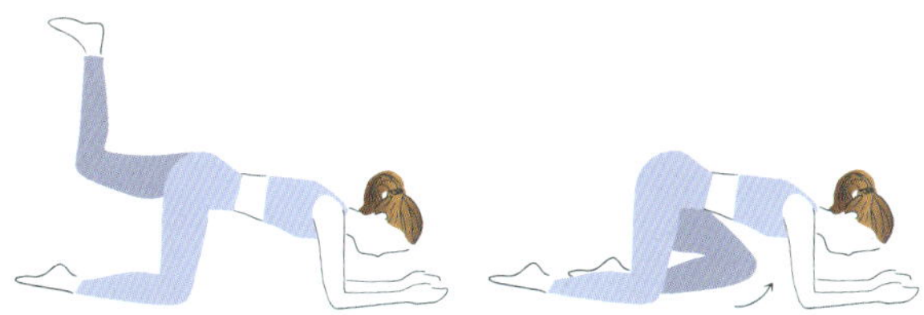

Même exercice, mais la jambe qui monte est pliée à l'équerre. À la descente, ramenez le genou vers la poitrine. Inspirez en bas, expirez en haut. Au lieu de la phase statique, vous pouvez faire des petites poussées en haut avec la jambe en soufflant bien.

Changez de jambe et reprenez. À la fin de l'exercice, allongez vos bras devant vous et posez les fesses sur vos talons pour tout relâcher et bien détendre le bas du dos.

Exo #3

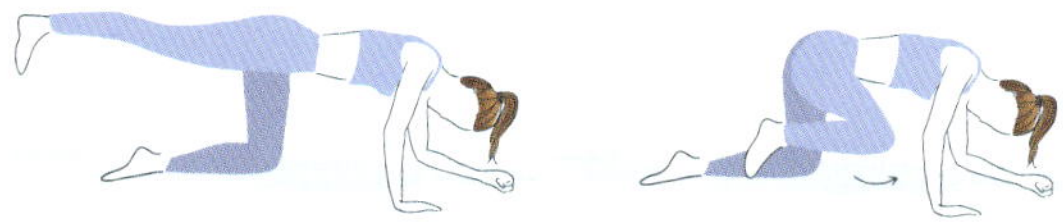

Posez l'avant-bras et le genou gauches au sol. Le bras droit est tendu en appui, paume au sol. Ramenez la jambe droite vers le coude droit en inspirant, puis tendez-la en arrière et expirez. Ralentissez le rythme si vous avez du mal à tenir.

Après la série, restez en statique jambe droite près du coude. Changez de jambe et reprenez.

La bonne fréquence

Faites cette série de trois exercices trois fois de suite. Pour chaque exercice de la série, en fonction de votre niveau et de votre forme, vous pouvez faire :

- 10 répétitions + 15 s de statique + 10 répétitions si vous êtes débutante
- 15 répétitions + 20 s de statique + 15 répétitions si vous êtes intermédiaire
- 20 répétitions + 25 s de statique + 20 répétitions si vous êtes avancée

C'est bon pour moi !

Plus vous vous concentrerez sur votre respiration, plus vous arriverez à tenir un nombre de répétitions élevé. Souvenez-vous que vous pouvez travailler les fessiers et les cuisses à vide, c'est-à-dire sans accessoire, ou bien avec des élastiques (ou des lests) pour augmenter la difficulté. L'avantage, c'est que vous pouvez contracter vos fessiers presque n'importe où dans la vie de tous les jours ! Je le fais en attendant le bus ou le métro, dans la file d'un magasin, à la sortie de l'école…

SQUATS

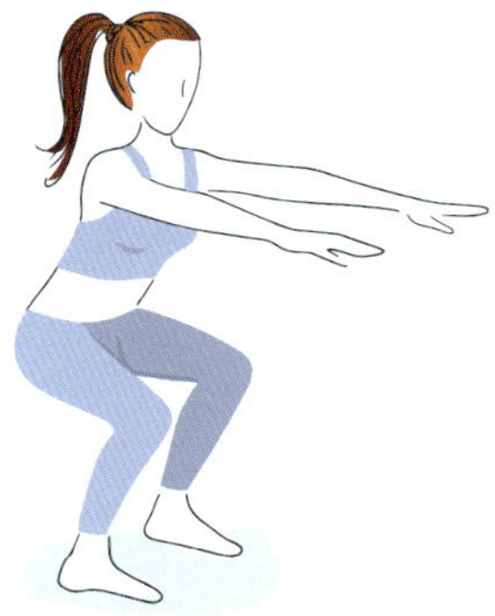

Position de départ : debout, pieds écartés à la largeur du bassin, bras tendus devant soi à la hauteur des épaules. Le dos doit être bien aligné, et les pieds légèrement tournés vers l'extérieur.

Fléchissez les jambes comme pour vous accroupir en poussant les fesses vers l'arrière et en inspirant. Dans l'idéal, les cuisses doivent arriver à l'horizontale, comme si vous étiez assise sur une chaise. Poussez bien les fesses vers l'arrière. Remontez en expirant.

La bonne fréquence

- Une série de 20 répétitions si vous êtes débutante, puis vous augmenterez le nombre de séries.
- Une ou plusieurs séries de 30, 40 ou 50 répétitions, au fur et à mesure de votre progression.
- Vous pouvez aussi varier en descendant plus doucement et en remontant rapidement, et inversement.

C'est bon pour moi !

Perso, je déteste les squats, mais cet exercice est formidable pour redessiner les jambes ! Les cuisses se musclent. La zone des adducteurs et des abducteurs, qui a tendance à se relâcher avec les années, va devenir plus tonique, et les fessiers vont se galber et se renforcer. Adieu culotte de cheval et cellulite disgracieuse !

TONIFIER LE HAUT DU CORPS

Renforcer les bras et les épaules est indispensable pour se dessiner une belle silhouette. Avec ces mouvements, vous allez renforcer la zone de la poitrine, tonifier vos bras et améliorer votre posture… Pensez à contracter les abdos pour garder le dos bien droit, et à exécuter chaque exercice lentement.

ÉCHAUFFEMENT : BRAS ET ÉPAULES

Exo #1

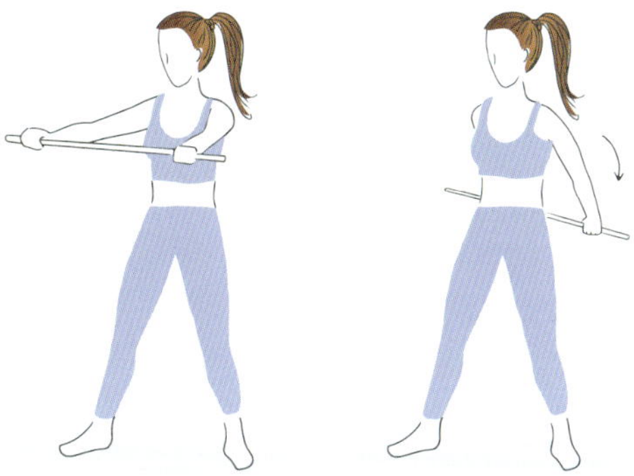

Position de départ : debout, jambes écartées à la largeur du bassin, une main à chaque extrémité d'un manche à balai ou d'un bâton.

Tenez le bâton devant vous à l'horizontale, bras tendus au niveau de votre poitrine en inspirant, puis passez-le derrière la tête en poursuivant le mouvement jusqu'aux lombaires, les bras toujours tendus, en expirant.

La bonne fréquence

Faites 20 répétitions.

Exo #2

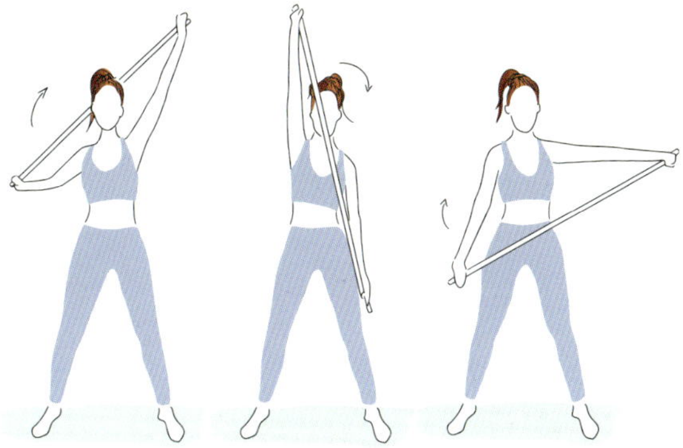

Dans la même position, passez le bâton de droite à gauche (à l'horizontale) en inspirant, d'avant en arrière (à la verticale) en ne bougeant que les bras et en expirant. Le buste reste droit, ainsi que les hanches.

La bonne fréquence

Faites 15 répétitions d'un côté, puis 15 de l'autre.

EXTENSION VERTICALE - TRICEPS

Exo #1

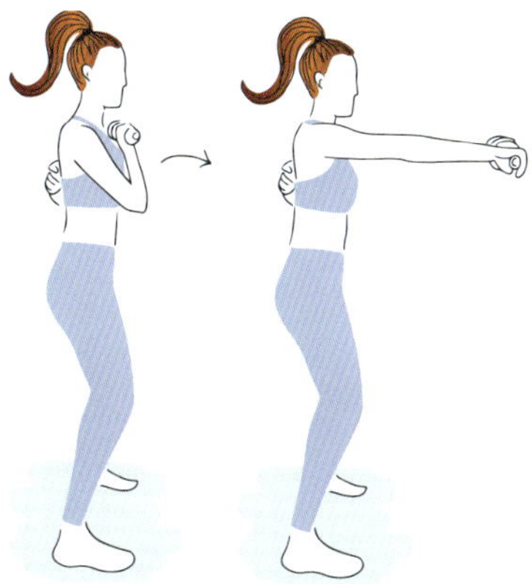

Le bras en équerre à la hauteur de la poitrine, faites le même exercice, mais en poussant votre avant-bras devant vous. Inspirez quand le bras est devant vous et expirez quand il est tendu.

Exo #2

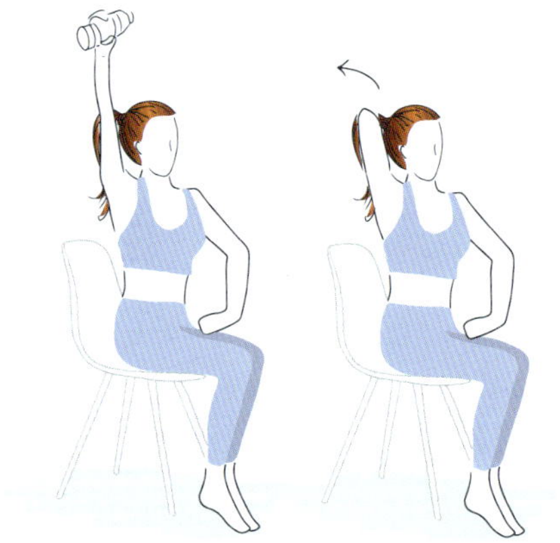

Position de départ : debout jambes fléchies ou assise, avec un élastique ou une petite bouteille d'eau à la main, bras est tendu vers le ciel et collé à l'oreille. Le bras est en équerre derrière au niveau de la tête.

Montez et descendez l'avant-bras en maintenant le bras contre l'oreille. Seul l'avant-bras doit bouger. Le dos reste droit, et les abdos, contractés. Inspirez en bas et expirez en haut, en ralentissant la descente pour bien faire travailler le muscle.

La bonne fréquence

Pour cette série, faites 15 à 20 répétitions de chaque exercice de chaque côté.

LE PETIT PECTORAL

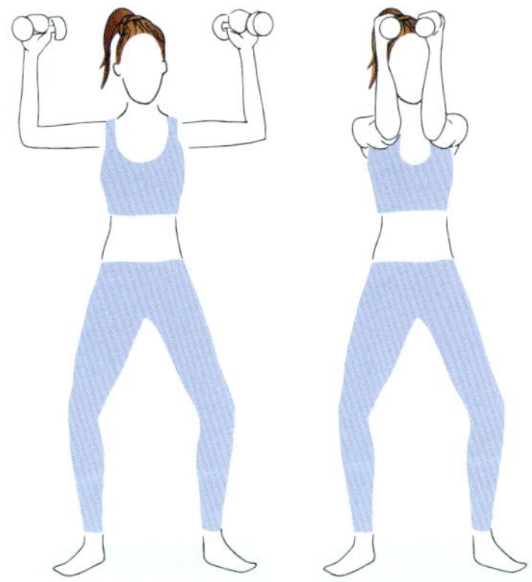

Position de départ : debout ou assise sur une chaise (c'est plus confortable !), mains et avant-bras alignés, haut du bras et avant-bras formant un angle droit, et dans chaque main une bouteille (de la taille que vous voulez).

Ouvrez et fermez vos bras en les levant suffisamment pour avoir les bouteilles devant les yeux. Inspirez en ouvrant les bras, expirez en ramenant les bras devant en formant un angle droit.

La bonne fréquence

Faites 15 à 20 répétitions, en gardant le dos droit et les abdos serrés. En fonction de votre niveau, vous pouvez refaire cet enchaînement deux ou trois fois de suite.

BICEPS CURLS

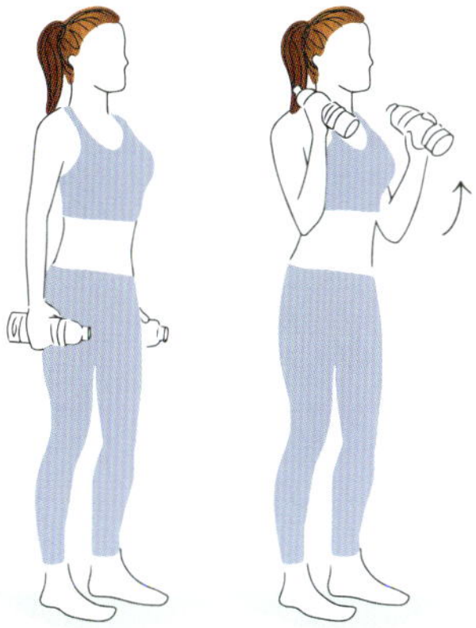

Position de départ : debout, jambes ouvertes, bras le long de la taille, avec dans chaque main une petite bouteille d'eau ou un élastique à quatre bandes fixé aux pieds.

Montez et descendez les bras. Inspirez quand ils sont en bas et expirez quand ils sont en haut. N'oubliez pas de contracter les fessiers et d'expirer en arrivant en haut.

Variante : vous pouvez faire le même exercice avec une grande bouteille d'eau. Tenez-la des deux mains, bras tendus au-dessus et au milieu de votre tête ; seuls les avant-bras montent et descendent.

La bonne fréquence

Faites 15 à 20 répétitions. En fonction de votre niveau, vous pouvez refaire cet enchaînement deux ou trois fois de suite.

C'est bon pour moi !

À partir de la quarantaine, l'arrière des bras perd en tonicité et commence à se relâcher. En un mot, flagada. Ces exercices vont vite devenir incontournables : travailler le triceps (le muscle situé à l'arrière des bras) et un peu le biceps (celui de devant) va vous permettre de continuer à mettre des petits hauts sans manches et des robes à manches courtes, sans pour autant, je vous rassure, avoir les biscotos de Popeye ! Prenez l'habitude de gainer vos abdos et de contracter vos fessiers en même temps, en bref de ne jamais faire vos exercices comme si la partie du corps travaillée était isolée.

Mon yoga *du printemps*

AVEC SAMUEL GANES

VOICI TROIS POSTURES POUR ÉTIRER ET RENFORCER SON DOS, ET AIDER À LA DIGESTION. À FAIRE EN RESPIRANT TRANQUILLEMENT, TOUJOURS PAR LE NEZ. ÉVITEZ DE MANGER ET D'INGÉRER UNE TROP GRANDE QUANTITÉ D'EAU (PLUS D'UN LITRE) DANS LES TROIS HEURES QUI PRÉCÈDENT LA PRATIQUE.

La bonne fréquence pour chaque posture : de 5 à 10 cycles respiratoires par posture en une fois, ou de 3 à 6 cycles respiratoires de chaque côté pour les postures à faire à droite, puis à gauche. Ensuite, relâchez lentement et faites la transition entre deux postures sans urgence.

Pour rappel : un cycle respiratoire équivaut à une inspiration et une expiration, avec le nez.

LE CHIEN TÊTE EN BAS (EN TORSION AVEC JAMBE LEVÉE)

Parivrtta ekapada adhomukha svanasana

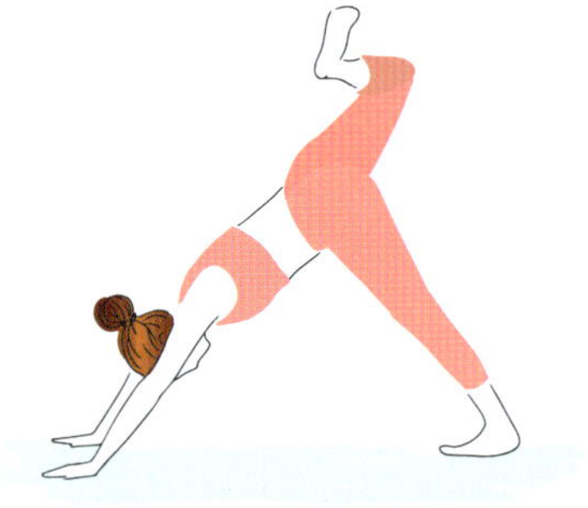

Position de départ : chien tête en bas. Commencez à quatre pattes, mains à plat au sol devant vous dans l'ouverture des épaules, pieds et genoux dans l'ouverture des hanches, puis poussez les talons vers le sol et le bassin vers le ciel, votre corps doit former un V inversé.

Levez une jambe, pliez le genou et pointez le pied vers le côté opposé, en basculant le bassin. Gardez les deux mains à plat et poussez dessus afin d'étirer le torse et d'élever le bassin, pour aider à la torsion. Pointez le pied le plus à l'extérieur possible.

Vous pouvez regarder le sol ou au-dessus de votre épaule en direction du pied levé, en essayant alors d'avancer le gros orteil vers le front. Vous effectuerez ainsi une torsion du bas du dos, un étirement intense du ventre et une inversion du buste.

À faire de la jambe droite, puis de la jambe gauche.

C'est bon pour moi

- Soulage les tensions aux niveaux lombaire et dorsal.
- Dynamise les reins.
- Étire profondément toute la sphère digestive et change de la gravité sur les organes.
- Accélère l'élimination par le côlon.

LE DIAMANT COUCHÉ

Supta vajrasana

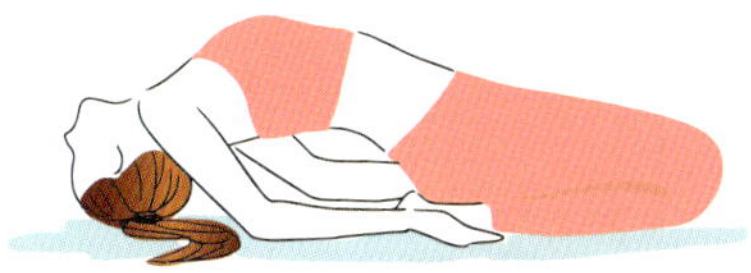

Position de départ : assise à la japonaise. Pour cela, installez-vous à genoux, avec assise au sol entre les pieds, donc les tibias sont ouverts et les cuisses restent le plus serrées possible. Les genoux et les cous-de-pied doivent rester au sol.

Posez les mains sur vos plantes de pied ou sur vos talons, pliez les coudes pour les ramener au sol derrière vous. Si cette posture est déjà intense, arrêtez-vous là.

Pour aller plus loin, ramenez les épaules et l'arrière du crâne au sol, puis les bras au-dessus de votre tête en tirant les coudes vers le sol. Le bas du dos ne touche pas le sol. Rentrez légèrement le menton dans la gorge, regard vers la poitrine. Les genoux doivent rester collés au sol. S'ils sont légèrement éloignés l'un de l'autre, ce n'est pas grave.

Pour sortir de la posture, relevez-vous avec précaution, en sens inverse, pression dans les avant-bras, puis les mains pour vous redresser.

C'est bon pour moi

- Masse la zone digestive haute (estomac, pancréas, rate et foie).
- Renforce le bas du dos aux niveaux lombaire et dorsal, et dynamise les reins.
- Étire le psoas (muscle du bassin) et les cuisses.
- Ouvre la cage thoracique.

L'ENFANT HEUREUX

Ananda balasana

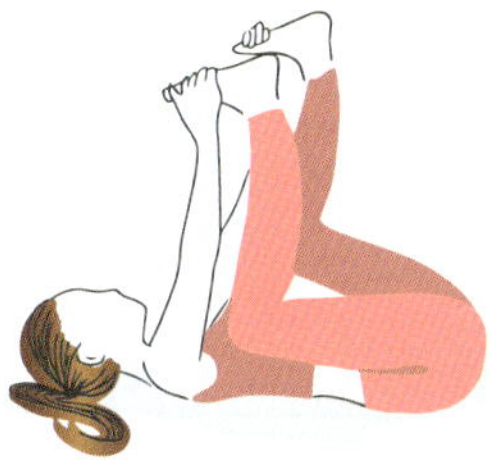

Position de départ : allongée sur le dos.

Pliez les jambes, passez vos bras à l'intérieur des cuisses et saisissez vos gros orteils avec l'index et le majeur de chaque main en crochet.

Sur l'inspiration, ramenez les plantes de pied à l'horizontale. Sur l'expiration, tirez pour amener les genoux vers le sol, coudes de chaque côté du torse. Gardez l'arrière du crâne au sol. Regard vers le ciel, sourire aux lèvres.

C'est bon pour moi

- Masse les côlons ascendant et descendant, le foie, la rate et le pancréas.
- Relâche les intestins et stimule les surrénales par l'étirement du bas du dos.
- Étire la colonne vertébrale.
- Stimule l'élimination par le système digestif.

Le pranayama du printemps

UJJAYI

Ujjayi signifie «victorieux» en sanskrit. Elle consiste en une contraction glottique qui entraîne comme un ronflement, qui lui vaut parfois le nom de « respiration sonore» ou de «bruissement». Cette respiration diminue les inflammations et nettoie la gorge, purifie les tissus de la zone basse ORL et apaise, aide à la concentration, voire au sommeil.

Pour bien comprendre la contraction dans la gorge, voici une astuce simple : mettez la paume de votre main devant la bouche. Soufflez d'abord dessus comme si vous souffliez sur une bougie : vous constaterez que l'air est frais ou à température ambiante. Maintenant, faites comme si vous vouliez faire de la buée sur une vitre : vous allez sentir que l'air est chaud et humide sur votre main. C'est ainsi que l'engagement musculaire du fond de la gorge permet de chauffer l'air.

Attention : cette respiration est contre-indiquée en cas d'opération récente ou de maladie de la gorge ou des poumons.

Position de départ : asseyez-vous dans une position confortable, en tailleur, à genoux ou en lotus.

Pour que votre bassin soit droit, vous pouvez utiliser un coussin, une brique ou un banc de méditation. Les yeux sont fermés, le ventre et le bas du dos subtilement engagés, les épaules roulées légèrement en arrière, et la poitrine ouverte. Les mains sont posées sur les cuisses, main gauche en «compteur» (voir l'astuce ci-dessous), la nuque est droite et la tête est dans le prolongement de la colonne. Prenez quelques secondes pour ramener votre conscience sur votre respiration.

Inspirez par le nez, fond de gorge contracté, comme si vous vouliez faire de la buée sur une vitre. Cela entraîne un ronflement.

Expirez par la bouche comme à travers une paille jusqu'à vider les poumons, en émettant un sifflement.

Inspirez de nouveau par le nez, fond de gorge contracté. Expirez de nouveau par la bouche comme à travers une paille jusqu'à vider les poumons.

L'astuce de Samuel

Pour compter le nombre de respirations que vous avez déjà faites, posez le pouce de votre main gauche sur la première phalange de l'index après la première respiration, puis sur la deuxième phalange après la deuxième respiration, etc.

La bonne fréquence

Faites 6 cycles (inspiration + expiration) pour commencer, puis 8 et enfin 12. À force de pratiquer, les temps d'inspiration et d'expiration vont s'allonger.

Beauté

« Quand, à la fin de l'hiver, le manque de soleil et de lumière me met le moral dans les chaussettes, quand j'ai l'énergie d'un bernard-l'hermite et quand des signes de fatigue apparaissent sur mon visage, il est temps de prendre les choses en main. Mon objectif, c'est le fameux glow. Pour afficher un teint lumineux et des traits reposés, ma peau a besoin d'être stimulée. Je commence par une détox cutanée, un must pour lui redonner de l'éclat et la débarrasser des toxines et de ses impuretés. Ensuite, je profite des bienfaits d'un masque, selon ma problématique du moment. L'idée est de retrouver l'éclat que la peau a naturellement après une séance de sport ou une longue balade dans la nature. Et si les cheveux font grise mine, on n'oublie pas de les chouchouter pour leur redonner tonus et brillance. Alors, prête pour une mise en beauté de saison ? »

Ma détox cutanée

EN 3 ÉTAPES

1 LE GOMMAGE « PEAU DE BÉBÉ »

L'exfoliation, c'est le secret d'une peau lisse et douce. Une fois ma peau parfaitement démaquillée, j'applique un gommage afin d'éliminer cellules mortes et impuretés, et de booster la microcirculation. Pas la peine d'y aller au karcher ! On privilégie les exfoliants doux et on garde un geste léger. La texture est un critère important pour bien choisir son gommage. Il en existe plusieurs types : à action mécanique, avec des grains, ou à action chimique, quand il est enzymatique (ou avec des acides de fruits), sous forme de crème ou de gel. Si votre peau est sèche, sensible ou réactive, privilégiez un gommage enzymatique, plus doux et non irritant. Si vous avez la peau mixte ou grasse, vous pouvez opter pour une texture avec des grains fins, qui offrira une exfoliation douce mais efficace.

Le résultat se voit tout de suite à l'œil nu. Le grain de peau est resserré et le teint est tout de suite plus lumineux.

2 LE SAUNA FACIAL PURIFIANT

Pour commencer ma détox en beauté, j'ai adopté depuis plusieurs années une technique facile et peu coûteuse que ma peau adore : le bain de vapeur. Il suffit de verser de l'eau très chaude dans un grand bol, éventuellement avec un peu d'hydrolat ou d'eau florale pour encore plus d'efficacité (eau de rose de Damas si votre peau est mature, eau de cyprès si elle est grasse et hydrolat de mélisse de Provence si elle est sèche), et 5 gouttes d'huile essentielle. Personnellement, je raffole de ces essences de plante, que je n'hésite pas à utiliser quotidiennement pour me détendre ou pour soigner un petit bobo. Elles sont très puissantes, donc à manier avec précaution…

- Choisissez une huile essentielle en fonction de votre peau (voir ci-contre) et versez-en 5 gouttes dans le bol d'eau chaude.
- Penchez-vous au-dessus du bol, fermez les yeux et couvrez votre tête avec une serviette pendant 10 à 15 minutes. Il risque de faire chaud là-dedans, mais c'est ce qu'on veut. La vapeur d'eau va dilater les pores, éliminer les toxines et activer la microcirculation de la peau, qui va pouvoir absorber les actifs des huiles essentielles.

Le résultat : une peau nettoyée en profondeur et purifiée, comme après un spa.

◆

MON PETIT TIP
Quid de la fréquence ?

Pour les peaux grasses ou épaisses : une fois par semaine

Pour les peaux normales à mixtes : une fois par semaine

Pour les peaux sèches, déshydratées : une fois tous les 15 jours

Pour les peaux fines, sensibles, réactives : une fois par mois

◆

MISEZ SUR LES (BONNES)
huiles essentielles (HE)

Pour les peaux grasses : HE de lavande vraie, HE de citron (purifiante). Attention, elles peuvent être photosensibilisantes. Les utiliser de préférence le soir, et dans tous les cas éviter de s'exposer au soleil après un soin avec ces huiles.

Pour les peaux sèches : HE de patchouli, de camomille romaine ou d'ylang-ylang pour leurs vertus apaisantes (également pour les peaux sensibles).

Pour les peaux matures : HE de néroli ou de bois de rose pour tonifier et régénérer.

Pour les peaux acnéiques : HE de lavande fine (anti-cicatrices) et de tea tree pour ses propriétés assainissantes et purifiantes.

3 LA TOUCHE FINALE : LA PAUSE MASQUE

C'est LE soin qui fait du bien illico à la peau et que j'adore ! Il est préconisé surtout après un gommage ou un sauna, car il est quasiment indispensable pour nourrir et repulper la peau.

Privilégiez les masques hydratants ou régénérants ; ne choisissez un masque à l'argile verte que si votre peau est grasse. Appliquez votre masque et laissez-le quelques minutes, puis rincez-le à l'eau tiède avec un carré doux en microfibres. Perso, c'est un moment rien qu'à moi dont ma peau ne peut plus se passer !

◆

UN SHOT DE CITRON DRAINANT POUR UNE DÉTOX AU TOP

Pour booster votre détox cutanée et la rendre encore plus efficace, buvez à jeun le jus d'un demi-citron dans un grand verre d'eau tiède. Riche en vitamine C, le citron possède des vertus drainantes, facilite la digestion et participe à la détoxification du foie. Je vous conseille ce petit shot en mini-cure pendant cinq jours. C'est le temps qu'il faut pour avoir un teint plus frais et donner un joli coup de boost à votre peau.

◆

◆

MON PETIT TIP

Le multimasking

Si vous avez la peau sèche mais une zone T qui brille facilement, vous savez que toutes les zones du visage ont besoin d'être chouchoutées différemment. N'hésitez pas à appliquer plusieurs masques à la fois pour satisfaire tous les besoins de votre peau. Appliquez par exemple un masque à l'argile sur la zone T, plus grasse, un masque hydratant sur le reste du visage et des patchs sur le contour des yeux.

MES RECETTES NATURELLES

GOMMAGE PURIFIANT À L'AMANDE

Il vous faut : 2 c. à s. de poudre ◆ d'amandes ◆ 2 c. à s. d'huile d'amande douce

Mélangez ces deux ingrédients dans un bol.

Appliquez sur votre peau humide par petits mouvements circulaires.

Rincez à l'eau tiède.

MASQUE RÉGÉNÉRANT À L'ARGILE ROSE

Il vous faut : 1 c. à c. d'argile blanche ◆ 1 c. à c. d'argile rouge ◆ 1 c. à c. d'huile d'argan ou de macadamia ◆ 2 gouttes d'HE de bois de rose ◆ un peu d'hydrolat de rose ou d'eau minérale

Mélangez les deux argiles, ajoutez l'huile et mélangez bien. Si le mélange est trop épais, diluez-le avec un peu d'hydrolat ou d'eau minérale.

Appliquez ce masque sur le visage en fine couche, en évitant le contour des yeux.

Rincez à l'eau tiède au bout de 10 minutes au maximum, séchez et appliquez votre soin hydratant.

GARDER UNE BELLE PEAU ET UN TEINT FRAIS EST LE GRAND DÉFI DE LA QUARANTAINE. LE PROBLÈME, CE NE SONT PAS TANT LES RIDES QU'ON CHOPPE AU COIN DES YEUX, MAIS PLUTÔT NOTRE FRAÎCHEUR QUI SE FAIT LA MALLE. POUR MA PART, J'AI TROUVÉ COMMENT REMÉDIER À CETTE PERTE D'ÉCLAT. APRÈS UN DÉMAQUILLAGE MINUTIEUX MATIN ET SOIR (C'EST LE MINIMUM SYNDICAL), UNE BONNE DÉTOX CUTANÉE EST INDISPENSABLE. UN PEU DE MAQUILLAGE REBOOSTERA AUSSI L'ÉCLAT DE VOTRE VISAGE. J'INSISTE SUR LE «UN PEU», CAR, APRÈS L'APPARITION DES PREMIÈRES RIDES, MIEUX VAUT AVOIR LA MAIN LÉGÈRE...

Boostez votre glow !

MON MAKE-UP COUP D'ÉCLAT

Quand on parle de maquillage, j'ai une règle d'or : on ne doit pas remarquer que je suis maquillée! Le plus beau make-up est souvent celui qui ne se voit pas. L'idée est de corriger les petites imperfections, d'ouvrir le regard, de mettre en valeur les ombres naturelles du visage, puis d'amener quelques touches de lumière pour un rendu ultra-naturel. Une fois ma peau bien préparée, je passe à l'étape maquillage. Cette mise en beauté, très naturelle mais étudiée, apporte de la fraîcheur à la peau et ouvre le regard. Cette routine me prend au maximum 5 minutes, et l'effet est bluffant!

DE LA CORRECTION POUR UNIFIER LE TEINT

• Masquez toutes les petites imperfections de la peau au pinceau (rougeurs, hyperpigmentations, boutons...), soit en utilisant un correcteur, qui va camoufler efficacement les cernes, les taches, etc., soit avec un fond de teint léger ou une crème teintée, à appliquer par petites touches légères du centre du visage vers l'extérieur, en gardant une certaine transparence pour ne pas créer d'effet masque.

• Si vous avez tendance à briller, n'hésitez pas à appliquer un voile de poudre libre translucide sur le front, le nez et le menton avec un gros pinceau.

DE LA COULEUR POUR UNE BONNE MINE

• Choisissez un blush rose ou pêche peu pigmenté. Ces couleurs tendres conviennent à presque toutes les carnations. Si vous avez la peau mate, vous pouvez opter pour une teinte un peu plus soutenue. Personnellement, j'ai une petite préférence pour les blushs crème, qui apportent toujours beaucoup de fraîcheur et de transparence.

• Appliquez-le sur le haut des joues, en faisant un large sourire pour bien le positionner, et remontez si besoin est vers les tempes pour mettre en valeur vos pommettes.

• Estompez la couleur du bout des doigts, jusqu'à obtenir l'effet souhaité.

DE LA LUMIÈRE POUR ÉCLAIRER LE VISAGE

• Appliquez, par petits tapotements, un soupçon d'illuminateur (ou enlumineur, une base avec des micronacres) sur le haut des pommettes, au coin interne de l'œil et au coin externe de la paupière supérieure, juste sous le sourcil, pour créer de jolies touches de lumière sur le visage. Si vous n'en avez pas, vous pouvez utiliser un baume à lèvres brillant et transparent. Pour le même résultat!

• Terminez plutôt par un baume brillant ou par une teinte de la couleur de vos lèvres ou légèrement plus soutenue, en tapotant, pour créer un effet «bouche mordue». Sur la bouche, je ne suis pas une adepte du crayon en contour, car il a souvent tendance à durcir les traits (à moins d'utiliser une couleur très proche de celle de vos lèvres, puis de l'estomper). N'oubliez pas une jolie ligne de sourcils et un peu de mascara marron pour un effet naturel. Vous voilà rayonnante!

MA ROUTINE VITAMINÉE MAGIQUE

Si mon teint manque d'éclat, j'utilise le soir une lotion aux acides de fruits (ou AHA) ou une mousse micropeeling riche en vitamine C. Ce sont des présoins à base d'actifs exfoliants qui s'appliquent après le démaquillage. Cette routine va permettre de lisser la surface de l'épiderme et de booster son éclat pendant la nuit. Au réveil, le résultat est au rendez-vous : votre peau est plus lumineuse! Cette lotion et cette mousse s'utilisent ponctuellement, deux ou trois fois par semaine ou en cure d'une semaine par mois!

Ma routine capillaire

spécial brillance

POUR AVOIR DES CHEVEUX BRILLANTS, DOUX AU TOUCHER ET FACILES À COIFFER, IL N'Y A PAS DE SECRET : SOIT ILS SONT EN BONNE SANTÉ, SOIT ILS BÉNÉFICIENT DE SOINS APRÈS LE SHAMPOOING, OU BIEN LES DEUX !

Si vous voulez qu'ils gardent force et éclat en toute saison, vous devez les chouchouter en leur offrant régulièrement des soins adaptés. Selon moi, la base d'une belle chevelure, c'est un double lavage pour bien débarrasser le cuir chevelu de toutes ces impuretés, puis l'application d'un masque nourrissant pour traiter les longueurs. Si vos cheveux sont secs et ont besoin d'être très nourris, vous pouvez leur faire un soin avant le shampooing : badigeonnez-les mèche par mèche avec une huile, que vous aurez chauffée au préalable, emballez-les dans du papier d'aluminium pour un maximum d'efficacité et attendez au minimum 1 heure… ou toute la nuit (si vous dormez seule ou que vous ne craignez pas de tuer l'amour).

FAITES-LES BRILLER EN 3 ÉTAPES

1. Procédez à un double lavage de votre chevelure avec un shampooing respectueux du cuir chevelu.

2. Rincez-les pendant 1 à 2 minutes à l'eau tiède pour éliminer shampooing et salissures, puis à l'eau fraîche pour lisser la fibre.

3. Pour accentuer leur brillance, rincez-les au vinaigre de cidre, une recette miracle très connue des beautystas averties. J'en dilue 3 cuillerées à soupe dans un verre d'eau froide et je m'en sers pour un dernier rinçage ; cela élimine toutes les traces de calcaire laissées par l'eau du robinet et cela resserre les écailles. Résultat, mes cheveux reflètent mieux la lumière et j'obtiens de beaux reflets dans mes boucles. Si l'odeur du vinaigre de cidre vous dérange, on trouve des vinaigres « cosmétiques » tout aussi efficaces et dont l'odeur est souvent plus agréable.

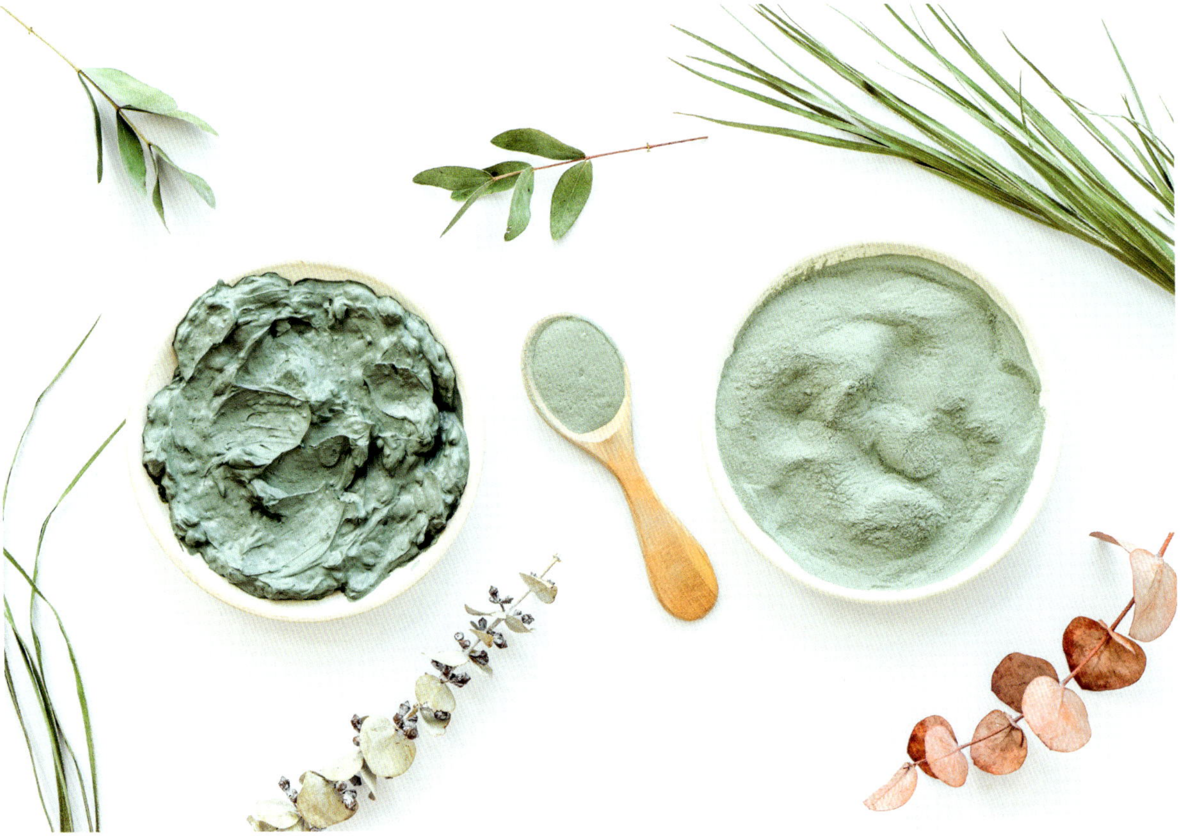

MA RECETTE NATURELLE

Le masque capillaire détoxifiant

Ce soin à l'argile permet d'éliminer les résidus de produits coiffants et colorants, et de préserver la bonne santé des cheveux. Il peut être appliqué une ou deux fois par mois.

Pour un masque, il vous faut :

- 6 c. à s. d'argile verte
- de 12 à 14 c. à s. d'eau chaude
- 1 c. à c. d'huile d'olive ou de ricin
- 4 gouttes d'HE de romarin à verbénone

Déposez l'argile dans un saladier en verre, puis ajoutez l'eau au fur et à mesure tout en délayant le mélange avec une cuillère en bois (pas de métal au contact de l'argile !). Vous devez obtenir une pâte lisse et un peu épaisse. Ajustez la quantité d'eau ou d'argile si nécessaire.

Ajoutez l'huile d'olive, puis l'huile essentielle, et mélangez intimement.

Appliquez sans tarder le masque sur vos cheveux humidifiés, en commençant par le cuir chevelu et en l'étirant sur les longueurs. Couvrez vos cheveux d'une charlotte ou d'une serviette, et attendez 30 minutes.

Rincez à l'eau tiède, puis faites un shampooing et un après-shampooing.

Mon soin anti-âge

Ça roule avec le microneedling

Nos grands-mères nous ont appris qu'il fallait parfois souffrir pour être belle. Elles n'avaient pas totalement tort… mais c'était sans connaître le microneedling ! Ce soin est sûrement l'un des meilleurs pour raffermir sa peau rapidement ! Il se pratique avec une petite roulette (le dermaroller) composée de micro-aiguilles qui vont créer des microperforations invisibles (promis, ça ne fait pas mal). Certes, votre peau va rougir, mais, la bonne nouvelle, c'est qu'avec cette technique vous allez stimuler votre processus de cicatrisation. En effet, non seulement ces microlésions agissent sur le renouvellement cellulaire, mais elles boostent aussi la production de collagène et d'élastine. On peut faire ce soin à la maison, le soir avant d'aller se coucher, ou en institut (en prévoyant de rentrer chez soi dans la foulée, car vous ressemblerez alors à une jolie petite écrevisse !). Si vous le faites chez vous, mieux vaut utiliser un dermaroller avec des aiguilles fines (de 0,1 à 0,25 mm). Avant chaque utilisation, on le désinfecte soigneusement avec un antiseptique ou de l'alcool, puis on le rince à l'eau tiède et on le laisse sécher.

COMMENT JE PROCÈDE ?

- Je nettoie soigneusement ma peau pour qu'elle soit toute propre, et donc sans impuretés.
- Pour augmenter l'effet anti-âge, j'applique sur ma peau un sérum riche en vitamine C et/ou en acide hyaluronique.
- Je passe le roller sur tout le visage avec des mouvements à l'horizontale, à la verticale et en diagonale, comme pour quadriller la peau ! Adaptez la pression à vos sensations.
- Certaines parties du visage, comme le front, sont plus sensibles : je vous conseille d'éviter le contour des yeux et des lèvres. Ce soin se fait bien sûr sur le visage, mais également sur le décolleté et les mains. En revanche, si vous avez de l'herpès, du psoriasis, des irritations de la peau ou des plaies, passez votre chemin !

À la maison, limitez le microneedling à une fois par mois, le renouvellement cellulaire se faisant en 28 jours. Après le soin, évitez le soleil, le sauna et le hammam pendant au moins 24 heures, et protégez votre peau les jours suivants avec une crème SPF 50. Le résultat ? Ce soin illumine le teint, réduit les rides, atténue les taches, resserre les pores, raffermit et régénère la peau en lui donnant un nouvel éclat. C'est l'un de mes soins chouchous du printemps !

MON PETIT TIP

Mon protocole repulpant personnalisé

Pour augmenter l'effet anti-âge de ce super-soin, j'applique ensuite un masque film au collagène marin sous mon masque LED avec de la lumière rouge, qui a de merveilleuses propriétés anti-âge !

COMMENT DÉGOMMER *ma cellulite ?*

AVEC LE DR MARC SARAMITO

NOTRE CORPS COMPTE ENVIRON DEUX FOIS PLUS DE CELLULES ADIPEUSES QUE CELUI DES HOMMES ! PAS ÉTONNANT DÈS LORS QUE NOUS SOYONS SI NOMBREUSES À DÉPLORER LA PRÉSENCE DE CELLULITE SUR NOS CUISSES... MAIS, C'EST LOIN D'ÊTRE UNE FATALITÉ, ET IL EXISTE DES SOLUTIONS EFFICACES POUR EN VENIR À BOUT.

QUELLES SONT LES CAUSES ET LES DIFFÉRENTES SORTES DE CELLULITE ?

La cellulite apparaît à des âges différents, tant à la puberté que pendant et après une grossesse, pendant la préménopause ou la ménopause, car elle est pour ainsi dire « commandée » par les hormones (œstrogènes et progestérone). Les causes sont multifactorielles : une prise de poids, une insuffisance veineuse dans de nombreux cas, la prise de pilule, une prédisposition génétique... Ces facteurs vont favoriser l'apparition de cellulites un peu différentes : adipeuse quand elle est liée à un excès de poids, aqueuse si elle est due à une mauvaise circulation veineuse (ou lymphatique), ou à un déséquilibre hormonal. Fréquemment, elle est mixte, c'est-à-dire à la fois adipeuse et aqueuse, et localisée sur le haut et le bas du corps. Ancienne, la cellulite est fibreuse ou indurée, et localisée sur les cuisses et les genoux. C'est la plus difficile à traiter.

COMMENT S'EN DÉBARRASSER ?

Pour la diminuer, il est indispensable d'agir à plusieurs niveaux. Revoir son alimentation (voir ci-contre), traiter une insuffisance veineuse quand elle existe et faire des cures de veinotoniques plusieurs fois par an. Si on le peut, des séances de drainage lymphatique, de LPG (stimulation mécanique de la peau) ou encore de massage avec du palper-rouler (ou madothérapie) permettent d'améliorer l'état de la peau et de réduire l'aspect de peau d'orange. Bien sûr, il faut aussi pratiquer une activité physique régulière. Je conseille notamment de faire du cardio lent pour « brûler » des graisses (running, marche rapide, natation, aquagym...). Certains compléments alimentaires sont également utiles et efficaces (voir ci-contre).

QUEL RÔLE JOUE L'ALIMENTATION ?

S'il n'existe pas à proprement parler de régime contre la cellulite, il va de soi qu'une alimentation variée et équilibrée est un prérequis pour pouvoir l'éliminer. Si elle est liée à un excès de poids, il faut associer perte de kilos (avec un régime légèrement hypocalorique) et exercices de cardio lent. Pour lutter contre tous les types de cellulite, je conseille une alimentation basée sur un indice glycémique bas (voir page 14), riche en fruits et en légumes, en céréales complètes et en légumineuses, afin d'éviter de faire grimper la glycémie dans le sang et de stocker des graisses. Il faut également préférer les modes de cuisson avec peu de matière grasse (à la vapeur, à l'étouffée, au four…), mais aussi limiter la consommation d'alcool et d'aliments gras, comme le fromage, les laitages ou la charcuterie.

UNE SUPPLÉMENTATION EST-ELLE UTILE ?

Oui, car de nombreuses femmes qui ont de la cellulite souffrent aussi de problèmes circulatoires. Des veinotoniques sont alors recommandés pour améliorer le retour veineux, ce qui limitera l'expansion des capitons. Une supplémentation en compléments alimentaires peut aussi agir favorablement sur ces derniers : des plantes drainantes (orthosiphon) ou détoxifiantes (artichaut), ou du CLA (acide linoléique conjugué), un acide gras qui active le déstockage des graisses. Pour augmenter le métabolisme de base, le thé vert (tonifiant) et un extrait de piment ou de poivre noir (brûle-graisses) sont indiqués, tout comme la tyrosine, un acide aminé pour la vitalité, sauf en cas de traitement pour l'hyperthyroïdie.

EST-CE QUE LE SPORT EST EFFICACE CONTRE LA CELLULITE ?

Oui, bien sûr, une activité physique régulière de faible intensité (pour brûler les cellules graisseuses) et prolongée est recommandée, à raison de 45 minutes trois fois par semaine. Il faut savoir que les adipocytes (cellules graisseuses) sont enchevêtrés dans les tissus fibreux, formant des nodules graisseux. Ce sont eux qui donnent à la peau cet aspect gondolé de peau d'orange. Ces nodules vont non seulement comprimer les vaisseaux autour et favoriser la rétention d'eau, mais aussi « étouffer » les muscles. En bougeant davantage, on va faire de l'exercice, bien sûr, mais aussi agir sur le retour veineux et tonifier nos muscles. Quand l'effort se prolonge, l'organisme puise dans ses réserves de graisse, les muscles se raffermissent et la cellulite diminue, lentement mais sûrement.

Équilibre

“

Le printemps symbolise la montée de la sève ; c’est la saison du renouveau, de la renaissance, la saison qui me donne une envie frénétique de nettoyer la maison (au sens propre comme au sens figuré) et de désencombrer mon être intérieur. Tous les ans, à cette période, je mets un point d’honneur à faire le ménage autour de moi. Je me recentre sur l’essentiel, je m’entoure de mes proches et j’essaie de me débarrasser de tout ce qui m’encombre et m’empêche d’avancer. Ce dont j’ai besoin : du vrai, de l’authenticité et de la liberté !

”

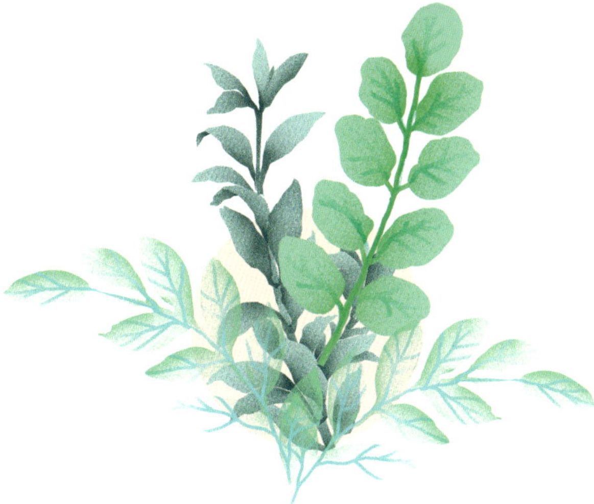

Objectif *vitalité !*

POUR REPARTIR DU BON PIED AU PRINTEMPS, RETROUVER DE L'ÉNERGIE ET REVITALISER SON ORGANISME, ON COMMENCE UNE CURE AVEC DES SOLUTIONS PHYTO TRÈS EFFICACES.

Le ginseng : la racine magique. D'origine asiatique, le ginseng permet de lutter contre la fatigue et le manque d'énergie, tant physique que psychique ; de plus, il dope l'immunité. Il doit être pris le matin (pour éviter de perturber le sommeil) sous forme d'extrait fluide, de teinture mère ou de comprimés, à raison de 0,6 à 1 g par jour, en cures de deux ou trois semaines suivies d'un arrêt de deux semaines, et pas plus de trois mois consécutifs.

Le guarana : un stimulant puissant. Proche de la caféine, provenant d'Amérique du Sud, il aide à combattre la fatigue et améliore les performances sans effet excitant. Son action psychostimulante pouvant perturber le sommeil, mieux vaut le prendre le matin, sous forme d'extrait de plante standardisé (de 10 à 15 ml) ou de gélules (1 ou 2 par jour) pendant 15 jours.

Le maca : l'atout tonicité. Ce tubercule nous vient du Pérou, et sa poudre, grâce à ses propriétés toniques, est connue pour procurer de la vitalité. Aussi appelé ginseng péruvien, riche en antioxydants, en acides aminés et autres nutriments, il est également un bon stimulant des défenses immunitaires. Il est à prendre sous forme de poudre ou de gélules, à raison de 1 à 1,5 g par jour, en cure d'un mois.

La gelée royale : la cure des reines. Sécrétée par les abeilles pour nourrir leur reine, la gelée royale est un concentré en vitamines du groupe B, en minéraux et en oligoéléments. Consommée pure et à jeun (de 0,6 à 1 g par jour), elle stimule le système immunitaire et permet de mieux lutter contre le froid, les virus et les bactéries. Elle est à prendre fraîche, en gélules ou en ampoules, en cure de 20 jours deux ou trois fois par an.

Je me lance
dans un grand nettoyage de printemps

DÉSENCOMBRER SA MAISON, C'EST AUSSI CRÉER DE L'ESPACE POUR SON ÊTRE INTÉRIEUR. S'ALLÉGER POUR SE SENTIR MIEUX. ÇA SONNE UN PEU TROP MARIE KONDO ? J'ADMETS, JE SUIS UNE FERVENTE ADMIRATRICE DE LA STAR JAPONAISE DU RANGEMENT. ET SI ON SE LANÇAIT LE SUPER-CHALLENGE DE FAIRE LE TRI ET LE GRAND MÉNAGE CHEZ SOI. LA RÈGLE : TOUT CE QUI NE SERT PLUS OU QUE L'ON NE PORTE PLUS DEPUIS PLUS DE DEUX ANS DOIT DÉGAGER ! ON DONNE, ON REVEND, ON TROQUE, TOUS LES MOYENS SONT BONS POUR FAIRE LE VIDE ET NETTOYER SON ESPACE DE TOUT CE QUI EST SUPERFLU. RANGER, C'EST AUSSI GAGNER DE LA PLACE POUR ACCUEILLIR CHEZ SOI DE NOUVELLES ÉNERGIES ET SE RECONNECTER AVEC LE MEILLEUR DES SIENNES.

JE PASSE À L'ACTION

Pour chaque objet non indispensable de votre intérieur, posez-vous les questions suivantes :

- Est-ce qu'il me plaît ?
- Est-ce qu'il m'est utile ?
- Est-ce que je m'en sers régulièrement ?
- Est-ce que j'en ai un seul exemplaire ?

Si vous répondez non à une de ces questions, vous pouvez sans doute vous passer de cet objet en le donnant à quelqu'un qui en a besoin, à une association ou en le vendant si vous avez besoin d'un petit complément de revenus…

Je fais du tri
dans mon entourage

LE TEMPS PASSE TROP VITE POUR S'ENCOMBRER DE GENS TOXIQUES. À PARTIR DE MAINTENANT, CHOISISSEZ DE VOUS ENTOURER UNIQUEMENT DE PERSONNES BIENVEILLANTES. CELLES QUI OFFRENT SANS RIEN ATTENDRE EN RETOUR. CELLES QUI VOUS FONT TOUJOURS VOUS SENTIR BIENVENUE, QUI VOUS ÉCOUTENT VRAIMENT ET NE SE CONTENTENT PAS D'ATTENDRE QU'IL SOIT TROP TARD POUR PARTAGER AVEC VOUS LEUR POINT DE VUE. CELLES QUI SAVENT S'EXCUSER ET N'ONT PAS PEUR DE MONTRER LEURS FAIBLESSES.

COMMENT ?

« On ne peut pas changer notre entourage, mais on peut décider de changer de qui on s'entoure. » Votre entourage peut être le meilleur moteur qui soit pour avancer dans la vie, mais il peut aussi être un sacré fil à la patte. Pour évoluer positivement, mieux vaut s'entourer de gens bienveillants et fuir les personnalités toxiques. Prenez le temps de faire un scanner de votre cercle d'amis et de vos fréquentations pour mettre à distance les éléments perturbateurs. Posez-vous ces quelques questions, qui peuvent vous mettre sur la bonne voie…

- Quelles sont les cinq personnes avec qui je passe le plus de temps ?
- Quelles émotions ont-elles l'habitude d'exprimer ?
- Quelles sont les énergies qu'elles dégagent (positives, négatives) ?
- Quels effets ont-elles sur moi ? Comment est-ce que je me sens en leur présence ?
- Est-ce que ce que chacune de ces personnes me transmet me convient ? Y a-t-il une émotion que je souhaite filtrer ou, au contraire, cultiver ?
- Rester à l'écoute de ses besoins, c'est s'assurer de mieux cerner le genre de relations dont nous avons envie, et d'attirer naturellement de nouvelles énergies positives !

J'accepte ma vulnérabilité

POUR EXERCER MON MÉTIER D'ACTRICE (DIFFICILE D'EN PARLER COMME D'UN TRAVAIL TANT C'EST UN PLAISIR !), JE DOIS BIEN ME CONNAÎTRE. COMPRENDRE QUI JE SUIS, D'OÙ JE VIENS, CE QUI M'ANIME, ME BLESSE OU ME MET EN COLÈRE. QUELLES SONT MES FORCES, MES FAILLES, MES ZONES D'OMBRE ? CE QUI FAIT LA DIFFÉRENCE ENTRE UN ARTISTE ET UN AUTRE, C'EST SA CAPACITÉ À SE DÉVOILER DANS SON ENTIÈRETÉ SANS JUGEMENT, À S'EXPOSER TOTALEMENT SANS TRICHER. ON ENDOSSE LE COSTUME D'UN PERSONNAGE, MAIS ON L'HABILLE DE TOUTES SES FACETTES CACHÉES, CELLES QUE NOTRE PROPRE VIE NE NOUS PERMETTRA PEUT-ÊTRE JAMAIS DE DÉVOILER. JE DOIS SANS CESSE PUISER DANS MES PROPRES ÉMOTIONS ET COMPRENDRE OÙ ET COMMENT ALLER LES CHERCHER. CE QUE JE SUIS EST MON OUTIL DE TRAVAIL, MA BOÎTE À TRÉSORS, MON ARME SECRÈTE ! POUR ÊTRE LA PLUS JUSTE ET LA PLUS SINCÈRE POSSIBLE DEVANT LA CAMÉRA, JE DOIS, DANS LA VRAIE VIE, ACCEPTER MA SENSIBILITÉ ET MA VULNÉRABILITÉ, ACCUEILLIR MES FAIBLESSES, MES ZONES D'OMBRE, ACCEPTER TOUTES MES IMPERFECTIONS ET SURTOUT RESTER AUTHENTIQUE.

JE PASSE À L'ACTION

- Identifier cette partie de vous qui n'est pas « parfaite » est le début du chemin qui mène vers l'authenticité. Comment ? Commencez par faire la liste des situations où vous n'avez pas été authentique. Par exemple, vous avez été invitée chez des amis mais, au dernier moment, vous ne vous sentez pas au top sans pour autant être malade, et vous avez préféré traîner devant *Top Chef*. Pour justifier l'annulation de dernière minute, vous avez a priori choisi l'une de ces deux options : l'honnêteté (*je ne suis pas très en forme, je ne serai pas de bonne compagnie, je préfère annuler*) ou le bobard (*désolée, j'ai 39 de fièvre, je risque d'y rester si je mets le pied dehors*).
- Après coup, tentez de formuler ce que vous auriez pu faire ou dire pour être sincère, sans mentir, sans tricher, sans vous cacher derrière le masque d'un personnage ou celui du mensonge. En plus de, peut-être, vous griller auprès de vos proches, manquer d'authenticité ébranle l'estime que vous avez de vous-même. Alors, ASSUMEZ !
- N'ayez pas peur de montrer votre vulnérabilité, en demandant de l'aide aux autres. Montrer vos émotions n'est pas un signe de faiblesse, mais révèle qui vous êtes vraiment (et votre authenticité est sans doute la partie la plus intéressante de votre être).
- Respectez votre parole. Quand vous dites quelque chose, faites-le ! Votre parole, c'est vous, ce sont vos valeurs. Aussi, pour devenir plus authentique, veillez à accorder vos actes à vos paroles.

Je suis responsable
de ma vie

VOUS CONNAISSEZ LE SYNDROME DU DISQUE RAYÉ, CETTE PHRASE QUE L'ON SE DIT, QUI REVIENT EN BOUCLE, NOTRE SUPER-EXCUSE POUR SE PLAINDRE OU SE FAIRE PLAINDRE, POUR NE PAS AVANCER (CONSCIEMMENT OU INCONSCIEMMENT), POUR JUSTIFIER NOS ACTES OU, AU CONTRAIRE, NOS MANQUEMENTS ? ON EN A TOUTES AU MOINS UNE. IDENTIFIEZ LA VÔTRE ET ATTAQUEZ-VOUS AU CŒUR DU PROBLÈME.

JE PASSE À L'ACTION

- « Je suis sous l'eau » (quand un ami vous demande de l'aider à déménager), « Je n'ai pas le temps » (quand votre enfant vous demande d'aller au parc avec lui), « J'ai mal au dos » (quand vous n'avez pas envie de faire du sport), « Personne ne me comprend… » (quand votre famille vous trouve trop absente)… Et vous, quelle est cette phrase derrière laquelle vous vous cachez pour vous plaindre ou vous excuser, et que vous dégainez à tout bout de champ ?
- Réfléchissez au pourquoi du comment. Vous vous découvrez toujours une migraine ou un mal de ventre quand votre moitié veut faire l'amour ? Prenez le temps de comprendre pourquoi votre désir est en berne. Vous arguez que vous avez trop de travail à chaque fois que votre enfant demande à passer du temps avec vous ? C'est peut-être le moment de revoir votre équilibre entre vie pro et vie perso.
- Il n'y a aucun jugement ici, le but est simplement de comprendre pourquoi vous avez besoin de ces petites parades, quel est le masque derrière lequel vous vous cachez quand vous prononcez ces phrases. Vous poser les vraies questions vous propulsera directement dans la prochaine étape de votre vie, celle où vous passez à l'action !

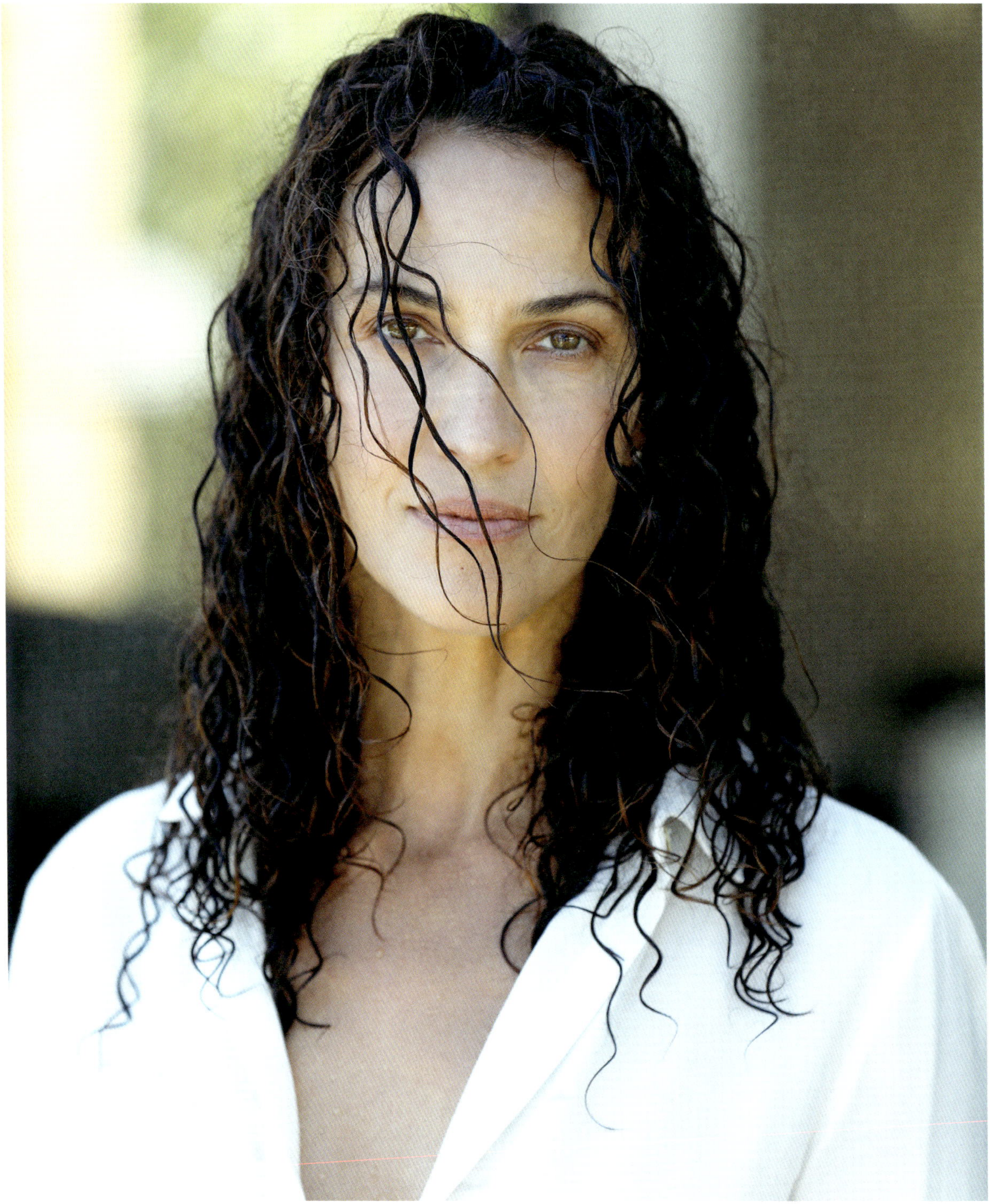

Mon instant *bien-être*

PAR VERONICA BROWN

POUR LE PRINTEMPS, SAISON LIÉE À CET ORGANE MAÎTRE QU'EST LE FOIE ET À LA COLÈRE, À L'EMPORTEMENT, AUX ÉMOTIONS QUI SE CONCENTRENT DANS LE REGARD, VOICI DEUX EXERCICES D'ÉVACUATION DE LA COLÈRE POUR DIMINUER LE STRESS.

ADOPTER UN REGARD NEUF

Nous allons utiliser cet exercice comme un moyen de nous concentrer, de calmer le feu du regard. Il peut se pratiquer debout ou assis.

- Les yeux fermés, prenez le temps de détendre un à un les traits du visage, puis ouvrez les yeux et tournez doucement votre regard, en balayant ce que vous observez de gauche à droite, puis de droite à gauche.
- Fermez les yeux et refaites la même chose en observant votre regard intérieur.
- Rouvrez les yeux et, cette fois, tournez la tête de droite à gauche, puis de gauche à droite, en observant ce que vous voyez, comme si vous le découvriez pour la première fois. Posez un regard neuf sur tout ce qui vous entoure.
- Fermez alors les yeux et refaites le geste de la tête en posant un regard neuf sur vos sensations, sur vous-même, sur votre intériorité.

LÂCHER LA COLÈRE

Cet exercice se pratique debout, pieds écartés de la largeur du bassin, bras le long du corps, épaules bien détendues.

- Inspirez par le nez, retenez votre respiration et fermez les poings en les serrant fort, puis secouez les épaules de haut en bas. Imaginez que toute la colère descend vers vos poings.
- Enfin, soufflez fortement par la bouche et relâchez.

ÉTÉ

Je fais le plein de vitalité

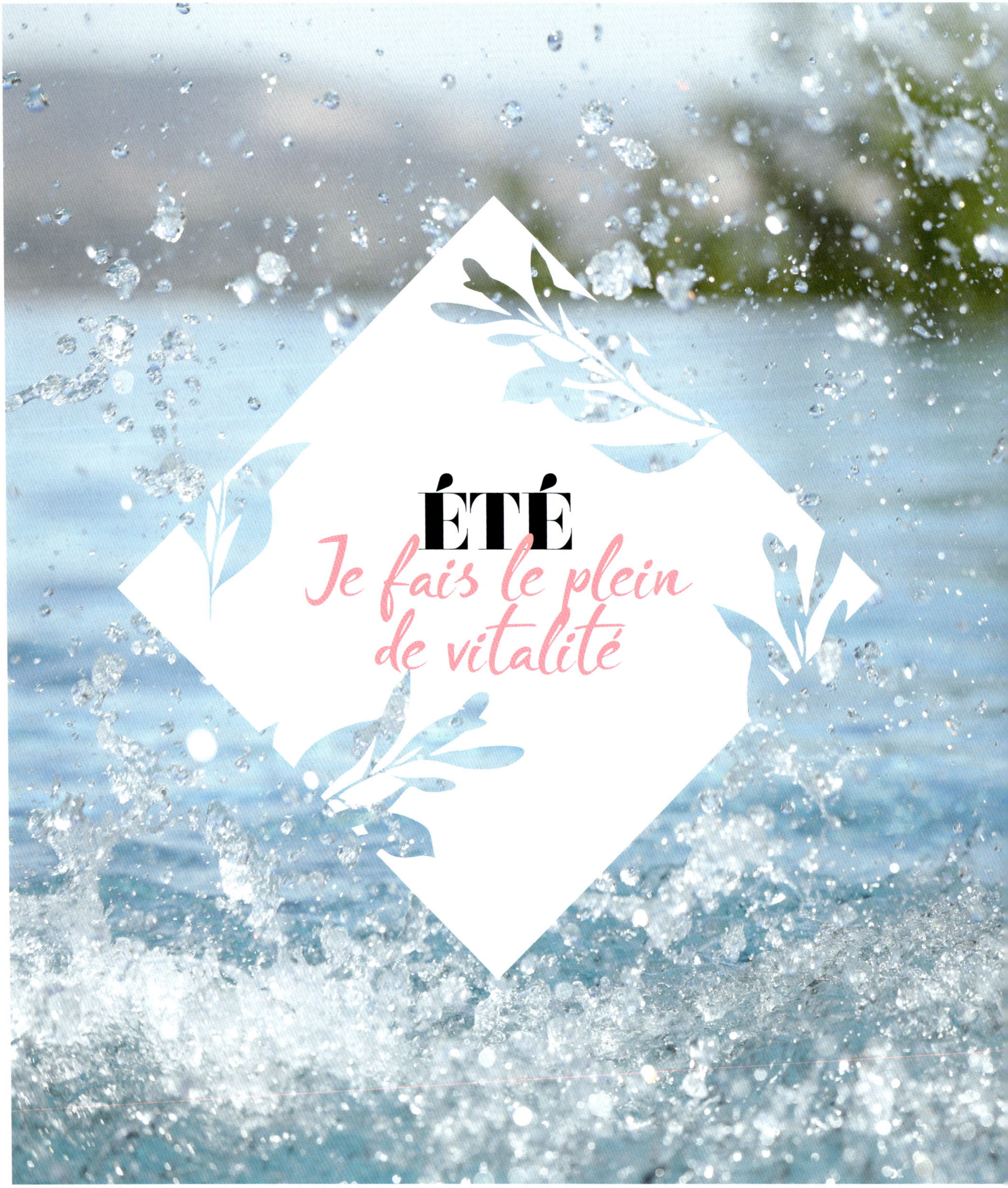

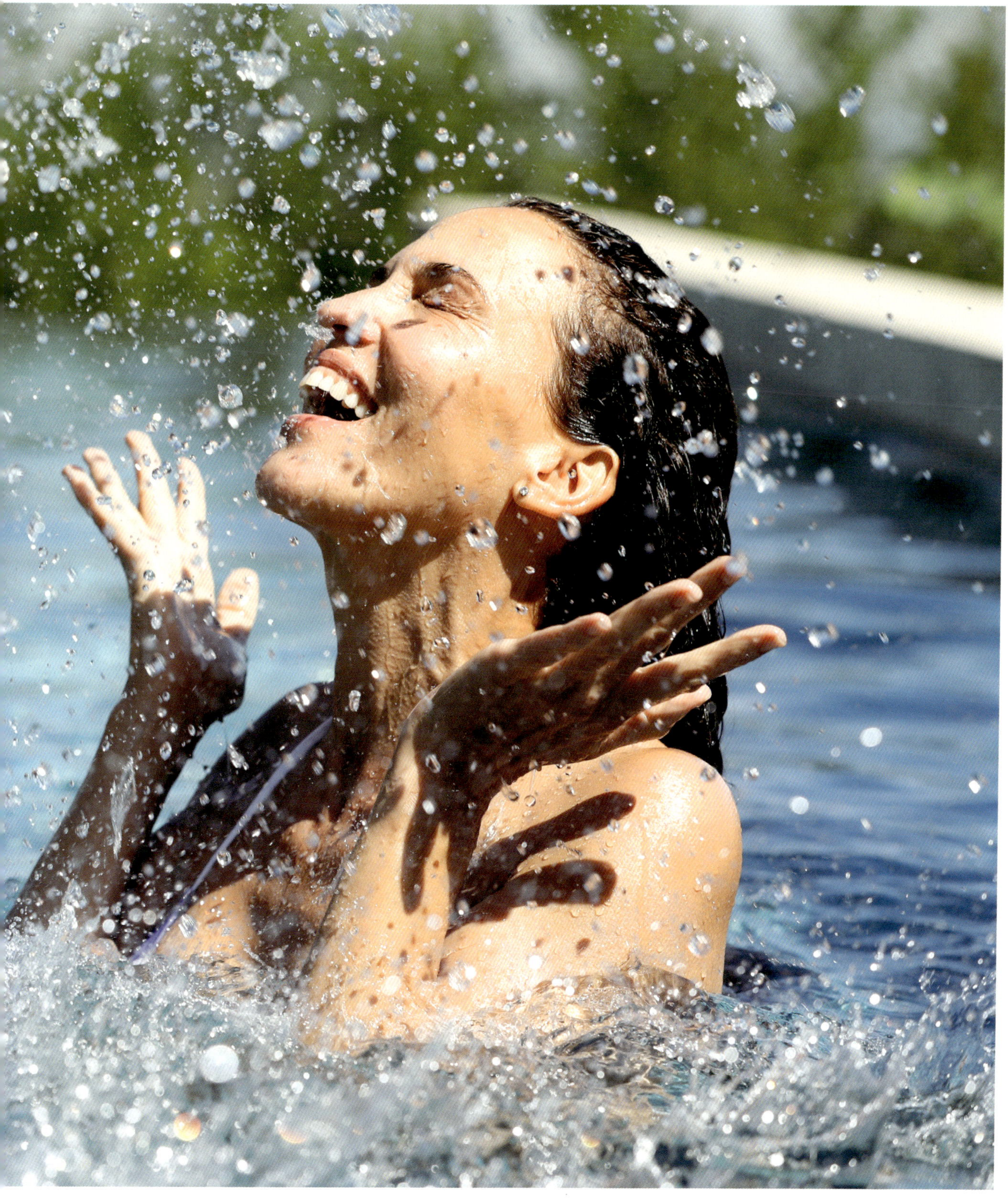

L'ÉTÉ, CETTE SAISON TANT ATTENDUE, SYNONYME DE VACANCES, DE VOYAGES ET D'ÉVASION, EST AUSSI LE MOMENT RÊVÉ POUR UNE PARENTHÈSE BIEN-ÊTRE, ET POUR FAIRE LE PLEIN DE VITALITÉ AVEC UN BON BAIN DE SOLEIL (SANS EN ABUSER) OU D'IODE REVITALISANTE. CETTE SAISON, CAP SUR LE CŒUR, L'ORGANE MAÎTRE DE L'ÉTÉ EN MÉDECINE CHINOISE. ON LE CHOUCHOUTE : ON PASSE DU TEMPS AVEC LES GENS QUI NOUS FONT DU BIEN, RIEN N'EST PLUS ESSENTIEL À NOTRE ÉQUILIBRE PSYCHOLOGIQUE. SON CONJOINT, SA TRIBU, SES AMIS… DEDANS OU DEHORS, OÙ L'ON ATTRAPE PADDLE, PALMES OU RAQUETTES. ALLEZ, JETEZ-VOUS À L'EAU, RIEN DE TEL QUE CETTE BELLE SAISON POUR RECHARGER SES BATTERIES À BLOC ET REDÉCOUVRIR CEUX QUE L'ON AIME.

◆

L'ALIMENT CHOUCHOU : la cerise

L'ORGANE À SURVEILLER : le cœur

L'HUILE ESSENTIELLE FAVORITE : le cyprès, allié des jambes lourdes

MES VITAMINES MENTALES : faire la sieste à l'ombre ; cueillir les premières cerises ; danser avec un pompier sexy au bal du 14 Juillet de mon quartier ; faire une partie de pétanque avec des copains ; marcher au bord de l'eau ; jouer aux raquettes avec mon petit tigre sur la plage.

Alimentation

“

Fraîcheur et légèreté s'invitent au menu ! L'été, la nature est généreuse. Gorgés de soleil, les fruits et les légumes riches en fibres sont concentrés en vitamines, en minéraux et en antioxydants. De quoi retrouver une vitalité au top ! Consommés crus, ils rafraîchissent notre assiette illico, et contribuent à une bonne hydratation de l'organisme en cette période où le thermomètre peut grimper en flèche. Mon rythme de croisière : un verre d'eau toutes les heures. Attention cependant à ne pas boire ou manger trop froid ou glacé ! Si, en été, les repas doivent être plus légers et principalement composés d'aliments qui rafraîchissent le corps, l'énergie dépensée par l'organisme pour maintenir une température corporelle constante pourrait bien le fatiguer. On évite donc de carburer aux sorbets sur la plage, même s'ils sont délicieux…

”

Misez sur l'alimentation vivante

RASSUREZ-VOUS, IL N'EXISTE PAS, A CONTRARIO, D'ALIMENTATION « MORTE ». APPELÉE ÉGALEMENT « CRUDIVORISME » OU *RAW FOOD* EN ANGLAIS, L'ALIMENTATION VIVANTE EST ANCESTRALE ET CENTRÉE SUR LA CONSOMMATION DE VÉGÉTAUX CRUS. LE BUT ? VITALISER SON ORGANISME, BOOSTER SON ÉNERGIE, ÉLIMINER LES TOXINES OU ENCORE AMÉLIORER SA DIGESTION.

Je l'ai découverte pour la première fois à Los Angeles en 2005, et elle est devenue très à la mode depuis. Ce qui me séduit, c'est qu'elle fait l'impasse sur les produits d'origine animale, c'est donc plus en accord avec mes engagements éthiques et écologiques. Au quotidien, j'introduis le plus de végétaux possible dans mon assiette. Plus je mange d'aliments provenant de la nature, plus je me recharge en énergie vitale (sans jamais renoncer aux aliments cuits et à mes péchés mignons)

AVEC L'ALIMENTATION VÉGÉTALE, ON A TOUT BON !

Je vous conseille de privilégier les aliments à fort apport en nutriments, car ils sont indispensables à l'organisme pour bien fonctionner. Ce sont des aliments naturels, non transformés (ou peu), sans aucun additif, très assimilables par le corps.

- Des fruits et des légumes, bio de préférence.
- Des noix et des graines oléagineuses (noix, noisettes, noix de cajou, noix du Brésil, pistaches, graines de courge, pignons de pin, graines de lin ou de chia…).
- Des graines et des céréales germées, des jus d'herbe.
- Des épices, des aromates, des huiles végétales de première pression à froid.

ON SE BLINDE EN VITAMINES

- Consommer les aliments crus permet de conserver l'ensemble de leurs vitamines et de leurs minéraux, la cuisson détruisant une partie des nutriments. Un aliment cru et frais est par essence un aliment vivant. Il regorge donc d'énergie, dont bénéficie l'organisme en l'absorbant.
- Privilégier les aliments frais et non transformés permet également un bon apport en fibres. C'est capital pour le système digestif et pour la santé de la flore intestinale (le microbiote).

ON SE FAIT PLAISIR

- Choisissez des fruits et des légumes, bio de préférence, en variant les couleurs (n'oubliez pas que l'on déguste d'abord avec les yeux), et vous aurez l'ensemble des apports nécessaires en nutriments. Veillez à ce qu'ils soient à pleine maturité, et de saison bien sûr !
- Qui dit cru ne dit pas forcément triste. Fruits et légumes peuvent être cuisinés de nombreuses manières : râpés, sous forme de purée, de compote, de soupe, fermentés, en smoothie, etc. Lâchez-vous !
- La cuisson éventuelle des aliments doit toujours être douce (en dessous de 40 °C) pour préserver leurs vertus. Pour ma part, je privilégie la cuisson à la vapeur ou à l'étouffée, éventuellement au wok pour saisir sans dénaturer les légumes et garder leur croquant.

Mais attention, les fruits et les légumes crus doivent être parfaitement lavés, voire épluchés, surtout s'ils ne sont pas bio. Un bain dans de l'eau vinaigrée peut également être nécessaire.

Mais attention, les fruits et les légumes crus doivent être parfaitement lavés, voire épluchés, surtout s'ils ne sont pas bio. Un bain dans de l'eau vinaigrée peut également être nécessaire.

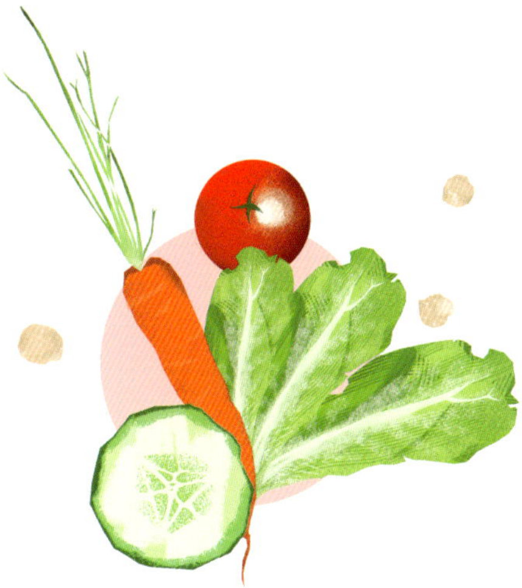

Mes recettes *fétiches*

Quand je me prépare une belle assiette de crudités et de graines germées ou bien une soupe crue, cela me rend bien plus heureuse que si je mangeais une assiette de frites ! Non seulement parce que c'est bon, mais aussi parce que je sais que je fais du bien à mon corps…

LA GRANDE ASSIETTE VEGGIE
à consommer sans modération !

C'est un peu mon repas bonne humeur ! Je la compose au gré de mes envies, et je ne me prive pas sur les quantités. Pour le plaisir des yeux, mais aussi parce que j'ai bon appétit !

Pour 1 personne, il vous faut : 2 ou 3 crudités (tomate, chou, carotte, fenouil, feuilles d'épinard frais, avocat…) ◆ 1 portion de légumineuses cuites (pois chiches, lentilles…) ◆ 150 g de quinoa cuit (facultatif mais, associé à la légumineuse, il apporte tous les acides aminés dont on a besoin) ◆ une poignée de graines germées (alfalfa, roquette, cresson, moutarde) ◆ des algues, par exemple de la laitue de la mer, la plus douce au goût et ma préférée ◆ du gomasio (mélange de sel, de sésame et d'herbes aromatiques) ◆ un mélange d'huiles (olive, colza, lin et tournesol), qui apporte de bons acides gras (oméga-3, -6 et -9) ◆ du vinaigre de cidre bio ◆ des herbes au choix (persil, ciboulette, basilic, coriandre…)

Préparez les crudités. Faites cuire les légumes, les légumineuses et/ou le quinoa.

Mettez quelques cuillerées à soupe (en fonction de votre appétit) de chaque ingrédient dans votre assiette.

Ajoutez une petite poignée de graines germées et un peu d'algues, puis parsemez le tout de gomasio.

Préparez une vinaigrette avec votre mélange d'huiles, du vinaigre et les herbes de votre choix, et versez sur la salade.

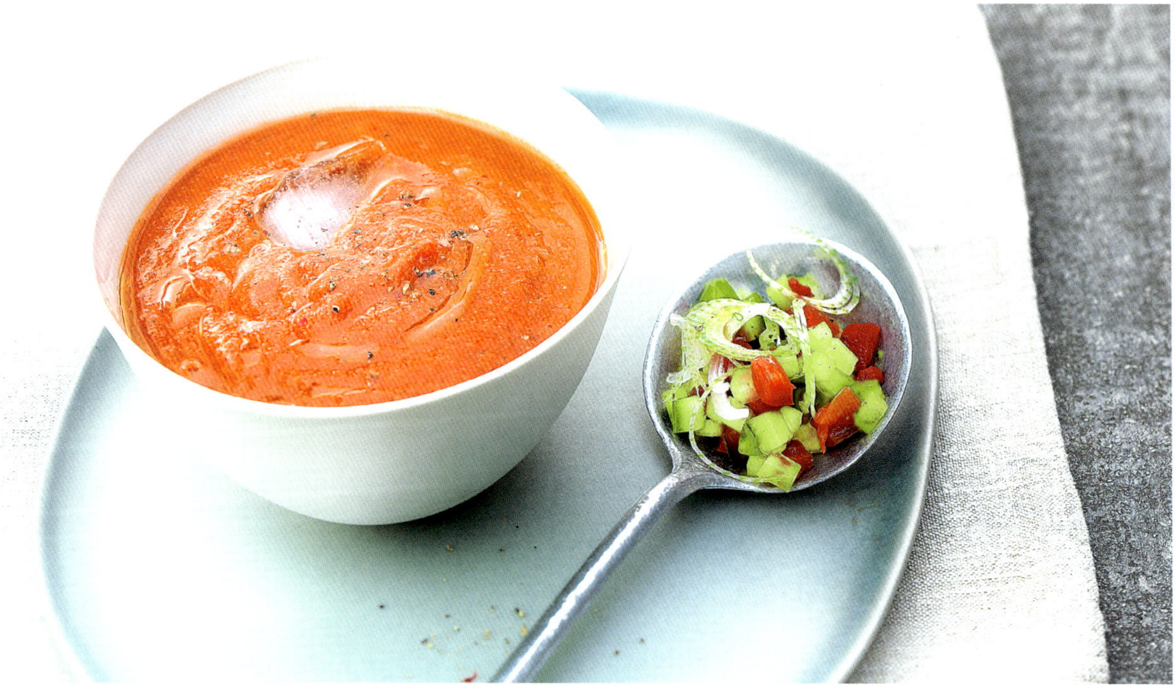

LA SOUPE CRUE MÉDITERRANÉENNE

mon voyage intérieur

La naturopathe Irène Grosjean sera à l'honneur avec cette délicieuse recette, qui s'inspire du gaspacho espagnol et se prépare avec de l'eau à température ambiante. Réservée ensuite au frais, elle n'en sera que plus agréable à déguster par temps chaud.

Pour 2 personnes, il vous faut :

- 1 poivron rouge
- 3 ou 4 morceaux de tomate séchée
- ½ avocat
- 1 c. à s. bombée de bouillon de légumes en poudre
- sel marin
- ½ oignon
- 1 petite gousse d'ail
- [illegible] c. à s. de purée d'amandes
- 70 cl d'eau

Rincez et séchez le poivron. Ouvrez l'avocat et prélevez la chair. Pelez et coupez en morceaux l'oignon et l'ail.

Déposez tous les ingrédients dans le bol d'un mixeur ou d'un blender, ajoutez l'eau et mixez jusqu'à ce que vous obteniez un velouté onctueux.

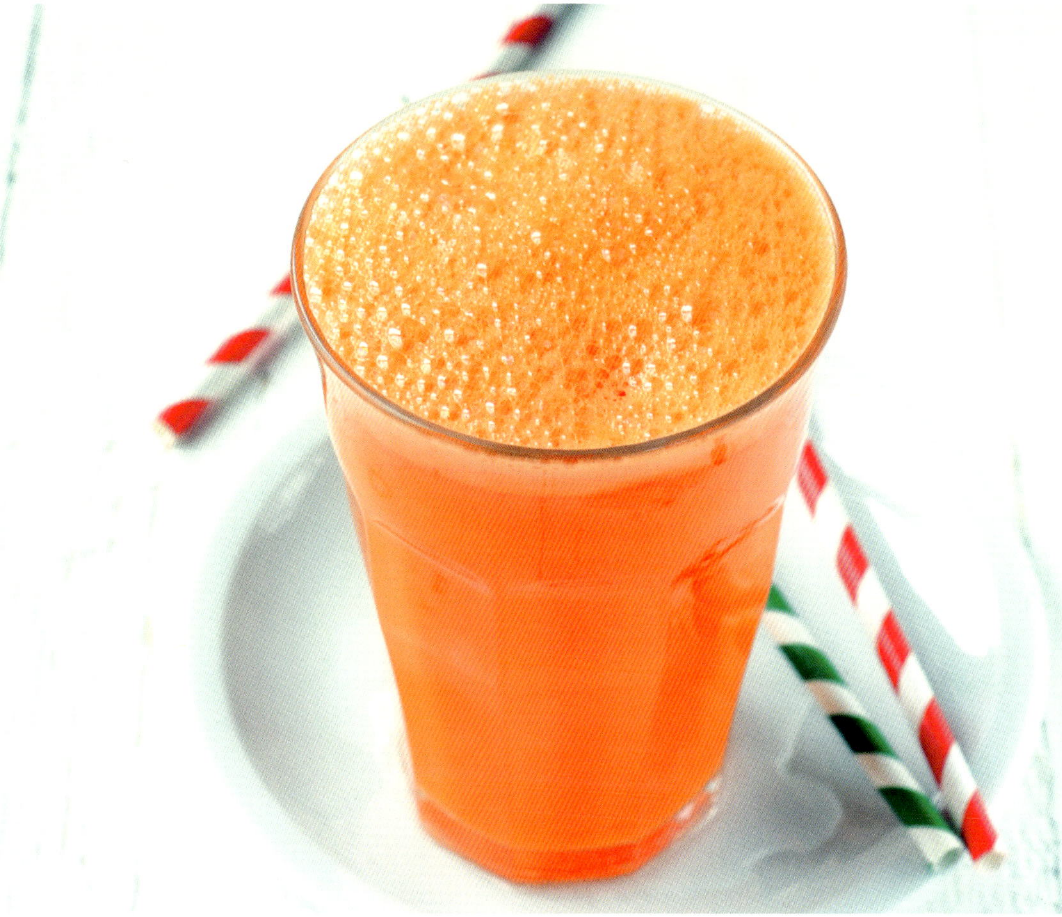

MON JUS ULTRA-VITAMINÉ
bonne mine

Certains fruits et légumes permettent de préparer la peau au bronzage. Avant les séances de bronzette, embarquement immédiat pour ce jus bonne mine, parfait pour un joli teint hâlé !

Pour un verre, il vous faut :

- 2 oranges à jus (riches en vitamine C, essentielle à la fabrication du collagène)
- 2 carottes (pour le bêtacarotène)
- 1 pomme (pour les antioxydants et la vitamine C)
- ½ petit citron

Retirez le zeste des oranges et du citron, mais conserver le plus possible de ziste (la partie blanche sous l'écorce, où se trouvent 90 % des nutriments). Pelez et lavez les carottes.

Coupez en morceaux les oranges, les carottes, la pomme et le demi-citron, puis réduisez-les en jus avec l'extracteur.

Servez avec quelques glaçons.

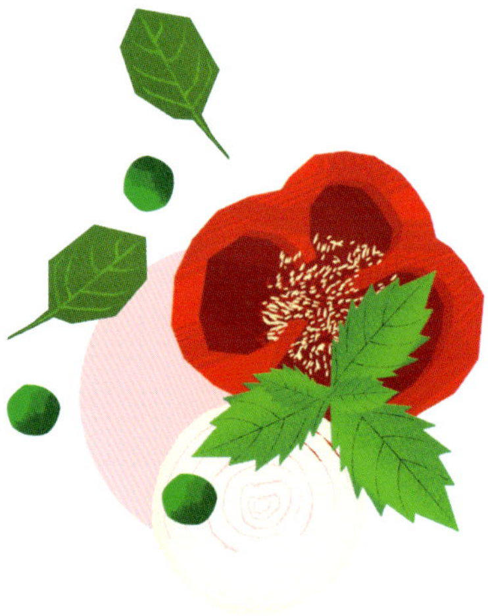

Ciblez
des aliments anti-gonflette

L'été, on raffole du soleil et de la chaleur, mais on est souvent moins fan de nos petits complexes, qui resurgissent lorsqu'on se met en short ou en maillot de bain. Je parle bien sûr de la cellulite, cette fameuse peau d'orange disgracieuse que tous les appareils «minceur» tentent de dégommer, plus ou moins efficacement. Elle est due en partie à la rétention d'eau, et malheureusement, j'en connais un rayon sur le sujet! J'ai toujours fait beaucoup de rétention d'eau, avec deux causes principales : une mauvaise circulation au niveau des membres inférieurs (merci papa!) et une fâcheuse tendance à ne pas boire suffisamment d'eau. Pour bien drainer son organisme quand le thermomètre grimpe (et éviter de devoir porter un cycliste de bain), la médecine chinoise recommande de privilégier des aliments hyper-yin et yin, riches en eau, qui rafraîchissent le corps. Facile, on les trouve partout en été, puisque ce sont les légumes verts (dont l'artichaut, l'épinard, le concombre et le fenouil), les légumes-racines (betterave, carotte…), les fruits (pomme, kiwi, citron…) — avec une mention spéciale hyper-yin pour les fruits tropicaux —, les œufs, le poisson blanc, certains fruits de mer, comme les moules ou les huîtres, et tous les coquillages. Parmi ces aliments, on trouve aussi le lait, les yaourts et le fromage frais, même si je les déconseille car ils font plus de mal que de bien dans mon cas. Bref, si vous avez tendance à gonfler comme une baudruche, oubliez les laitages et agrémentez vos menus de ces autres aliments yin.

COMMENT JE M'Y METS?

- Préférez les légumes verts, comme l'artichaut, la courgette ou le concombre, et ceux au goût prononcé, comme le poivron, le fenouil, l'asperge, le brocoli, le céleri-branche…
- Mangez des fruits en dehors des repas ou le matin à jeun. Misez sur les fruits rouges, les agrumes, les pommes crues et cuites, le melon et la pastèque.
- Buvez de l'eau régulièrement, des tisanes drainantes froides (concombre-menthe, par exemple) ou de l'eau citronnée, excellente pour favoriser l'élimination. Après 17 heures, diminuez votre quantité de liquides… Faites-vous plaisir avec les condiments, les herbes et les épices, qui permettent de limiter la consommation de sel : l'ail et l'oignon (qui fluidifient le sang), la menthe, le gingembre, l'anis étoilé ou encore le cumin.
- Globalement, évitez le sel et tous les aliments (trop) salés, souvent présents à l'apéritif et qui riment avec rétention d'eau!

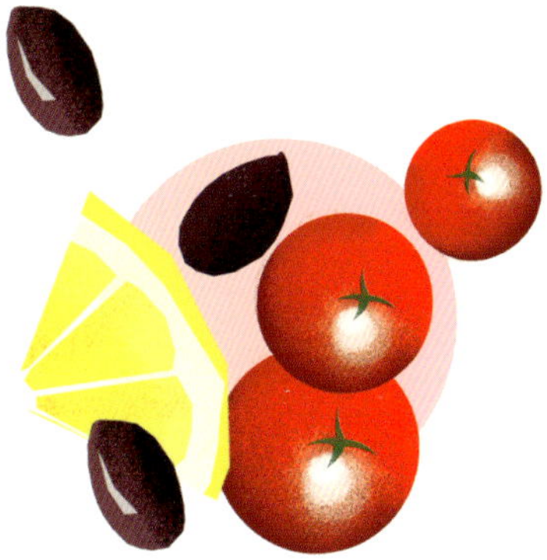

Mes recettes *fétiches*

SI VOUS FAITES PARTIE DE LA TEAM QUI GONFLE (SEXY, N'EST-CE PAS !),
ET EN PARTICULIER S'IL FAIT CHAUD, CES RECETTES SONT POUR VOUS (COMME POUR MOI !).
GRÂCE À NOS SUPER-ALIMENTS YIN, ELLES SONT ULTRA-DRAINANTES.

POISSON BLANC AU FOUR, FENOUIL, TOMATE ET ROMARIN

pour les déjeuners sous la tonnelle

Un plat léger, savoureux et simple à faire. En plus des vertus drainantes du fenouil et du romarin, il fait toujours son petit effet au centre de la table !

Pour 4 personnes, il vous faut :

- 4 filets de poisson blanc (cabillaud ou autre aliment yin)
- 1 fenouil
- 15 petites tomates cerises
- du romarin (frais, si possible)
- 1 citron
- huile d'olive bio et pressée à froid
- sel, poivre
- quelques olives noires à la grecque (facultatif)

Lavez le fenouil et ôtez les parties dures ou abîmées, puis coupez-le en lamelles d'environ 1 cm de large. Lavez les tomates et coupez-les en deux.

Disposez les filets de poisson dans un plat à four. Ajoutez le fenouil et les tomates, et parsemez le tout de romarin, d'une pincée de sel et de poivre. Ajoutez pour finir un filet d'huile d'olive.

Faites cuire environ 30 minutes à four moyen.

Arrosez de jus de citron à la sortie du four, juste avant de servir.

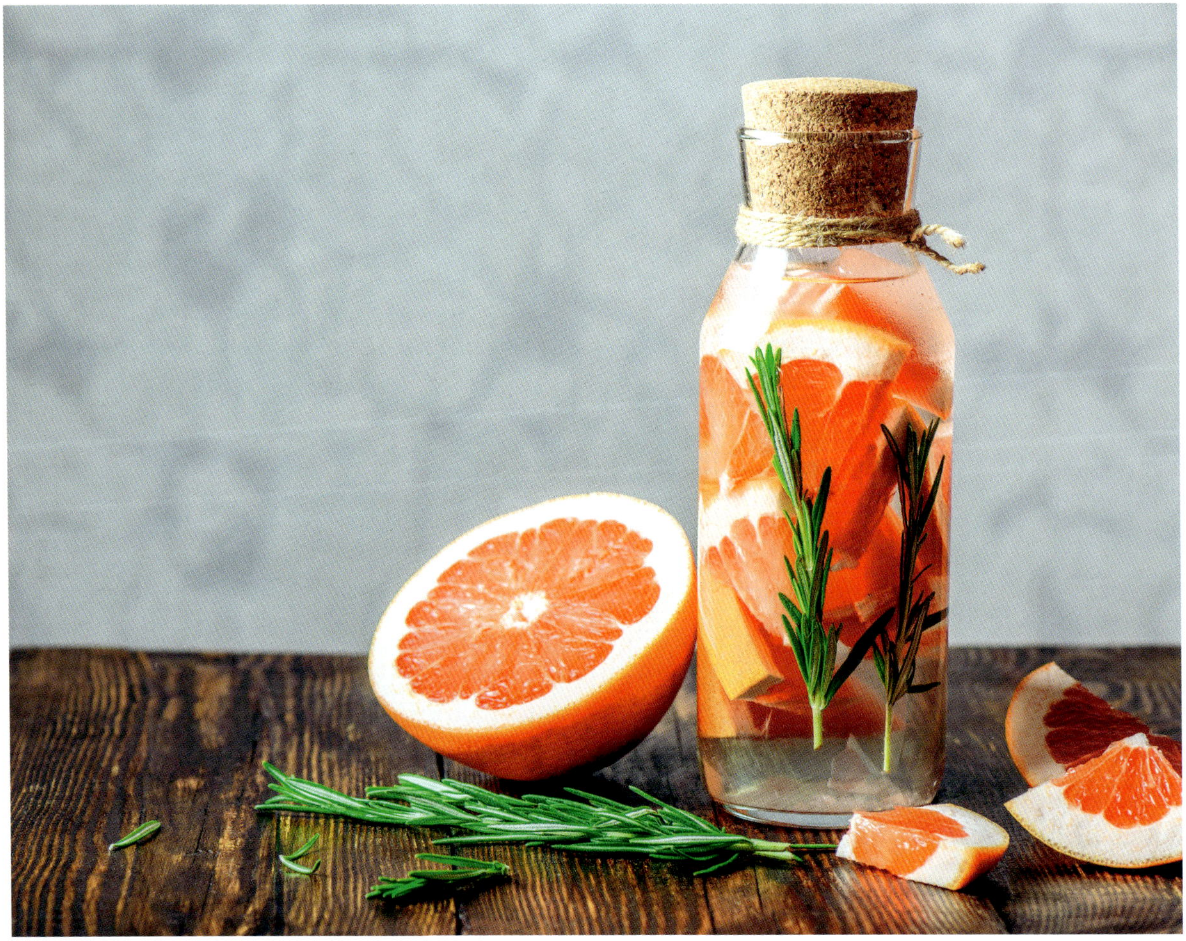

MON EAU AROMATISÉE DRAINANTE

mon alliée hydratation

Elle a tout pour plaire ! Naturelle, elle est aussi belle à regarder dans une jolie carafe que rafraîchissante à boire l'après-midi, sous le soleil estival.

Pour 1 litre, il vous faut :

- 75 cl d'eau
- ½ pamplemousse rose bio
- 3 brins de romarin

Rincez le pamplemousse et les brins de romarin. Coupez le fruit en tranches fines, et les herbes en tronçons.

Mettez les tranches de pamplemousse dans une carafe et ajoutez le romarin.

Remplissez d'eau et mettez à infuser au frais pendant au minimum 1 heure.

Mon apéro gourmand et équilibré

(oui, c'est possible)

LE MEILLEUR MOMENT DE L'ÉTÉ ? L'HEURE DE L'APÉRO, BIEN SÛR ! J'ADORE EN PROFITER À FOND ET PRÉPARER UN JOLI APÉRITIF SUR LA PLAGE OU SUR LA TERRASSE POUR TRINQUER ENTRE AMIS OU EN FAMILLE, QUAND LE SOLEIL S'ADOUCIT EN FIN DE JOURNÉE... LE PROBLÈME DE L'APÉRO, C'EST QUE CE MOMENT CONVIVIAL PEUT VITE TOURNER À LA CATASTROPHE AU NIVEAU DU TOUR DE TAILLE (OU DE FESSES, CHACUNE SA CROIX) ! ALORS, ESSAYEZ D'ALLÉGER LA NOTE DES CALORIES ET RÉGALEZ-VOUS SANS REMORDS AVEC UN APÉRO DÎNATOIRE PLEIN DE SAVEURS.

ÇA OUI !

- Bâtonnets de carotte, de concombre, de céleri-branche, lamelles de poivron rouge et de poivron jaune, fleurettes de chou-fleur, tomates cerises jaunes et rouges, radis roses et radis noir…
- Morceaux de melon et de pastèque.
- Dips : houmous (pois chiche), guacamole (avocat), sauce légère à base de yaourt ou de fromage blanc battu avec du curry, du cumin, voire du piment d'Espelette, et des fines herbes (menthe, persil…).
- Rillettes de thon (thon au naturel + fromage frais + ciboulette), avec de fines tranches de pain au levain grillées ou du Pain des Fleurs.
- Minibrochettes de tomates cerises et de mozza, de melon et de jambon sec ou de poulet mariné.
- Un verre et un seul d'une boisson alcoolisée, qu'il s'agisse de vin ou de cocktail.

ÇA NON !

- Chips.
- Cacahouètes, pistaches salées.
- Saucisson, saucisse sèche, rillettes.
- Biscuits salés (minipizzas…).
- Olives fourrées.
- Petits fours salés (saucisses feuilletées, quiches, friands…).
- Plusieurs verres d'alcool, qu'il s'agisse de bière, de vin ou de cocktail. Le maître mot ? Modération. L'alcool déshydrate l'organisme et n'apporte que des calories vides, qui sont immédiatement stockées (décidément, il a tout pour plaire…) !

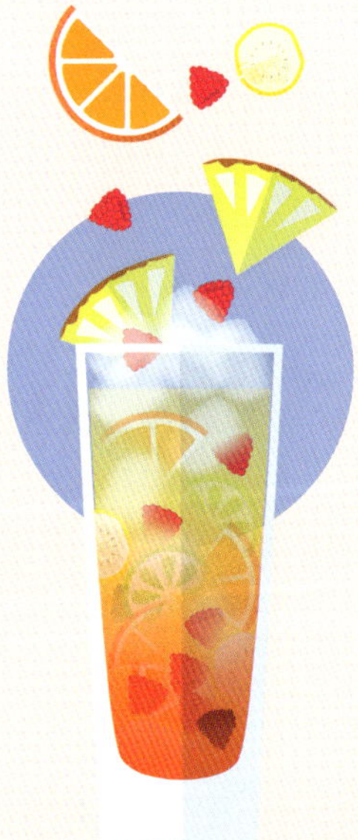

Il fait chaud !

Qu'est-ce qu'on boit ?

Je l'avoue, je suis un vrai chameau, je ne bois pas assez ! Mais je me soigne ! J'essaie d'avoir toujours une bouteille d'eau à portée de main !
L'été, c'est encore plus important pour ne pas se déshydrater : visez au moins 1,5 l d'eau par jour, et plus encore si vous pratiquez une activité physique. Mon kiff, c'est de varier les plaisirs avec des tisanes, du thé froid ou des eaux aromatisées, sans sucre, donc bien plus désaltérantes que les sodas ou les jus de fruits.

Sport

“

L’été, plus d’excuses ! En extérieur et dans l’eau, même les plus flemmardes trouveront une activité sportive qui leur convient, et surtout qui les amuse. Votre corps n’a qu’une envie : être au grand air et lâcher prise… Alors changez vos habitudes pour profiter pleinement de la belle saison ! C’est le moment idéal pour tonifier ses muscles et renforcer son système cardio-pulmonaire tout en découvrant de nouveaux horizons : paddle, vélo, surf, voile… il y a de quoi faire ! Ma règle d’or ? Éviter le 12-16 heures (à la place, faites donc la sieste) ainsi que les heures les plus chaudes de la journée, pour ne pas attraper de coup de soleil ni risquer une insolation qui vous priverait d’apéro ! Pensez aussi, selon les préceptes de la médecine chinoise, à ménager votre cœur (l’organe de la saison), en évitant les activités trop violentes, néfastes pour le corps en cette période de chaleur (si jamais il vous venait l’envie de pratiquer la lutte sur la plage).

”

Ma séance
de réveil musculaire

VOUS AVEZ PASSÉ 40 ANS ET VOUS POUVEZ TOUJOURS TOUCHER VOS PIEDS AVEC VOS DOIGTS ? VOUS AVEZ DE LA CHANCE, TOUT LE MONDE NE PEUT PAS SE TARGUER D'UNE TELLE SOUPLESSE ! À CET ÂGE, LES DOULEURS ARTICULAIRES ET DORSALES NE SONT PAS RARES. POUR LIMITER LA CASSE ET COMMENCER LA JOURNÉE DU BON PIED, RIEN DE TEL QU'UN RÉVEIL MUSCULAIRE. JE LE PRATIQUE LE MATIN ET DE PRÉFÉRENCE À JEUN POUR RÉVEILLER EN DOUCEUR MON CORPS ENDOLORI.

L'été, on a toujours un peu plus de temps pour s'occuper de soi : c'est l'occasion de tester cette routine matinale douce, à poursuivre idéalement toute l'année. Le principe : alterner des exercices d'échauffement classique et des postures simples de yoga. La séance complète dure environ 30 minutes, mais libre à vous de l'adapter à vos besoins, et de choisir les exercices qui vous conviennent le mieux si le temps vous manque. Au-delà des bénéfices sur votre physique (que vous ressentirez dès les premières séances), c'est aussi un moment rien que pour vous que vous vous octroyez. Vous êtes de nature peu sportive ? Encore mieux ! Pratiquée au minimum deux ou trois fois par semaine tout au long de l'année, cette routine vous aidera à acquérir aisance et souplesse, et à aborder vos journées plus sereinement. Cela peut vous aider, le soir quand vous rentrez du travail, à « redescendre » ou encore, avant de vous coucher, à relâcher les tensions de la journée.

Allez-y à votre rythme, sans forcer… Vous devez ressentir les étirements, mais cela ne doit jamais être douloureux ou désagréable.

On s'échauffe doucement

Debout sur votre tapis, pieds légèrement écartés dans l'alignement du bassin, commencez par bouger les bras le long du corps, sans bouger le bassin. Les épaules sont relâchées. Inspirez, puis soufflez, pendant 1 minute.

SE GRANDIR POUR ÉTIRER LE DOS

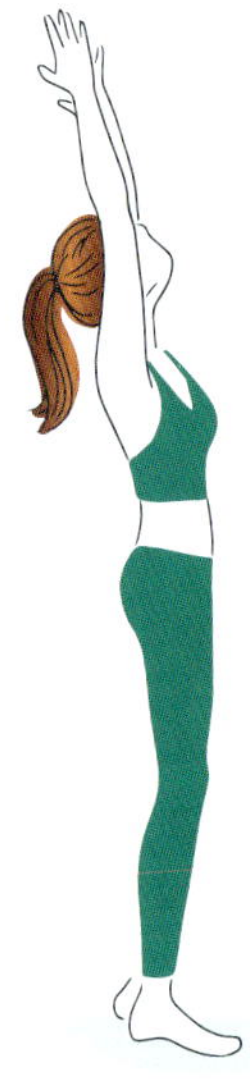

Dans la même position, jambes tendues et dos bien droit, inspirez et levez les bras, mains jointes et index collés pointés vers le ciel, et étirez-les vers le ciel en expirant, en sentant bien votre colonne s'allonger. Si vous êtes à l'aise, vous pouvez vous mettre sur la pointe des pieds. Répétez trois fois.

DÉROUILLER LES ÉPAULES

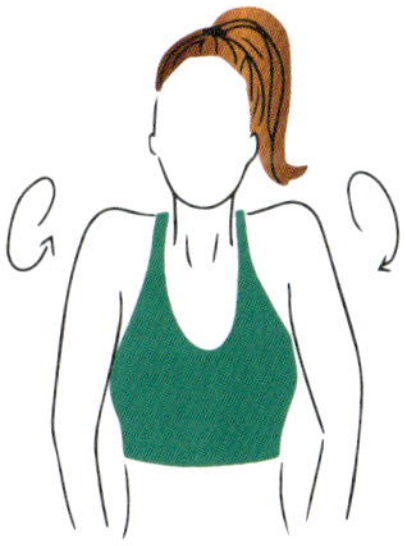

Levez vos épaules vers vos oreilles en inspirant, puis roulez-les vers l'arrière en ouvrant bien votre poitrine et en expirant, dix fois. Faites ensuite le même mouvement vers l'avant, dix fois.

RÉVEILLER LES TRAPÈZES ET LE COU

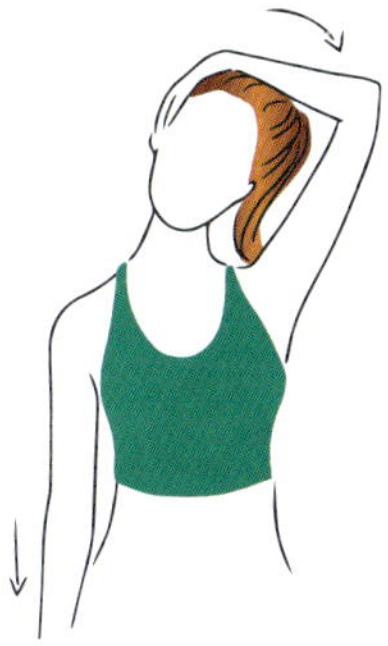

Toujours debout, votre main droite passe au-dessus de votre tête pour venir toucher l'oreille gauche. Dans cette position, abaissez doucement votre tête vers la droite en exerçant une légère pression sur votre oreille, tandis que le bras opposé descend le long de la cuisse en baissant bien l'épaule, comme si le bout de vos doigts tendus voulait aller chercher quelque chose au sol. Inspirez, puis soufflez en étirant votre cou sans forcer pendant 20 secondes d'un côté, puis de l'autre.

DÉNOUER LES CERVICALES

Exo #1

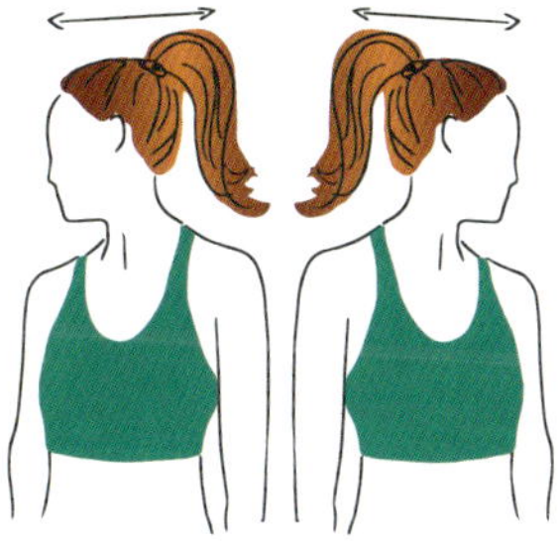

Tournez la tête doucement à gauche, puis à droite pendant 15 secondes pour mobiliser le cou.

Exo #2

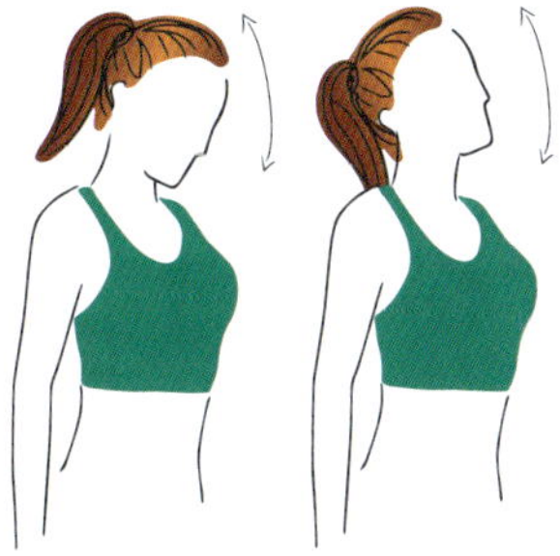

Inclinez la tête d'avant en arrière pendant 15 secondes encore. Vers l'avant, cherchez à toucher votre gorge avec votre menton. Quand vous êtes vers l'arrière, étirez-la bien et allez chercher le ciel avec votre menton pour bien ouvrir le fameux chakra de la communication.

Exo #3

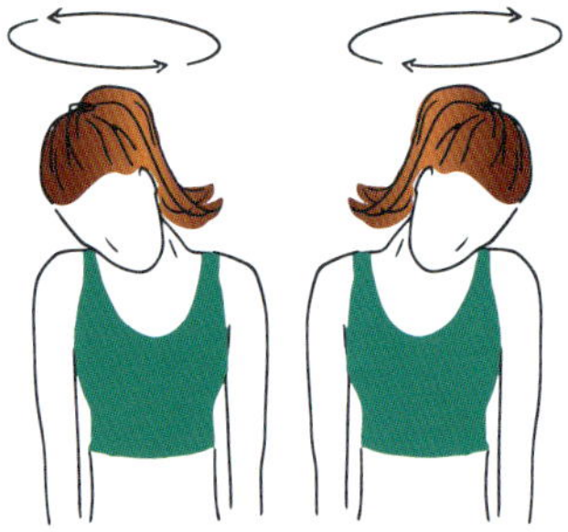

Pour finir, faites des rotations de la tête en partant du centre vers la gauche, puis la droite, huit fois d'un côté, puis huit fois de l'autre. Vous n'êtes pas obligée d'aller trop vers l'arrière avec votre tête. Ainsi, vous protégerez vos cervicales !

« MASSER » LE BAS DU DOS

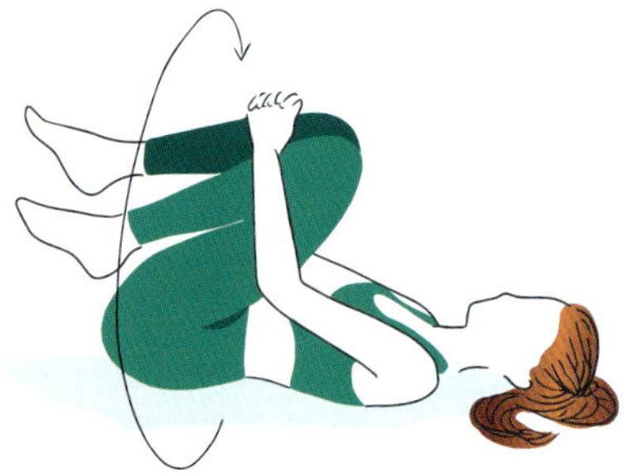

Allongez-vous sur le dos, ramenez les genoux sur la poitrine et enroulez-les avec vos bras. Dans cette position, faites des petits mouvements de balancier de gauche à droite et de droite à gauche pour masser le bas du dos pendant 30 secondes.

Faites ensuite des rotations avec vos genoux dans un sens, puis dans l'autre, pendant 15 secondes. Cet exercice est très bénéfique pour la région lombaire.

LA BALANÇOIRE (POUR ÉTIRER LA COLONNE)

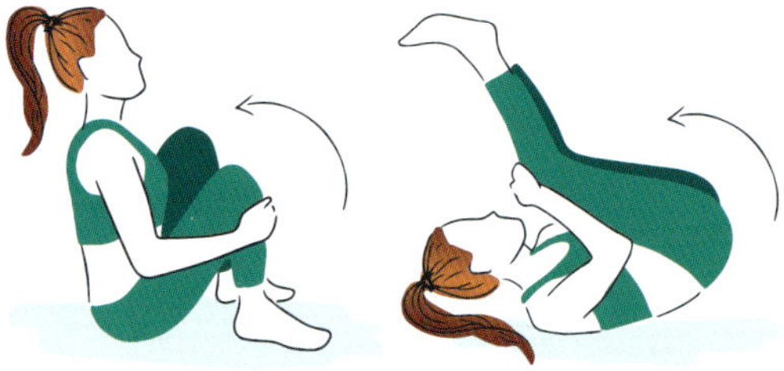

En position assise, jambes pliées, pieds écartés à la largeur du bassin, vos mains juste sous vos genoux, roulez vers l'arrière comme si vous faisiez une roulade, puis revenez en position assise, le dos bien droit (exercez sur vos genoux une pression vers vous pour vous aider à bien vous grandir, comme si vous vouliez toucher le ciel avec le haut de votre tête). Roulez de nouveau vers l'arrière. Inspirez en roulant, puis expirez en revenant en position assise, le dos droit. Répétez quinze fois de suite.

Cet exercice est idéal pour étirer la colonne vertébrale et stimuler les points énergétiques qui se trouvent le long de celle-ci. Si vous perdez un peu l'équilibre au début, ne vous découragez pas. Comme pour tous les exercices, prenez votre temps et concentrez-vous sur votre respiration…

LA CHARRUE, POUR DÉTENDRE LES MUSCLES DU DOS (ET DES JAMBES)

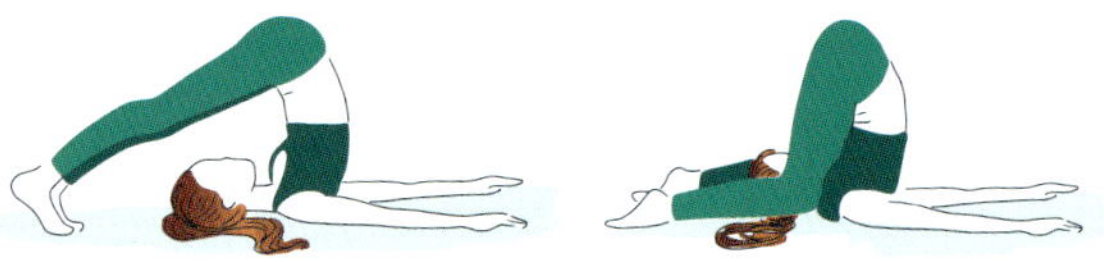

Ramenez vos genoux vers la poitrine en les enroulant avec vos mains pour vous détendre. Si vous êtes particulièrement souple, restez sur le dos et envoyez les pieds loin derrière la tête, jambes tendues, en touchant le sol avec vos pieds si possible ; ensuite, repliez vos jambes pour venir rapprocher vos genoux de vos oreilles.

N'oubliez pas d'inspirer et d'expirer dans la position finale. À chaque expiration, mais sans mouvement brusque, descendez un peu plus vos genoux vers le sol.

LA TORSION ASSISE (POUR ASSOUPLIR LA COLONNE VERTÉBRALE)

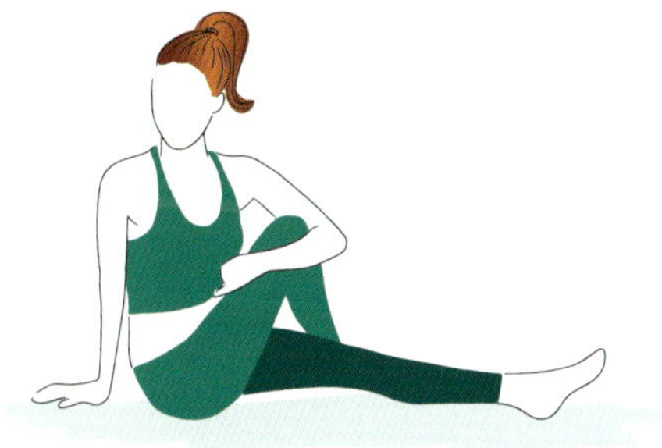

Revenez assise sur le tapis, jambes tendues devant vous. Attrapez vos fesses par-derrière et tirez-les afin d'avoir une bonne position et le dos parfaitement droit et étiré. Repliez la jambe gauche vers vous, pied gauche au niveau du genou droit. Entourez votre genou gauche avec votre bras (coude) droit et ramenez-le vers votre poitrine (comme si vous lui faisiez un câlin) pour vous aider à vous grandir. Le dos reste bien droit. Placez votre main gauche derrière votre fesse gauche et pivotez votre épaule gauche vers l'arrière ; votre regard suit votre épaule et vient chercher loin derrière vous. Inspirez en position. À chaque expiration, allez chercher un peu plus loin dans la torsion. Faites ensuite la même torsion de l'autre côté. Ce mouvement permet d'étirer la colonne vertébrale et de lui donner de la flexibilité et de la souplesse.

L'ÉTIREMENT DU DOS EN ROTATION

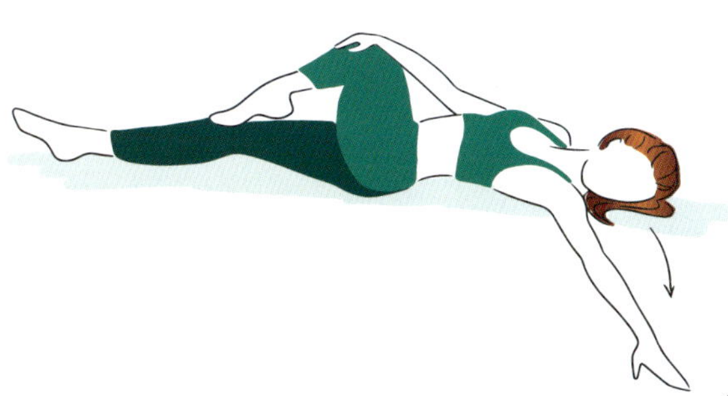

Allongée, la jambe gauche tendue au sol, la jambe droite levée formant un angle droit, posez votre main gauche sur l'extérieur de votre genou droit et laissez-le doucement s'abaisser vers le sol du côté gauche. Les épaules doivent rester bien au sol, et la tête est tournée du côté opposé. Inspirez, puis expirez pendant 30 secondes. À chaque expiration, essayez de rapprocher davantage votre genou du sol. Recommencez de l'autre côté.

DOS CREUX-DOS ROND (POUR RELAXER LA COLONNE)

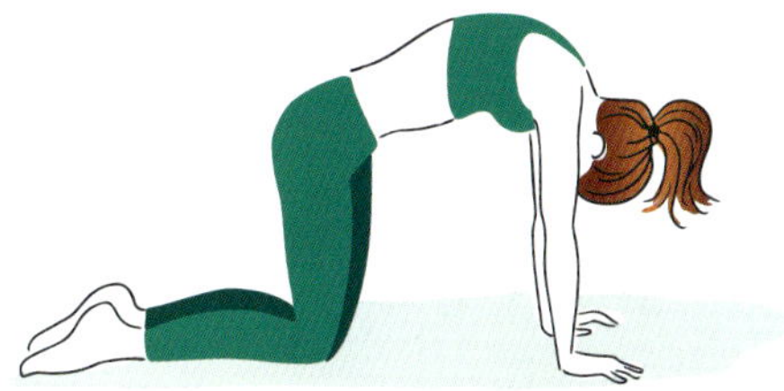

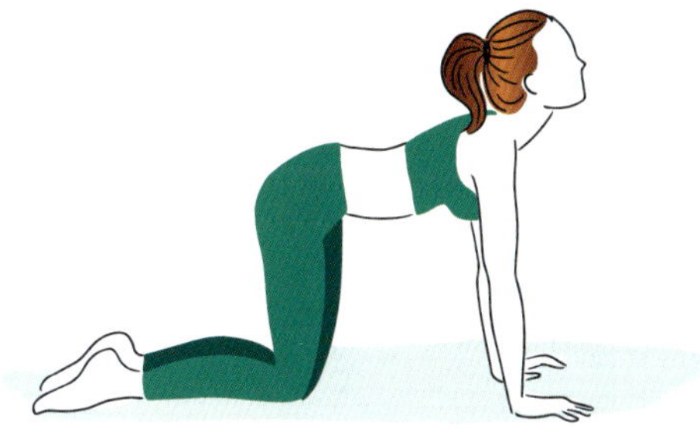

Mettez-vous à quatre pattes sur le tapis. Les bras sont tendus dans l'alignement des épaules, et les genoux écartés avec la même ouverture. Faites le chat. Creusez le dos en étirant bien la tête, menton vers le haut, puis faites le dos rond en rentrant la tête et en essayant d'allant toucher votre gorge. On inspire à chaque changement de position, on expire dans la posture (dos creux ou dos rond). Faites quinze répétitions, puis terminez en arrondissant le dos le plus possible. Relâchez doucement.

POSITION DE L'ENFANT (POUR SOULAGER LE BAS DU DOS ET L'ÉTIRER)

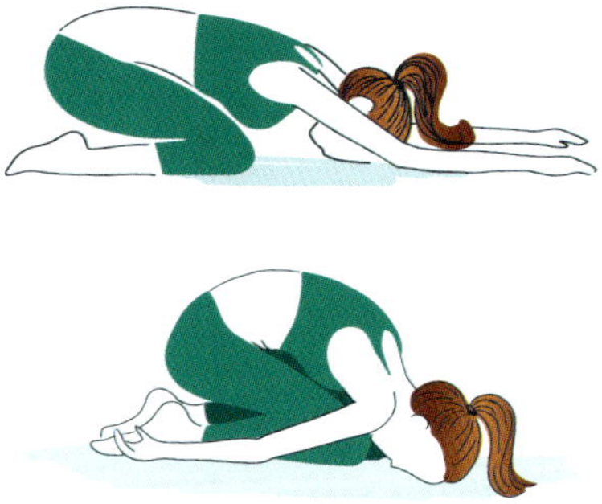

À genoux sur le tapis, abaissez votre poitrine et posez les fesses sur vos pieds, front sur le sol, nuque droite, paume des mains bien à plat. Étirez vos bras devant vous le plus possible. À chaque expiration, avancez les mains pour gagner quelques centimètres du bout des doigts. Restez en position 1 minute. Vous allez sentir votre colonne s'étirer.

Passez vos bras vers l'arrière le long du corps, paume des mains vers le ciel, de chaque côté des pieds. Vous êtes dans la position de l'enfant. Concentrez-vous sur votre respiration pour chasser les pensées parasites et faire le vide dans votre tête ou, si vous êtes déjà bien relaxée, pensez à des choses qui vous apportent joie ou sérénité.

UN DERNIER ÉTIREMENT, ET NAMASTÉ !

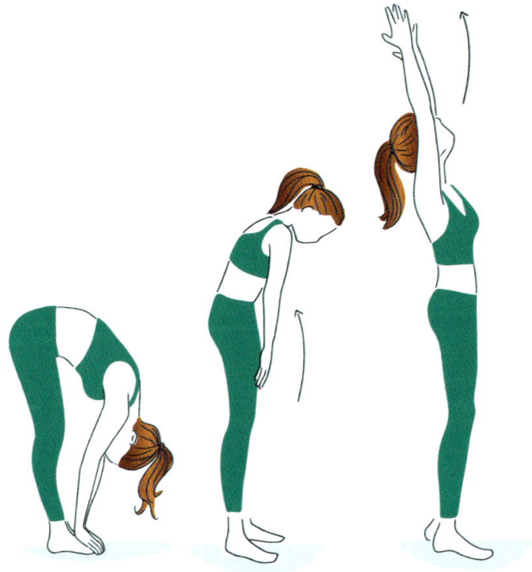

Passez en position assise, puis redressez-vous tout doucement, vertèbre par vertèbre, la tête en dernier, jusqu'à revenir en position debout. Bras tendus, paume des mains vers le ciel, formez un soleil avec vos bras jusqu'à les laisser se joindre au-dessus de votre tête. Mettez-vous sur la pointe des pieds si vous le pouvez et étirez vos bras vers le ciel le plus haut possible, puis relâchez. Répétez deux fois, avant de ramener vos mains en prière au niveau de votre poitrine. Namasté !

Mes bains de mer *énergisants*

MON ACTIVITÉ PRÉFÉRÉE QUAND JE SUIS AU BORD DE LA MER, C'EST ME LEVER AVANT TOUT LE MONDE ET ALLER NAGER SEULE, TÔT LE MATIN. J'ENFILE MES SPLENDIDES PALMES, MES LUNETTES DE PLONGÉE (JE LAISSE AUSSI MON EGO SUR LE SABLE), ET C'EST PARTI POUR AU MOINS 30 MINUTES DE NAGE ! À CETTE HEURE-LÀ, IL N'Y A ENCORE PERSONNE DANS L'EAU, C'EST LA LIBERTÉ TOTALE ! CE QUE J'AIME DANS LA NAGE, C'EST QUE C'EST UNE ACTIVITÉ ULTRA-COMPLÈTE, PARFAITE POUR ALLIER PLAISIR ET DÉPENSE PHYSIQUE. CERISE SUR LE GÂTEAU, L'EAU DE MER AMÉLIORE LA CIRCULATION SANGUINE ET S'ATTAQUE AUX PROBLÈMES DE RÉTENTION D'EAU.

Si vous n'êtes pas au bord de la mer, nager en piscine est une bonne alternative. À raison de trois fois par semaine pendant 30 minutes, c'est idéal ! Et puis, à moins de se lancer dans la natation synchronisée, aucun risque de blessure ni de pression sur les articulations, même si on a les genoux fragiles. C'est top pour raffermir les tissus, se débarrasser de sa vilaine cellulite et brûler des calories ni vu ni connu. Mon petit truc en plus, ce sont mes écouteurs aquatiques avec une playlist de sirène pour me motiver à fond !

LA NAGE AVEC DES PALMES : C'EST MOCHE, MAIS ÇA MARCHE !

Personnellement, les palmes me donnent une allure improbable — moitié manchot, moitié petite mamie à bonnet de bain —, mais elles me permettent de nager plus vite en faisant davantage travailler le bas du corps (fessiers, cuisses, mollets, bas du dos). Les muscles sont très sollicités, et le rythme cardiaque s'accélère. Perso, j'alterne palmes mains et palmes pieds. Pour obtenir des résultats, il faut les chausser deux ou trois fois par semaine à raison de 30 à 45 minutes par séance. Si vous nagez en piscine, les palmes courtes sont plus indiquées. N'oubliez pas de faire quelques exercices d'échauffement avant de les enfiler.

Exo #1

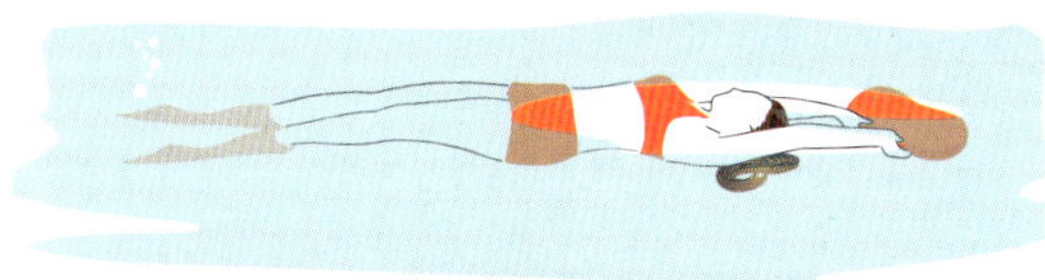

Sur le dos, tenez une planche devant votre tête, bras tendus au maximum. La tête est posée sur l'eau et les hanches restent à la surface de celle-ci. Gainez vos abdos et palmez sans vous arrêter, en impulsant le mouvement à partir des fessiers. Les palmes ne doivent pas sortir de l'eau, ni faire d'éclaboussures.

Exo #2

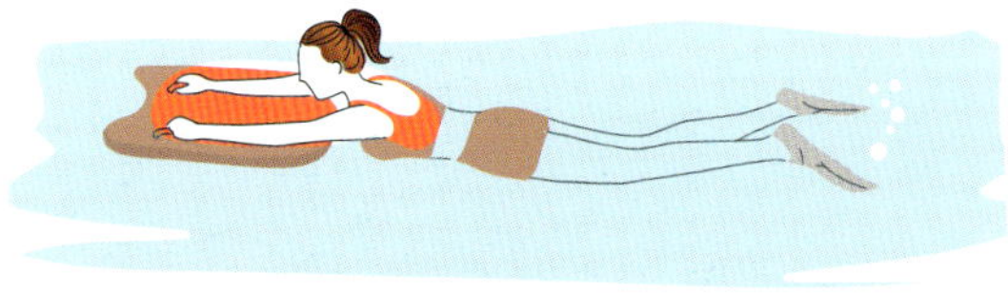

Sur le ventre, tenez l'extrémité de la planche à deux mains loin devant vous, bras tendus, et gardez le buste droit dans l'eau. Veillez à ce que vos jambes soient bien tendues, immergées dans l'eau, et faites des battements souples et amples. Les genoux bougent au minimum, le mouvement doit partir des hanches. Ce sont les fesses et les cuisses qui prennent le relais. Gainez bien vos abdos.

LA SÉRIE

En fonction de votre niveau, alternez une longueur sur le dos, puis une longueur sur le ventre, trois ou quatre fois de suite. Si c'est trop difficile, vous pouvez alterner la nage avec et sans palmes, pour reposer vos muscles. Variante : nager le crawl ou le dos crawlé avec vos palmes.

L'AQUAGYM : ÇA N'EST PAS RÉSERVÉ AUX PLUS DE 70 ANS

Perso, c'est une activité cardio que j'adore. Elle permet de se muscler en mer ou en piscine, avec des exercices qui font travailler tout le corps. Une fois que l'on a mis ses préjugés au placard, c'est un must, et on peut profiter d'exercices comme des fentes, des battements de jambes ou du running dans l'eau, en bougeant également les bras sous l'eau ou au-dessus.

Exo #1

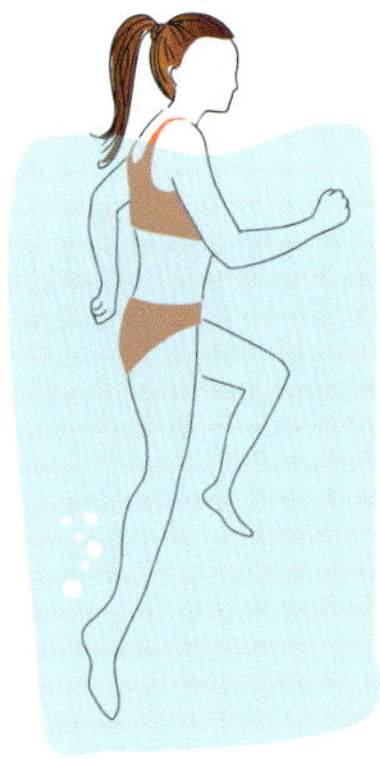

Faites de 3 à 5 minutes de running dans l'eau sans vous arrêter, de préférence à une profondeur où vous n'avez pas pied. Bougez aussi les bras devant vous pour bien maintenir votre équilibre.

Exo #2

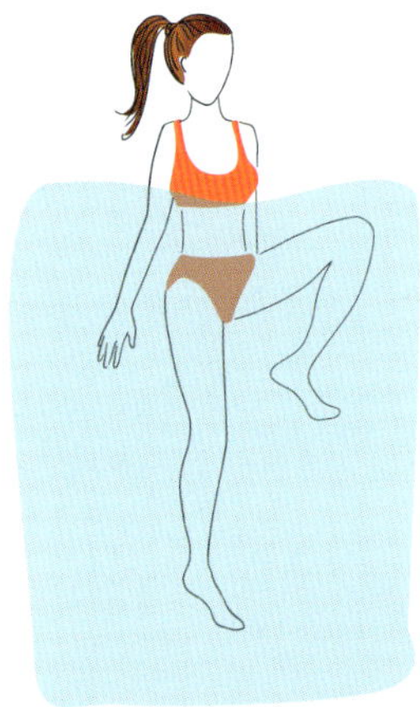

Faites de 3 à 5 minutes de montées de genou sans vous arrêter, là où vous avez pied.

Exo #3

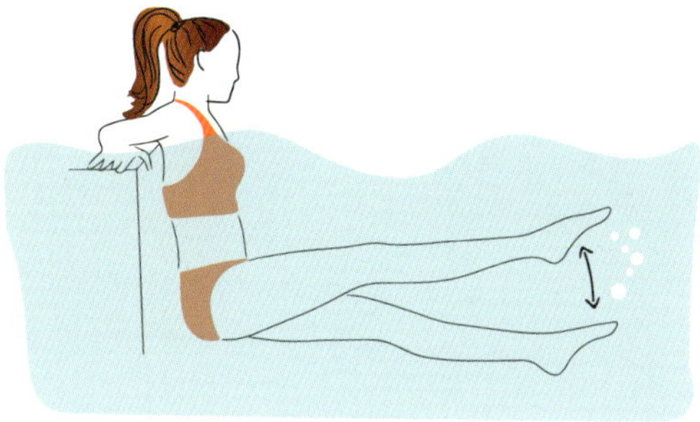

Adossée au bord de la piscine à une profondeur où vous n'avez pas pied, dos bien aligné avec la nuque, bras ouverts en croix et reposant sur le bord, jambes à l'horizontale.

Faites de 3 à 5 minutes de battements de jambes verticaux.

Faites ensuite de 3 à 5 minutes de ciseaux à l'horizontale.

LE LONGE-CÔTE : LE SPORT AQUATIQUE POUR LES NULS

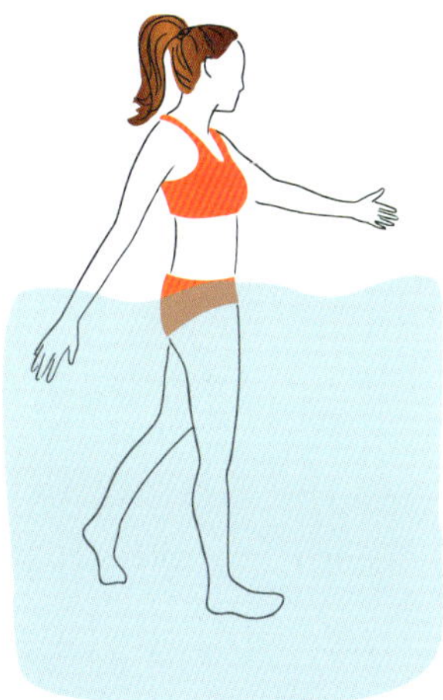

Rien de mieux qu'une randonnée à pied dans l'eau en longeant la côte, d'où son nom. Si l'on s'y prend bien (mais avouez qu'il est difficile de se planter), le corps est immergé dans l'eau jusqu'à la taille, et doté ou non d'une combinaison en fonction de la température de l'eau. À la clé, un corps gainé, une circulation boostée et une meilleure oxygénation. C'est facile, ludique, et on peut le pratiquer en famille sans prise de tête ! Ticket gagnant pour les Bretons ! Si l'eau est fraîche, la dépense calorique est plus élevée !

LE STAND-UP PADDLE : POUR SURFER SUR SES KILOS !

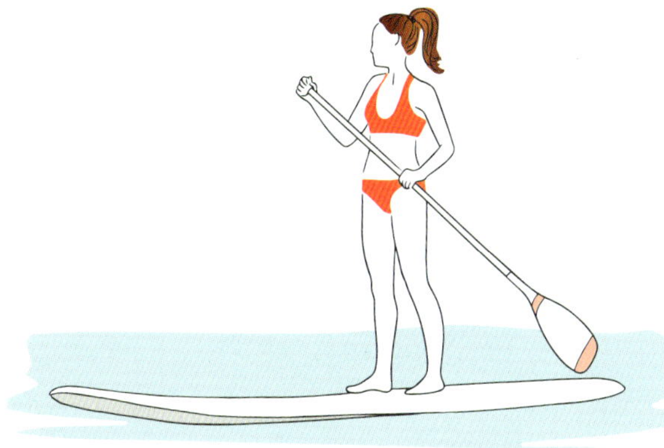

Aussi appelé SUP, le stand-up paddle consiste à se promener sur la mer ou sur un lac debout sur une grosse planche et armé d'une pagaie. Contrairement aux apparences, déambuler en regardant l'horizon n'a rien d'une promenade de santé. Le challenge ? Rester debout sur la planche nécessite de gainer son corps et de maintenir son équilibre. Autant vous dire qu'avec la pagaie, les jambes, la ceinture abdominale et le haut du corps sont très sollicités. Mon conseil : éviter les tee-shirts et paréos au début, car vous avez toutes les chances de finir à l'eau. Heureusement, on trouve rapidement son équilibre, ce qui permet de se balader des heures durant.

C'est bon pour moi !

Pas besoin d'être une championne pour faire du paddle ! Il suffit de savoir nager. Assise ou debout sur cette grosse planche, au milieu de l'eau, mais toujours près de la côte, on profite de l'eau et du paysage. Et on respire un air pur, chargé d'iode et d'oxygène, exactement ce dont on a besoin !

Mon yoga d'été

AVEC SAMUEL GANES

VOICI TROIS POSTURES POUR LIBÉRER LE CŒUR ET LES ÉMOTIONS NÉGATIVES, AMÉLIORER LA CIRCULATION SANGUINE ET DIMINUER LES TENSIONS, À FAIRE EN RESPIRANT TRANQUILLEMENT, TOUJOURS PAR LE NEZ. ÉVITEZ DE MANGER ET DE BOIRE DE TROP GRANDES QUANTITÉS D'EAU (PLUS D'UN LITRE) DANS LES TROIS HEURES QUI PRÉCÈDENT LA PRATIQUE.

La bonne fréquence pour chaque posture : de 5 à 10 cycles respiratoires par posture en une fois, ou de 3 à 6 cycles respiratoires de chaque côté pour les postures à faire à droite, puis à gauche. Ensuite, relâchez lentement et faites les transitions entre les postures sans urgence.

Pour rappel : un cycle respiratoire équivaut à une inspiration et une expiration, avec le nez.

LE LÉZARD

Uttan prishthasana

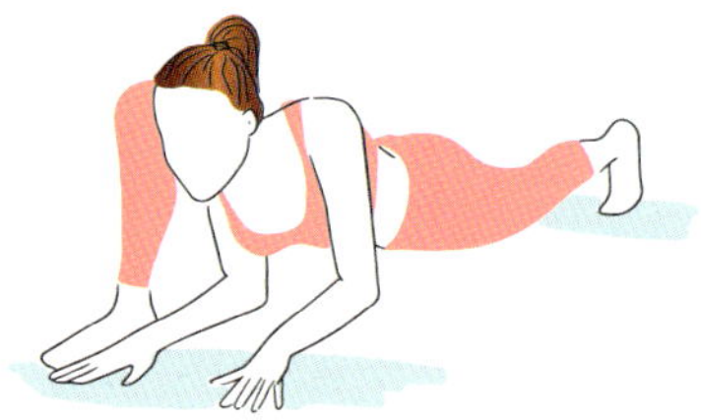

Position de départ : à quatre pattes, comme une table (mains sous les épaules, genoux et pieds au sol, dans l'ouverture des hanches).

Ramenez un pied vers l'avant du tapis et placez-le à l'extérieur de la main du même côté. Vous pouvez alors reculer lentement le genou et le pied de la jambe restée au sol.

Les deux mains sont à plat sur le sol dans l'ouverture des épaules. Le regard vers l'avant, gardez l'alignement du cou et du dos parallèles au sol, en ouvrant la poitrine.

Vous pouvez, plus tard, tenter de poser les coudes et les avant-bras au sol, toujours dans l'ouverture des épaules, sans joindre les mains.

Relâchez lentement et faites les mouvements inverses pour revenir à la posture initiale.

À faire du côté droit, puis du côté gauche.

Les bienfaits

- Élimine les émotions négatives par étirement intense du psoas (le muscle qui va des lombaires jusqu'à la hanche).
- Renforce le dos.
- Libère le cœur par ouverture de la poitrine.

LE SAGE MARICHYA (TORSION INVERSÉE ASSISE)

Marichyasana II

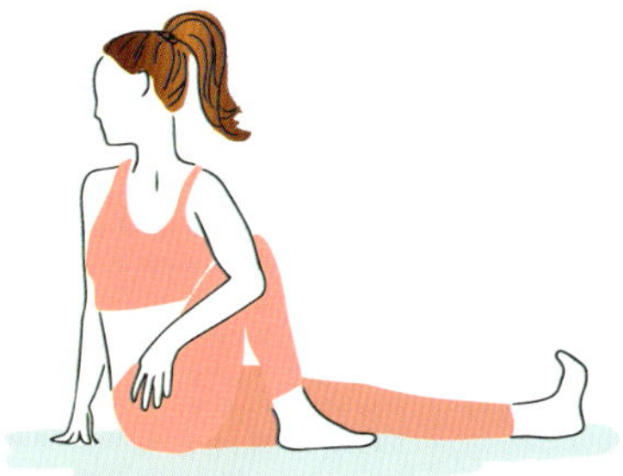

Position de départ : assise, les deux jambes étirées devant vous, pieds flex, dos droit, bassin non rétroversé ; aidez-vous en vous asseyant sur une brique ou un coussin dur au besoin.

Pliez une jambe, l'autre reste étirée devant vous, et ramenez le pied à plat du côté extérieur de la jambe étirée au sol, niveau genou ou cuisse. Si ça tire trop sur votre hanche, posez le pied du côté intérieur de la jambe.

Du côté de la jambe pliée, poussez l'épaule vers l'extérieur et posez au sol le bout des doigts de la main derrière vous.

Du côté de la jambe étirée au sol, étirez le bras vers le ciel, puis vers l'avant, en ramenant le coude et le haut de l'autre bras à l'extérieur de la cuisse de la jambe pliée.

Étirez le dos sur une inspiration, en poussant dans la main derrière, et twistez sur une expiration, avec une pression du bras sur la jambe.

Continuez sur ces mouvements subtils couplés à la respiration, en regardant un point derrière vous, par-dessus votre épaule.

À faire du côté droit, puis du côté gauche.

Les bienfaits

- Aide à éliminer les toxines par le massage du côlon.
- Relâche les tensions du dos et du bassin.
- Libère les énergies négatives en étirant les nerfs et les muscles des hanches.
- Stimule l'irrigation cérébrale et l'élimination des tensions de la nuque.

VIVE LE OUTDOOR !

Le matin et la fin d'après-midi sont les meilleurs moments pour pratiquer et se reconnecter avec la nature. Fuyez les heures trop chaudes et le plein soleil ! Sur la plage, au bord d'un lac ou face à une montagne, l'environnement apporte une dimension plus énergisante à votre séance.

LA CHANDELLE

Sharvangasana

Position de départ : allongée sur le dos, les jambes sont engagées et serrées, et les pieds pointés.

Les bras le long du corps, étirez les avant-bras et les mains vers le ciel, paumes des mains l'une vers l'autre, tout en gardant les coudes au sol.

Sur une inspiration, montez les jambes vers le ciel, puis le bassin et le bas du dos, sous lequel vous poserez vos deux mains.

Gardez le pont naturel de votre nuque. Si vous sentez vos cervicales s'écraser, pressez l'arrière de votre crâne sur le sol.

Étirez au maximum les jambes et la partie basse du torse vers le ciel tout en ramenant les pieds le plus possible au-dessus du bassin (plutôt qu'au-dessus de la tête).

Respirez tranquillement en gardant cette position inversée, en regardant vers le ciel.

Si vous n'arrivez pas à lever votre fessier et le bas du dos, ne levez que vos jambes en les pointant vers le ciel.

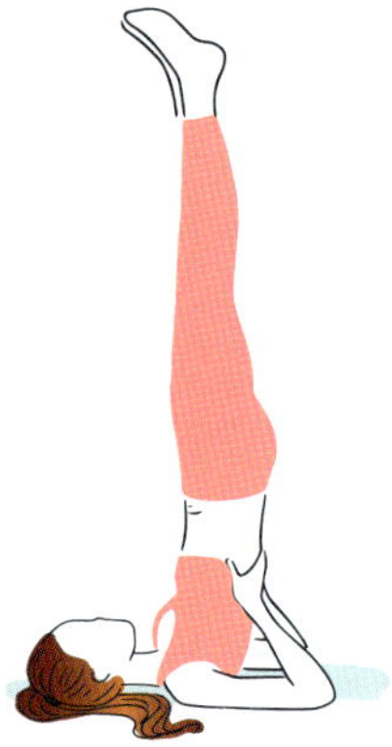

Attention à sortir de cette posture lentement et avec contrôle.

Les bienfaits

- Régule la circulation sanguine et réduit la sensation de jambes lourdes.
- Libère les tensions de la zone digestive en inversant la gravité.
- Régule les flux hormonaux des glandes thyroïde et parathyroïde.
- Relance la circulation sanguine au niveau du cervelet et du cerveau.

Le pranayama de l'été

SHITALI

Shitali signifie « rafraîchissant » en sanskrit. Cette respiration va donc rafraîchir le corps, calmer le feu digestif et l'état émotionnel, réduire l'acidité gastrique et les remontées acides, diminuer la sensation de faim et de soif, et activer le foie. L'inspiration se fait par la bouche et l'expiration par le nez.

Attention, cette respiration est contre-indiquée en cas d'aérophagie chronique.

Position de départ : asseyez-vous dans une position confortable (en tailleur, à genoux ou en lotus). Utilisez éventuellement un coussin, une brique ou un banc de méditation pour garder le bassin droit.
Fermez les yeux. Le ventre et le bas du dos sont subtilement engagés, les épaules roulées légèrement vers l'arrière, la poitrine est ouverte, les mains posées sur les cuisses, la nuque droite et la tête dans le prolongement de la colonne.
Mettez la bouche en cul de poule, sortez légèrement la langue et incurvez-la en forme de U. La langue, ainsi tirée vers l'extérieur de la bouche, va automatiquement agir sur le pharynx et ouvrir légèrement l'estomac.
Inspirez par la bouche : la gouttière formée par la langue conduit une grosse partie de l'air entrant dans les poumons, tandis qu'une petite partie va venir brasser l'estomac, réduisant l'activité gastrique, avec un effet rafraîchissant.
Sans rétention, fermez la bouche et expirez immédiatement et tranquillement par le nez.

La bonne fréquence : effectuez 5 ou 6 cycles au maximum.

Beauté

“

L'été, sous la lumière du soleil, avec un joli hâle sur la peau, on a vite fait de se sentir plus Cindy Crawford qu'Arlette Chabot ! Le soir, un peu d'huile pailletée sur la peau, une touche de maquillage, un chignon bas ou une queue-de-cheval encore humide, et c'est la dolce vita *sur la* French Riviera *! Enfin, ça… c'est l'idée ! Pour vivre à fond ces délicieux moments, quelques précautions s'imposent : on s'expose au soleil à petites doses et, progressivement, on cajole ses cheveux, exposés au soleil, et on chouchoute ses jambes pour les maintenir en pleine forme malgré la chaleur…*

”

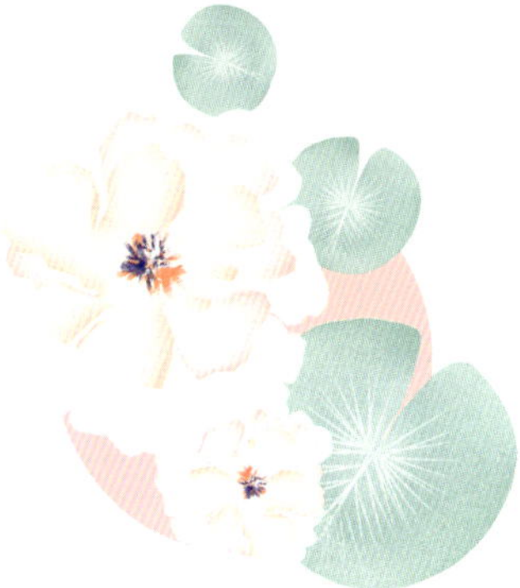

Mission maillot de bain
la check-list !

J'ADORE QUAND VIENT LE MOMENT D'ACHETER SES CRÈMES SOLAIRES ET DE FAIRE SA CHECK-LIST AVANT DE PARTIR POUR LES VACANCES D'ÉTÉ. POUR NE PAS COMMENCER MA VALISE (ET LES DÉPENSES QUI VONT AVEC) EN AVRIL, JE ME FAIS TOUS LES ANS UNE *TO-DO LIST* SPÉCIAL ÉTÉ…

JE PASSE EN MODE GOMMAGE

Pour ne pas avoir de mauvaise surprise une fois étendue sur sa serviette, mieux vaut traquer dès le printemps les envahisseurs (les poils incarnés ou les petits boutons)… et les exterminer ! On n'oublie pas bien sûr de s'hydrater ensuite, en insistant bien sur les zones les plus sèches. À la clé : une peau douce et lisse, façon Romy Schneider dans *la Piscine.*

JE FAIS LA GUERRE AUX POILS

S'ils sont tenaces, mieux vaut ne pas s'y prendre au dernier moment ; sinon, bonjour le boulot à abattre. Avant même les beaux jours, lancez-vous dans une chasse aux poils minutieuse : jambes, aisselles, maillot, ne leur faites aucun cadeau ! Quelle solution adopter ? La plus adaptée à votre pilosité et à votre budget. Cire, rasoir et épilateurs électriques ont l'avantage d'être peu onéreux. Si vous voulez une solution plus « définitive », mieux vaut anticiper. Les séances de laser ou de lumière pulsée se font de manière espacée et peuvent prendre plusieurs mois, selon la zone à traiter. C'est néanmoins une bonne option si vous êtes prête à casser votre tirelire.

JE M'OFFRE UNE MANUCURE DE COMPÈTE

L'été, on a envie de couleur sur ses mains… et sur ses pieds ! Une façon de faire honneur à ces sandales toutes neuves qui n'ont pas encore foulé le pavé ! Si vous voulez être tranquille pour toutes les vacances, n'hésitez pas à opter pour la pose d'un vernis semi-permanent.

JE FAIS UNE CURE DE DRAINAGE LYMPHATIQUE

L'été est la saison préférée de la cellulite. Rien d'étonnant, c'est le seul moment où elle peut se montrer ! Pour agir avant l'été, rien de mieux qu'une cure de drainage, à raison d'une fois par semaine pendant deux mois. En quoi ça consiste ? Des pressions régulières sur l'ensemble du réseau lymphatique du corps, et des mouvements de pompage pour relancer la circulation. Le but ? Améliorer la circulation lymphatique et sanguine, et favoriser une bonne oxygénation des tissus. Le résultat ? Une sensation de légèreté et… un gros coup dur pour la cellulite ! Perso, je suis une adepte de la méthode Rénata Franca associée à la madothérapie. Pour booster ce super-soin anticellulite, j'ajoute 10 gouttes d'huile essentielle de citron dans 1 litre d'eau mis dans une bouteille de verre ! Un must d'efficacité !

J'AVOUE, JE SUIS BIEN PLUS VAHINÉ QU'ESKIMO ! JE RECHARGE DAVANTAGE MES BATTERIES AU CONTACT DU SOLEIL ET DE LA CHALEUR. SI, COMME MOI, VOUS AIMEZ LES DOUX RAYONS DE L'ASTRE SOLAIRE, PENSEZ À PRÉPARER VOTRE PEAU EN AMONT ET À BIEN VOUS PROTÉGER PENDANT LES EXPOSITIONS.

L'ARME ANTI-CACHET D'ASPIRINE : UNE CURE DE COMPLÉMENTS ALIMENTAIRE SOLAIRE

Ma presque meilleure amie avant l'été pour obtenir un hâle de déesse ! À base de bêtacarotène, de lycopène et de lutéine, de vitamine E, de sélénium et de cuivre, ces compléments alimentaires préparent la peau, accélèrent le bronzage et le prolongent. Petit effet autobronzant d'avant les vacances, vertus antioxydantes et anti-âge me rendent toute guillerette… À prendre un mois avant l'exposition, pendant celle-ci et un mois après le retour des vacances. *Exit* les coups de soleil et *welcome* au teint de pêche jusqu'en octobre.

L'ARME ANTI-HOMARD : ADOPTER LES BONNES PRATIQUES AU SOLEIL

Pour bien vivre au soleil, les spécialistes recommandent :

• de ne pas s'exposer aux heures les plus chaudes. Entre 12 h à 16 h environ, selon son lieu de villégiature, évitez l'exposition directe quand le soleil est au zénith. Ça tombe bien, me direz-vous, c'est l'heure du déjeuner puis de la sieste ! Profitez-en pour bouquiner dans un hamac à l'ombre, faire quelques activités calmes avec les enfants ou vous détendre dans une pièce fraîche…

• de se couvrir, la base de la protection devant être ves-ti-men-taire ! Gardez toujours un chapeau ou une casquette sur la tête pour protéger votre visage et vos cheveux. Et investissez dans une bonne paire de lunettes de soleil, surtout si vous avez les yeux clairs.

• de garder un tee-shirt quand on fait du vélo, une balade ou du jardinage. Il faut aussi se couvrir la tête et réappliquer régulièrement sa crème solaire afin d'éviter le look cuisson saignante quand il fait très chaud.

L'ARME ANTI-VIEILLE PEAU : LA PROTECTION SOLAIRE

On ne le répétera jamais assez, le soleil est le principal responsable du vieillissement de la peau (rides, ridules, taches et perte de fermeté). Pour conserver le plus longtemps possible une jolie peau quand on a passé les 40 ans, il est essentiel de protéger son visage ainsi que son corps à chaque exposition.

• Investissez dans un soin solaire spécifique pour le visage avec un fort indice de protection, un SPF 50 ou 50+. Si, comme moi, vous voulez aller plus loin dans votre démarche, achetez votre soin solaire dans un magasin bio et scannez sa composition sur Yuka. Malheureusement, les soins solaires classiques contiennent trop souvent des ingrédients à risque pour notre santé, et désastreux pour nos océans…

• Optez également pour un lait ou une huile SPF 50+, à appliquer toutes les deux heures sur tout le corps, avant et après chaque baignade, pour être bien protégée. Ne zappez surtout pas certaines zones comme le cou, les oreilles, l'arrière des jambes ou les pieds.

• Halte aux préjugés ! Protéger sa peau n'a jamais empêché de bronzer ! C'est même tout l'inverse. D'après les dermatologues, une peau bien protégée garantit un bronzage plus beau et plus durable.

Bronzez moins, mais mieux !

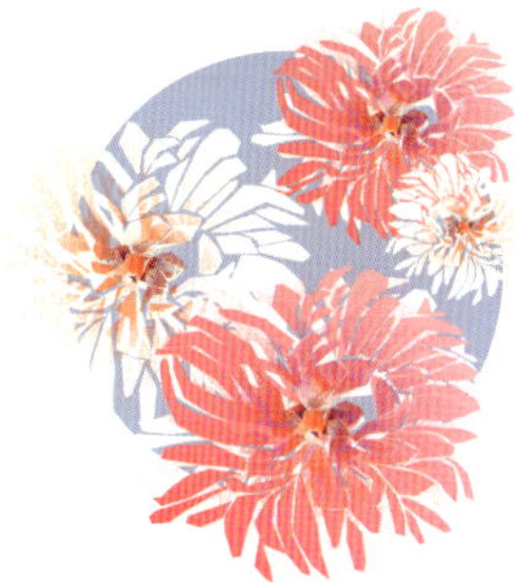

Soignez vos jambes *de gazelle*

SI VOUS ENVISAGEZ DE SORTIR ROBES, JUPES ET SHORTS, RIEN DE TEL QU'UN MINI-PROGRAMME BEAUTÉ POUR S'ASSURER UN EFFET WAOUH.

VOS JAMBES MÉRITENT UN GOMMAGE

- Gommez-les une ou deux fois par semaine des chevilles jusqu'aux fesses.
- Choisissez votre gommage avec des grains plutôt fins pour ne pas agresser votre peau, ou en huile pour un combo hydratation. Massez vos jambes en effectuant de légers mouvements circulaires de bas en haut. Cela permet d'éliminer les cellules mortes et de limiter l'apparition de poils incarnés.

VOS JAMBES ONT SOIF

SUR PEAU NORMALE À SÈCHE

Un lait corporel ou une crème à la fois hydratante et nourrissante feront des merveilles. Grâce à ce geste quotidien, vos jambes deviendront rapidement douces et lisses

SUR PEAU TRÈS SÈCHE

Préférez un baume ou un beurre, à utiliser comme un soin SOS. Très nourrissant, il vient à la rescousse des peaux abîmées par le soleil, le vent, le sel et l'eau de mer.

Le bon geste ? On l'applique de préférence le soir après la douche sur peau encore humide. Ne vous privez pas non plus d'appliquer une huile végétale (argan, coco, amande douce…). Riche en actifs, et surtout en antioxydants, elle va permettre d'assouplir l'épiderme, de le rendre plus doux et de le protéger contre le dessèchement et le vieillissement.

VOS JAMBES AIMENT LE SOLEIL (MAIS PAS TROP)

- Si vous avez des problèmes de rétention d'eau ou de varices, ou si vos jambes ont tendance à gonfler, je vous conseille de les exposer plusieurs fois au soleil, mais brièvement, et de vous baigner régulièrement pour les rafraîchir et faciliter le retour veineux.
- Marchez dans l'eau, nagez, faites des mouvements d'aquagym… Toutes les activités nautiques sont recommandées par les phlébologues pour tonifier nos gambettes et les maintenir en super-forme.
- Chaque matin et chaque soir, passez sur vos jambes un jet d'eau fraîche, en remontant des pieds jusqu'aux fesses, pour stimuler la circulation et apaiser les sensations de lourdeur.

- Pour améliorer la circulation sanguine, testez la cure de plantes sous forme de gélules, de comprimés ou d'ampoules à base d'hamamélis, aux propriétés décongestionnantes, de ginkgo biloba ou de vigne rouge, riche en flavonoïdes, des antioxydants qui luttent contre le vieillissement.
- Utilisez un soin en spray, en gel, en crème ou en mousse, formulé avec les mêmes extraits de plantes (marron d'Inde, vigne rouge, hamamélis, ruscus ou ginkgo biloba) que les gammes médicamenteuses. Certains produits contiennent également du menthol, de la menthe poivrée ou du camphre pour un effet super-rafraîchissant. Pour un effet encore plus waouh, gardez votre soin au réfrigérateur
- Si vous prenez l'avion ou le train, si vous travaillez assise à un bureau ou si vous êtes, comme moi, souvent debout à piétiner, agitez régulièrement les pieds, faites des rotations avec vos chevilles et levez-vous pour marcher toutes les heures et demie. Au besoin, pensez à enfiler des bas ou des chaussettes de contention pour les longs trajets ou les stations debout prolongées… #toujoursplussexy !
- Pensez à boire suffisamment quand il fait chaud ! Plus on boit, mieux on élimine. Buvez jusqu'à 2 litres d'eau par jour quand les températures grimpent, et souvenez-vous qu'une peau bien hydratée est une peau plus lisse, plus douce et plus ferme…

◆

LES PIEDS AU MUR POUR RELANCER LA CIRCULATION

Pour soulager mes jambes lourdes, je m'allonge sur le dos, par terre ou sur mon lit, jambes à la verticale contre le mur, pendant 15 à 20 minutes. Vous pouvez aussi, dans la même position, vous masser avec un soin drainant en partant des chevilles et en descendant vers les mollets, puis les cuisses, avec les mains des deux côtés de la jambe. À faire le soir… ou dès que vous en ressentez le besoin !

◆

MA RECETTE NATURELLE

Un bain pour pieds fatigués

Il vous faut :

- une bassine
- du gros sel marin
- du vinaigre de cidre

Remplissez la bassine à mi-hauteur d'eau tiède. Ajoutez une poignée de sel marin, puis deux petits verres de vinaigre.

Plongez vos pieds dedans et détendez-vous pendant 15 à 20 minutes.

Rincez rapidement et appliquez un soin hydratant.

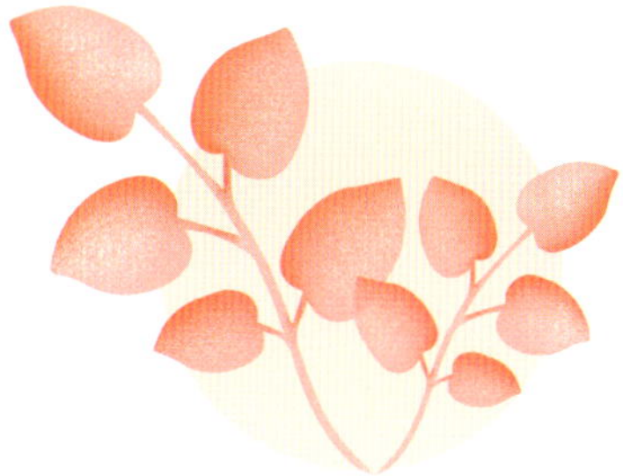

Chouchoutez votre peau

après le soleil

APRÈS QUELQUES HEURES PASSÉES AU SOLEIL, JE PRENDS SOIN DE BIEN RÉHYDRATER MA PEAU, CAR ELLE EST PLUTÔT SÈCHE APRÈS LES BAINS DE MER SUCCESSIFS OU LE CHLORE DE LA PISCINE. POUR GARDER UNE PEAU DOUCE ET SOUPLE EN TOUTES CIRCONSTANCES, JE NE FAIS JAMAIS L'IMPASSE SUR L'APPLICATION D'UN BON SOIN APAISANT ET RÉPARATEUR !

POUR LE CORPS…

Je mise toujours sur un soin après-solaire bio et naturel en sortant de la douche. Formulé avec des huiles végétales et/ou de la glycérine, les soins de ce type sont à la fois nourrissants, réhydratants et réparateurs grâce à des actifs anti-âge (vitamine E) et apaisants (D-panthénol). Si vous n'êtes pas branchée soins après-soleil, un lait corporel nourrissant classique fera très bien l'affaire. Vous pouvez aussi choisir un beurre végétal, comme le karité, très efficace pour nourrir et assouplir la peau.

POUR LE VISAGE…

Un soin fluide dopé en antioxydants sera votre meilleur allié. Vous pouvez aussi continuer à appliquer votre crème de nuit habituelle, sauf si elle contient des ingrédients comme le rétinol, les acides de fruits ou la vitamine C, qui sont connus pour ne pas faire bon ménage avec le soleil.

Pour une alternative plus naturelle, le gel d'aloe vera, à la fois apaisant, réhydratant et réparateur est toujours une bonne idée. Cette plante cicatrisante aux multiples vertus fait aussi des miracles contre les coups de soleil ou les brûlures. Sinon, vous pouvez aussi, comme moi, privilégier les huiles végétales (encore, je sais, mais j'en suis gaga…). Mettez un peu d'huile d'argan, de calendula ou d'arnica dans le creux de votre main et ajoutez-y deux ou trois gouttes d'huile essentielle de lavande vraie ou d'arbre à thé, puis massez délicatement là où ça brûle. Et comme ces huiles essentielles sont polyvalentes, la lavande vraie vous permettra aussi de lutter contre le mal de tête si vous avez une insolation ou de soulager une piqûre d'insecte ou une petite plaie. Que demander de mieux?

Et les compléments alimentaires dans tout ça ? Grâce à ses acides gras essentiels, l'association d'huile d'onagre et d'huile de bourrache est idéale pour aider à réparer votre peau de l'intérieur après les expositions répétées au soleil. Petit plus : la bourrache est particulièrement recommandée en cas de fluctuations hormonales.

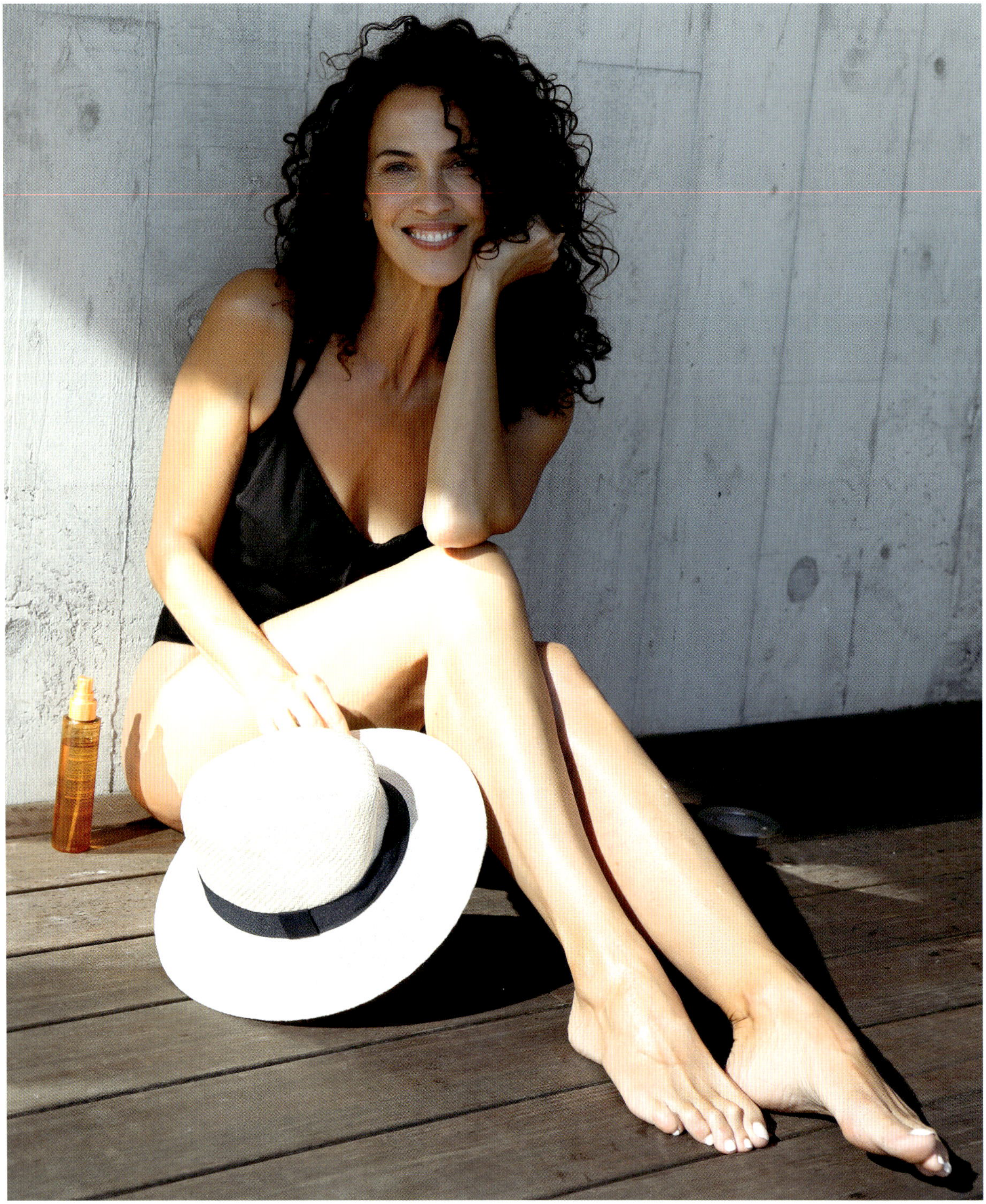

Ne laissez pas
vos cheveux en friche

L'ÉTÉ, C'EST UN PEU LA SAISON DE TOUS LES DANGERS POUR LES CHEVEUX ! ON RISQUE DE RENTRER DE VACANCES LA TÊTE PLEINE DE SOUVENIRS, MAIS DANS UN SALE ÉTAT ! DESSÉCHÉE, TERNE, CASSANTE, VOTRE CHEVELURE FAIT LA TRONCHE ! VITE, UN SOIN PROTECTEUR ANTIOXYDANT ET ANTI-UV POUR LA PROTÉGER…

- Sur cheveux longs et/ou épais, optez pour un produit contenant une filtration UV. Ce n'est pas un SPF (indice de protection) comme pour les produits solaires classiques, mais une protection spécifique qui doit être indiquée clairement sur l'emballage. Si vos cheveux sont fins ou courts, choisissez plutôt une brume avec anti-UV, plus légère et sans effet gras. Attachez votre chevelure pour limiter les agressions du vent, du sable… La bonne idée : le chapeau ou le foulard (façon pirate ou petite madame des années 1970).
- N'hésitez pas à nourrir vos cheveux après chaque baignade si vous vous mouillez la tête. Si vos cheveux sont emmêlés (pour ça, on blâme le sel) quand vous sortez de l'eau, appliquez un après-shampooing ou un masque et laissez agir pendant au minimum 15 minutes avant de les brosser soigneusement.
- Rincez vos cheveux à l'eau tiède tous les soirs. Si vous sentez les longueurs et les pointes plus sèches que d'habitude, appliquez dessus un sérum ou votre huile préférée.
- Faites la part belle aux masques naturels nourrissants, surtout si vos cheveux sont colorés, bouclés ou crépus, car ils sont facilement secs.

MON PETIT TIP

Pas n'importe quoi et pas n'importe quand !

Pas question de mettre n'importe quelle huile sur sa tête ! Non seulement une huile végétale type olive ou monoï n'a aucun effet protecteur contre les UV, mais, cumulée aux rayons solaires, c'est la catastrophe assurée pour vos longueurs. Si vous voulez nourrir votre chevelure en faisant une application d'huile, faites-le plutôt en fin de journée…

MA RECETTE NATURELLE
Mon élixir contre la sécheresse

Pour un flacon de 20 cl, il vous faut :

- 40 g de beurre de karité
- 5 cl d'huile de ricin
- 10 cl d'huile d'olive
- 80 gouttes d'HE d'ylang-ylang

Faites fondre le beurre de karité au bain-marie, puis incorporez les deux huiles végétales ainsi que l'HE d'ylang-ylang. Versez le tout dans un flacon (de préférence en verre foncé) et gardez-le à l'abri de la lumière. Si les ingrédients sont frais, vous pourrez conserver votre préparation une bonne année !

Une fois par semaine, appliquez votre huile soit sur les pointes, soit sur toute la chevelure. Enveloppez celle-ci d'une serviette chaude et humide et laissez l'huile agir pendant au moins 1 heure, idéalement toute la nuit, avant de vous laver les cheveux !

Make-up
pensez naturel !

C'EST VOTRE MEILLEURE OPTION POUR ÊTRE LUMINEUSE PENDANT L'ÉTÉ ! LA PEAU EST DÉJÀ NATURELLEMENT PLUS BELLE QUAND ELLE EST UN PEU HÂLÉE, ALORS PAS BESOIN D'Y ALLER À LA TRUELLE, D'AUTANT QU'ELLE TRANSPIRE DÉJÀ DAVANTAGE ET PEUT FACILEMENT VRILLER BOULE À FACETTES DURANT CETTE SAISON ! MIEUX VAUT DONC AVOIR LA MAIN LÉGÈRE SUR LE MAQUILLAGE…

POUR LE TEINT : DE LA LÉGÈRETÉ

Appliquez, sur votre peau bien hydratée, une crème solaire teintée bio avec un indice de protection (l'idéal) ou un peu de poudre bronzante à l'aide d'un gros pinceau. Dessinez un 3 d'un côté du visage, puis de l'autre, en partant du milieu du front et en descendant sur la tempe jusqu'aux joues, puis vers l'oreille pour gagner le menton.

POUR LE REGARD : DU CONTRASTE

Pas besoin de charger le regard. Une touche de mascara ou un fin trait de crayon au ras des cils pour faire ressortir vos yeux et le tour est joué ! Si, toute l'année, vous portez du brun ou du noir, n'hésitez pas, osez la couleur ! Du bronze, de l'or, du vert, du bleu électrique, qui feront ressortir divinement l'iris de votre œil… Pour les plus coquettes, vous pouvez vous faire appliquer des cils permanents en institut. Le résultat est bluffant, et plus besoin de mascara pour avoir des yeux de biche.

SUR LA BOUCHE : DE LA DOUCEUR

Jouez la carte du tendre avec un peu de baume à lèvres pour le soin et la brillance, ou bien un rouge coquelicot ou rosé appliqué du bout du doigt, façon bouche mordue, pour un effet plus glamour. Pour de jolies lèvres toutes douces, je vous conseille la pommade au calendula LHF, disponible en pharmacie, un indispensable beauté tout au long de l'année.

MA RECETTE NATURELLE
Mon huile scintillante

Quelques gouttes de cette huile pailletée embellissent illico la peau. À appliquer sur l'arrondi des épaules, le décolleté, le devant des jambes… bref, partout où la lumière se pose.

Pour un flacon pompe de 50 ml, il vous faut :

- 4 c. à s. d'huile de noisette
- 4 c. à s. de macérât huileux de carotte
- 1 c. à s. d'huile de coco
- 4 pointes de couteau de pigments micas bronze
- 5 gouttes de vitamine E (facultatif)

Versez les ingrédients un à un dans le flacon, en terminant avec les micas.

Secouez pour bien mélanger.

Appliquez sur le corps pour satiner la peau et mettre en valeur le bronzage. Attention, cette huile ne protège pas des rayons solaires !

Mon soin
anti-âge

MON COUP DE BOOST DE LA RENTRÉE : LE SOIN HYDRAFACIAL

Ce que je veux ? De l'éclat et de l'hydratation, et je crois avoir trouvé la perle rare. L'année dernière, j'ai testé pour la première fois le soin HydraFacial, et je dois dire qu'il semble fait pour moi !

COMMENT ÇA MARCHE ?

Il s'agit dans un premier temps d'un nettoyage profond et d'un peeling doux à base d'acide salicylique et d'acide glycolique. Vient ensuite la partie glamour (ou pas) : l'extraction des impuretés par aspiration (miam !), suivie de l'application de différents sérums à base d'antioxydants et d'acide hyaluronique pour réhydrater intensément l'épiderme et le derme. Mais ça vaut le coup ! La machine (et les mains expertes de l'esthéticienne) travaille entre 45 minutes et 1 heure, et à la sortie mon teint est bien plus éclatant, mon grain de peau resserré et mes pores, purifiés. En bonus, ce soin agit aussi sur l'élasticité et la fermeté, les rides et les ridules, ainsi que les taches brunes, et il soulage les peaux grasses et congestionnées. De quoi faire des heureuses !

Je vous recommande de le faire à la fin de l'été pour avoir une peau nickel à la rentrée, en institut ou dans un cabinet esthétique.

Compter entre 150 et 200 € la séance.

MON COUP D'ÉCLAT ZÉRO BISTOURI : LE JET PEEL

Encore une alternative ultra-intelligente aux injections. J'ai découvert le Jet Peel assez récemment, et j'en suis devenue complètement accro. Ce soin anti-âge revitalisant, qui traite la peau en surface et en profondeur, va permettre un drainage lymphatique du visage, des lèvres ou du décolleté, ainsi qu'une exfoliation profonde de la peau. Sur moi, c'est bluffant : ma peau est nettoyée, lissée, et elle retrouve son éclat naturel (celui de mes 30 ans, donc).

COMMENT ÇA MARCHE ?

Adaptée à toutes les peaux, la technique consiste à propulser un mélange d'air et de principes actifs (sels minéraux, acide hyaluronique et vitamines) sous forme de gouttelettes microscopiques, sans aucun contact avec la peau. Soumis à cette haute pression, les pores vont s'ouvrir et permettre la pénétration du micro-peeling et du principe actif dans les couches profondes de la peau.

Sans douleur et sans convalescence, ce soin va agir sur le comblement des rides, le vieillissement cutané pour les peaux matures, mais aussi traiter la dépigmentation, les cicatrices ou l'acné des peaux jeunes. Il peut être associé au microneedling, pour un résultat encore plus bluffant !

Compter entre 120 et 170 € la séance pour le visage.

Équilibre

L'été, la saison du cœur et de la joie ? C'est en tout cas ce que nous apprend la médecine chinoise. Le soleil, les mojitos, les amourettes de vacances… C'est la parenthèse attendue toute l'année ! Si vous avez depuis bien longtemps lâché l'idée d'une idylle estivale avec un beau surfeur aux cheveux brûlés par le soleil, profitez de cette belle saison pour vous reconnecter à la nature, marcher pieds nus dans l'herbe ou sur le sable, profiter de vos bouts de chou et faire le plein de vitalité. Suivez le rythme du soleil, couchez-vous tard (si le cœur vous en dit) et levez-vous tôt ou tard, passez du temps dehors, avec votre conjoint, votre famille ou vos amis (ou les trois en même temps). Personnellement, c'est tout ce que je recherche. J'emmagasine alors un maximum de souvenirs et de moments heureux. Attention toutefois aux émotions excessives propres à cette saison et qui peuvent affaiblir l'organisme. L'été doit aussi être un moment de repos, l'occasion de se poser et de reprendre des forces avant la rentrée d'automne…

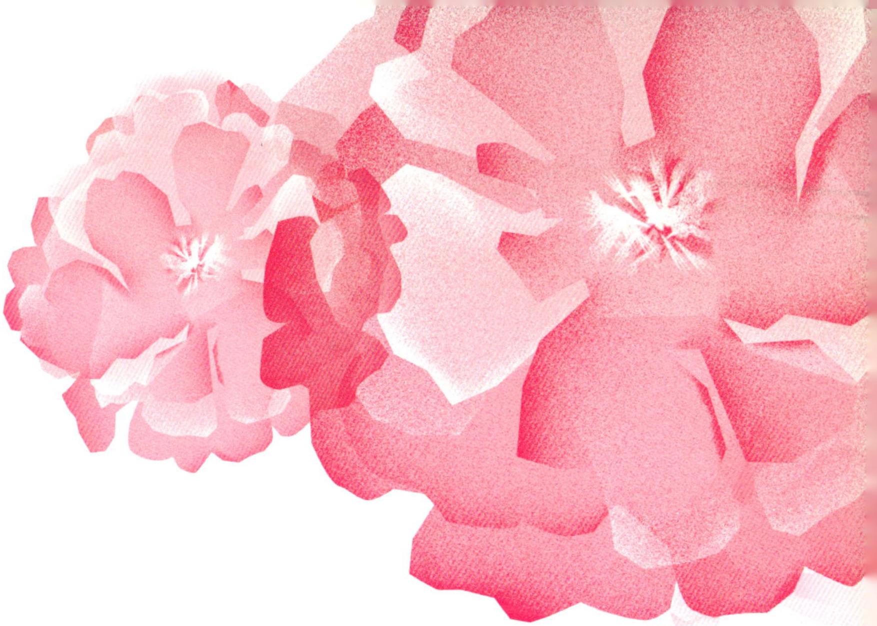

C'est un amour de vacances...

ou c'est pour la vie !

LA VIE DE COUPLE N'EST PAS TOUJOURS UN LONG FLEUVE TRANQUILLE ! VOUS N'EN POUVEZ PLUS DE SES MANIES ? ÇA TOMBE BIEN, IL NE SUPPORTE PLUS VOTRE MÈRE ! UNE FOIS LA LUNE DE MIEL PASSÉE, VOUS POUVEZ RESSENTIR LE BESOIN DE RETROUVER UN CERTAIN ÉQUILIBRE À DEUX, DE GRANDIR À NOUVEAU, DE RENOUVELER VOTRE AMOUR. LES VACANCES SONT UN EXCELLENT MOMENT POUR FAIRE LE POINT ET SE RETROUVER... MAIS C'EST PLUS FACILE À DIRE QU'À FAIRE, ET S'OCCUPER DE SON COUPLE DEMANDE DU TRAVAIL ET UN PEU D'ORGANISATION.

COMMENT ?

• **On communique en toutes circonstances** pour maintenir un lien fort : s'intéresser vraiment à l'autre pour ne pas se perdre de vue, ne pas laisser les non-dits s'accumuler, ne pas avoir peur de dire ce qui vous plaît et vous déplaît dans votre relation, sans incriminer l'autre ou se faire de films (voir les accords toltèques, page 119).

• **On multiplie les moments à deux !** Pour qu'un couple dure, il faut qu'il y ait des projets communs, ce sont eux qui cimentent le couple : construire la maison de ses rêves, s'engager ensemble pour une bonne cause, faire un trek dans le désert, partager une passion commune… À vous de trouver les vôtres ! Contrairement à ce que beaucoup de personnes pensent, avoir un enfant n'est pas un projet de couple, mais un projet « parental », dans lequel, vous l'aurez compris, on est plus de deux… Pour qu'un couple perdure, il doit aussi s'épanouir comme une entité à part entière.

• **On complimente l'autre !** Oui, il ne ramasse pas ses chaussettes, mais il est intelligent, malicieux, drôle, empathique… À vous de faire passer les messages qui boostent le rapport amoureux.

Un air *de famille*

LES VACANCES, C'EST BIEN SÛR AUSSI UN MOMENT PRIVILÉGIÉ POUR DE VRAIES RETROUVAILLES EN FAMILLE. ENSEMBLE DANS UN CADRE DIFFÉRENT, ON A PLUS LE TEMPS DE PROFITER LES UNS DES AUTRES, POUR SE PARLER DE TOUT ET DE RIEN, RIRE, S'ENGUEULER AU SCRABBLE, CUISINER, SE CRÊPER LE CHIGNON... ET SE TOMBER DANS LES BRAS. QUE L'ON SOIT AVEC SES ENFANTS, AVEC SES PARENTS, LES COUSINS, LES COUSINES OU SES AMIS, C'EST LE MOMENT DE SE FAIRE PLAISIR, DE LÂCHER LA BRIDE ET DE METTRE DE CÔTÉ CONTRAINTES ET STRESS DU QUOTIDIEN...

COMMENT?

- **Soyez cool** sur les horaires et le programme de vos journées. Les vacances, c'est pour tout le monde, alors laissez chacun vivre un peu à son rythme (tant que tous aident à débarrasser la table…). Prenez du recul, soyez plus relax que le reste de l'année.
- **Organisez des jeux d'équipes** qui associent petits et grands : des « jeux olympiques » avec des épreuves de saut, de course, de lancer de ballon ; un concours de châteaux de sable sur la plage ; une chasse au trésor avec des indices semés dans le jardin, dans un parc ou sur la plage ; la construction d'une cabane dans le jardin ; la création d'une course d'obstacles avec des seaux, une échelle, etc., ou un parcours sportif, où il faudra courir, sauter, ramper…
- **Transformez la gestion des repas en challenge** façon *Top Chef*, toutes générations confondues : composez des équipes qui se relaieront pour s'occuper d'un repas de A à Z (menu, courses, préparation, nettoyage…).

L'amour de soi avant tout
(et surtout les autres)

S'AIMER DAVANTAGE, C'EST AVOIR DE L'ESTIME POUR SOI, C'EST SE TRAITER AVEC RESPECT ET BIENVEILLANCE, C'EST ARRÊTER DE SE JUGER, DE SE COMPARER EN PERMANENCE, C'EST APPRENDRE À SE PARDONNER, C'EST ACCEPTER DE SE SENTIR VULNÉRABLE. L'AMOUR DE SOI EST POUR MOI LA BASE DE L'ÉQUILIBRE. AU FIL DES ANNÉES, J'AI APPRIS À MIEUX ME CONNAÎTRE, À ACCEPTER LES DIFFÉRENTES FACETTES DE MA PERSONNALITÉ, DE LA PLUS LUMINEUSE À LA PLUS SOMBRE, POUR M'AIMER MIEUX ET DAVANTAGE.

COMMENT ?

- Faites chaque soir un petit bilan de vos réussites, de vos petites victoires, toutes ces choses minuscules qui vous ont rendue fière de vous ! Notez-les régulièrement dans un carnet pour leur donner l'importance qu'elles méritent. Les jours où vous doutez de vous, ouvrez votre carnet et relisez tout ce que vous avez réussi à accomplir !
- Acceptez vos zones d'ombre, ces parties de vous-même qui sont souvent occultées, car considérées comme des défauts ! S'accepter telle que l'on est, avec ses qualités mais aussi ses limites, ses failles, ses imperfections, c'est une partie du chemin pour s'aimer soi… Cela peut se jouer également sur le plan physique : accepter son corps qui change au fil du temps, l'aimer comme il est, ne pas le comparer à celui de quelqu'un d'autre… Surtout, n'oubliez pas de le remercier (si vous faites le compte, il ne s'en est sûrement pas mal sorti pendant toutes ces années).
- Prenez du temps pour vous. Se nourrir de soi, cultiver son intériorité permet de mieux se connaître, de se sentir bien avec soi ou de se découvrir des ressources inexplorées. Pour qu'elles puissent s'épanouir, offrez-vous des plages de calme, de solitude, de lâcher-prise. Comme Virginia Woolf, trouvez votre « chambre à vous ».

LES 4 ACCORDS TOLTÈQUES
de Miguel Ruiz

1. Que votre parole soit impeccable. N'utilisez pas la parole contre vous, ni pour médire des autres. Fuyez les paroles négatives ; elles polluent le mental. Valorisez au contraire vos atouts et ceux des autres.

2. N'en faites jamais une affaire personnelle. Les paroles et les actes de l'autre ne nous concernent pas en propre. Prenez du recul et ne vous sentez pas systématiquement visée ou blessée. Laissez à l'autre la responsabilité de ses paroles ou de ses actes, et ne vous en mêlez pas.

3. Ne faites aucune supposition. Les suppositions sont une création de notre pensée, et celle-ci nous joue parfois bien des tours quand l'inconscient ou nos peurs s'en mêlent… Mieux vaut communiquer clairement avec les autres en posant des questions pour bien comprendre et en exprimant ce que vous désirez réellement.

4. Faites toujours de votre mieux. Ce n'est pas une course à la perfection. Faites les choses le mieux possible avec sincérité et authenticité, pour ne rien regretter. Ne vous souciez pas du jugement des autres.

Mon instant *bien-être*

PAR VERONICA BROWN

VOICI DEUX EXERCICES POUR NOUS AIDER À CALMER L'ARDEUR ET À RETROUVER PLUS DE FRAÎCHEUR POUR UNE MEILLEURE CIRCULATION SANGUINE ET ÉNERGÉTIQUE. L'ÉTÉ EST LIÉ AU CŒUR, AUX VAISSEAUX, À LA JOIE, PARFOIS EXCESSIVE, AU FEU ET À LA CHALEUR.

FLOTTER AU GRÉ DU VENT

C'est un exercice très agréable à faire, qui apaise et rafraîchit.

- Tenez-vous assise ou debout. Placez une main devant vous, paume ouverte, et l'autre sur le ventre.
- Fermez les yeux et imaginez-vous comme une brindille dans le vent. Inspirez très doucement par le nez et expirez longuement par la bouche.
- Sentez l'air sur la paume de votre main, comme un vent frais, et laissez la main s'éloigner au fur et à mesure, comme une voile dans le vent. Lorsque vous ne sentez plus l'air, recommencez. Autant de fois que vous le souhaitez.
- Accueillez vos ressentis, les bras le long du corps.

FAIRE RESPIRER LA PIERRE

Respirer avec le ventre calme le système sympathique du corps, lequel accélère les battements du cœur. Pour bien ressentir l'exercice, prenez tout d'abord un galet, un coquillage ou une pierre, en fonction de l'endroit où vous passez l'été. À la fin, vous vous sentirez enveloppé d'une belle vague de calme.

- Allongez-vous sur le dos, jambes légèrement repliées si vous avez des douleurs lombaires.
- Posez votre pierre au creux du nombril.
- Bras le long du corps, inspirez doucement par le nez en laissant monter le « coussin d'air », et expirez par la bouche en contrôlant le flux, le plus lentement possible, pour creuser le ventre et faire redescendre la pierre.
- Répétez l'exercice dix fois, sans forcer, lentement, en imaginant sous la pierre une vague qui monte et redescend.

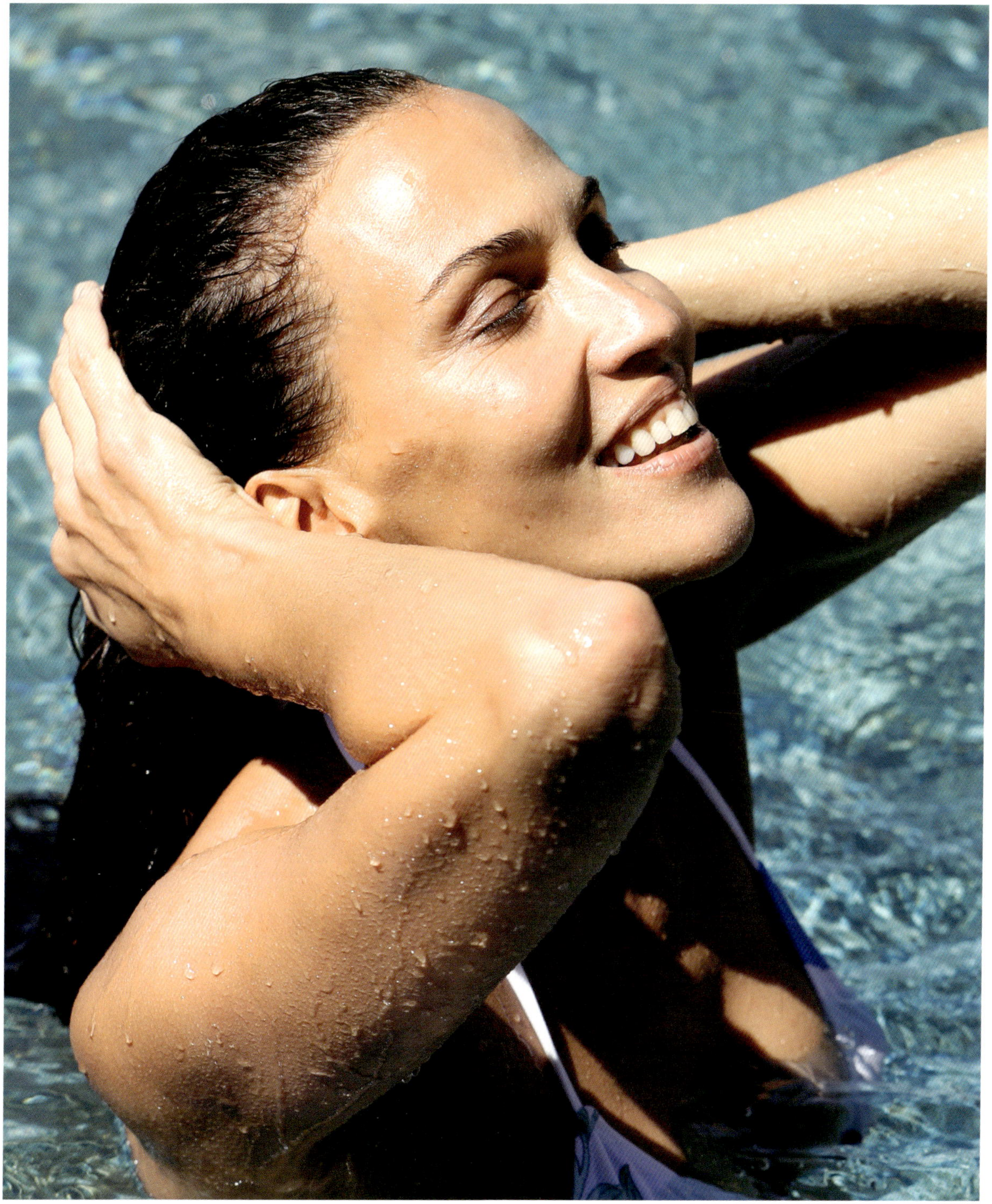

COMMENT ENTRETENIR *le désir sexuel ?*

AIE… LE SUJET QUI FÂCHE ! POUR BEAUCOUP, LA SEXUALITÉ FAIT PARTIE DE L'ÉQUILIBRE DU COUPLE ET EST INDISPENSABLE POUR SE SENTIR HEUREUX À DEUX (MÊME SI CE N'EST PAS TOUJOURS LE CAS). À LA QUARANTAINE, LE DÉSIR PEUT TOUTEFOIS CONNAÎTRE DES HAUTS ET DES BAS, CE QUI PEUT ÊTRE SOURCE DE MÉSENTENTE. LES SOLUTIONS DU DR CAROL BURTE[1], MÉDECIN SEXOLOGUE, POUR Y REMÉDIER ET S'ÉPANOUIR À NOUVEAU…

COMMENT ÉVOLUE LA SEXUALITÉ FÉMININE À LA QUARANTAINE ?

La sexualité intègre des éléments d'ordre physiologique et anatomique, des éléments d'ordre psychologique et des éléments d'ordre relationnel, dans un contexte familial et surtout sociétal particulier, et selon une histoire sexuelle personnelle. Pour la plupart des femmes, la quarantaine devrait être une période d'épanouissement sexuel : elles connaissent mieux leur corps, les enfants ont grandi, elles s'épanouissent professionnellement, tout cela dans un contexte sociétal qui commence enfin à valoriser la sexualité de la femme. Pour beaucoup, malheureusement, ce n'est pas le cas : mauvaise estime de soi, rupture, problèmes de couple, enfants en bas âge, précarité sociale… C'est très variable d'une femme à l'autre.

POURQUOI LE DÉSIR SEXUEL PEUT-IL ÊTRE FLUCTUANT ?

Le désir est fluctuant chez tout le monde. Statistiquement, environ 40 % des femmes ont peu de désir sexuel. Très peu s'en plaignent tant il est ancré dans les esprits le fait qu'hommes et femmes sont SI différents (ce qui est faux physiologiquement, mais vrai en termes de construction de la sexualité). Autre point important : dans l'imaginaire collectif, le sexe a une place marginale (quand on va bien, en vacances, si on n'a pas de soucis…). Paradoxalement, c'est justement la sexualité qui peut aider à se sentir mieux.

Le désir peut être freiné du fait de facteurs d'origine physiologique (maladies, traitements, troubles hormonaux…), de facteurs psychologiques (stress, dépression, émotions négatives, pensées parasites…), de facteurs relationnels (mésententes), de facteurs d'environnement au sens large (la famille, le travail, les stress, les *life events*…). Enfin, beaucoup de problèmes sexuels ont pour origine la sexualité elle-même (routine, attentes différentes, manque de dialogue…).

COMMENT REBOOSTER SA SEXUALITÉ ? COMMENT CONSERVER LE DÉSIR ?

La sexualité est un comportement : elle s'apprend, se travaille, donc, et s'entretient. Beaucoup imaginent qu'ils n'ont pas à faire d'efforts dans ce domaine, que c'est naturel. Au contraire, le désir s'entretient. Il faut arrêter de penser que, « chez les hommes, c'est mécanique, et chez les femmes, c'est cérébral ». Quand il s'agit d'imaginaire érotique, les hommes se servent bien plus de leur cerveau que la plupart des femmes. Pour conserver le désir dans un couple au-delà des premiers temps, il faut continuer à faire l'amour, se préserver des moments pour ça (pas en fin de soirée, quand on est bien fatigué), il faut faire travailler son imaginaire, essayer de nouvelles choses et, surtout, communiquer, rester intimes. Il faut aussi penser au sexe, oser s'y intéresser et oser la masturbation, un sujet encore tabou chez les femmes. Pourtant, bien connaître son corps est un prérequis à une sexualité épanouie pour une femme.

QUEL RÔLE JOUENT LES HORMONES DANS LE DÉSIR ?

Les femmes ont des hormones féminines (œstrogènes, progestérone) et un peu d'hormones masculines (testostérone). Les hormones féminines ont un rôle très important sur la qualité des muqueuses génitales mais aussi sur l'élasticité de la peau. Elles ont également un rôle sur le désir au niveau cérébral. La testostérone est l'hormone du désir pour les hommes comme pour les femmes. Les taux d'hormones sont fluctuants, et cela intervient sur les variations du désir sexuel, bien sûr, mais on ne peut pas réduire le désir aux hormones : tous les autres facteurs doivent être évalués. C'est la raison pour laquelle certaines femmes n'ont plus de désir à la ménopause, alors que pour d'autres c'est le contraire.

QUELS CONSEILS DONNERIEZ-VOUS À UNE FEMME EN PRÉMÉNOPAUSE OU DÉJÀ MÉNOPAUSÉE ?

S'occuper de soi, s'entretenir physiquement, car l'image de soi est très importante pour la sexualité. Il faut aussi se faire plaisir, entretenir son désir, veiller à un bon équilibre hormonal. S'il n'y a pas de contre-indication, un traitement hormonal de la ménopause peut aider à garder une belle silhouette, l'élasticité de la peau et, surtout, des muqueuses génitales. Lorsque ce n'est pas possible, on peut envisager des traitements locaux, sinon les rapports sexuels peuvent être douloureux, ce qui ne donne pas envie, bien sûr. Il faut donc veiller à conserver un bien-être physique, psychique et sexuel.

1. Le **Dr Carol Burte** exerce la médecine sexuelle dans le sud-est de la France, en libéral, et à l'hôpital Princesse Grace de Monaco. Elle est également chargée de cours et directrice d'enseignement à la faculté de médecine de Nice, secrétaire générale de la Société francophone de médecine sexuelle (SFMS) et présidente du Syndicat national des médecins sexologues (SNMS).

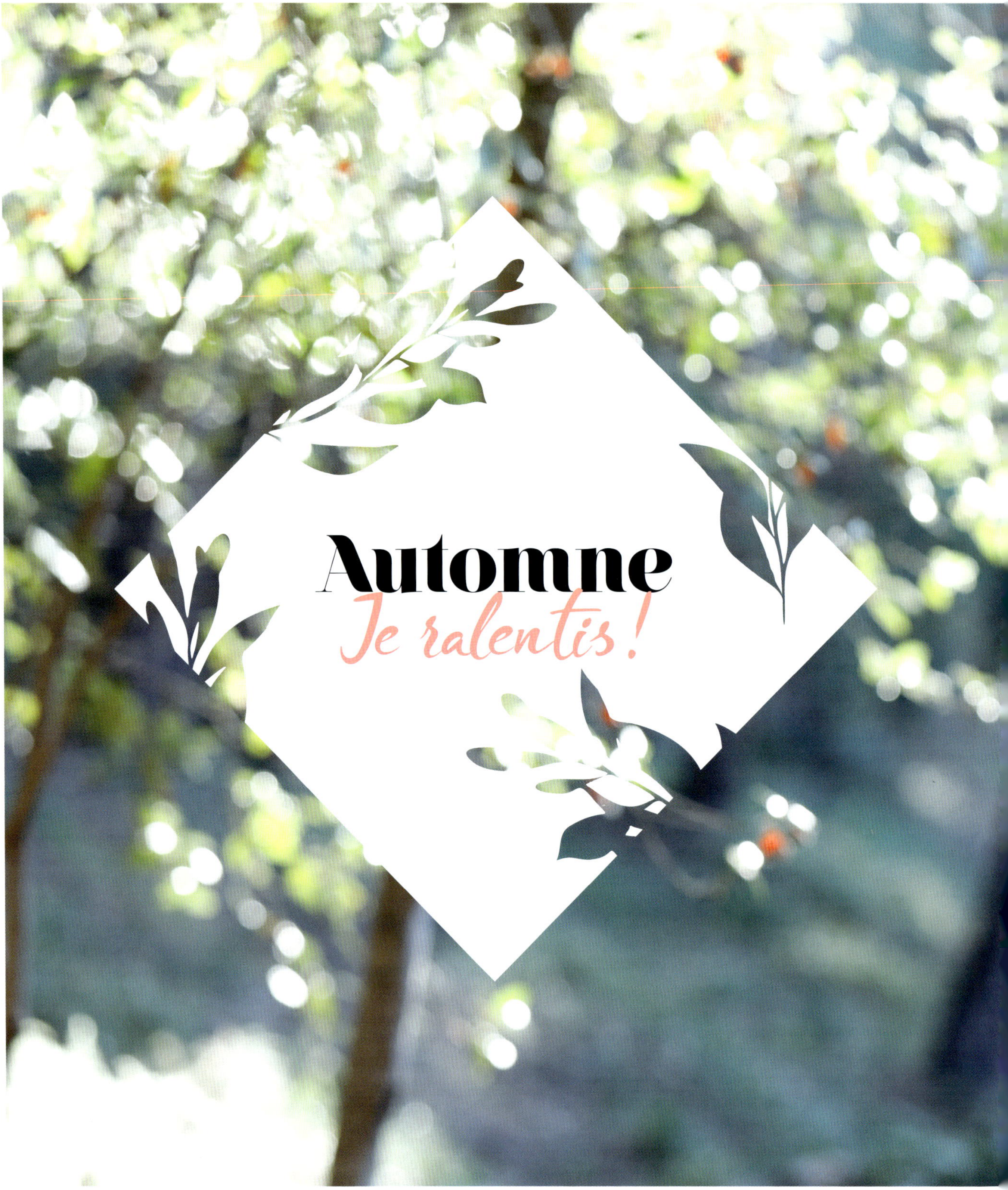

Automne

Je ralentis !

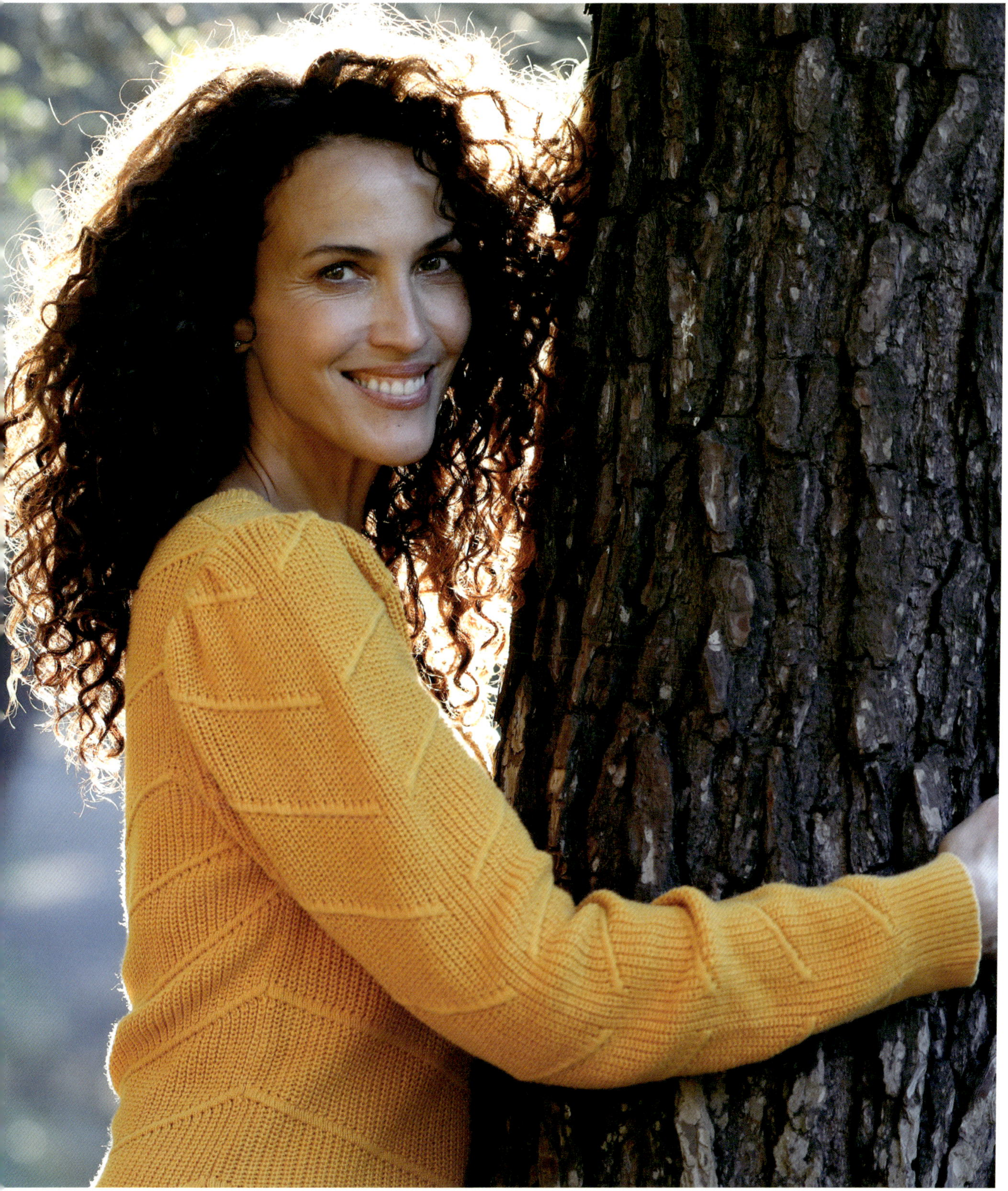

J'AI TOUJOURS AIMÉ L'ODEUR DES FEUILLES MORTES, LE VENT, LA PLUIE… ON SE CROIRAIT DANS UN FILM DE WOODY ALLEN. C'EST AUSSI LA SAISON DE MON ANNIVERSAIRE. LE SOIR, J'AIME M'EMMITOUFLER DANS UN VIEUX PLAID DEVANT UNE BONNE COMÉDIE ROMANTIQUE OU UN FEU DANS LA CHEMINÉE. POUR MOI, L'AUTOMNE EST LA SAISON DE TOUS LES CHANGEMENTS DE CAP. ARRÊTER DE FUMER POUR NE PAS FINIR AVEC LA VOIX DE MARGE SIMPSON, SE RECENTRER OU TOUT SIMPLEMENT RALENTIR. L'AUTOMNE, C'EST AUSSI LE MOMENT IDÉAL POUR PRÉPARER SON ORGANISME À AFFRONTER L'HIVER. LES JOURNÉES PLUS COURTES, LE TEMPS MOINS CLÉMENT ET LA NATURE QUI RALENTIT PEUVENT ENGENDRER UN REPLI SUR SOI OU DE LA MÉLANCOLIE. CE N'EST PAS UN HASARD SI L'ÉMOTION LIÉE À CETTE SAISON EST LA TRISTESSE. MON CREDO POUR ÊTRE AU TOP : S'OXYGÉNER, BOOSTER SON SYSTÈME IMMUNITAIRE ET… CULTIVER LA JOIE !

◆

LES ALIMENTS CHOUCHOUS : les noix, les noisettes et les morilles

LES ORGANES À SURVEILLER : les poumons et les intestins, bases de l'immunité

L'HUILE ESSENTIELLE FAVORITE : le ravintsara

MES VITAMINES MENTALES : aller cueillir des champignons; me balader en forêt et faire de gros hugs aux arbres; ramasser des châtaignes et les faire griller dans la cheminée; passer mon dimanche à cocooner parce qu'il pleut dehors; faire des jeux de société avec mon petit tigre; feuilleter les catalogues de Noël avec lui et le regarder me préparer ses délicieuses gaufres.

Alimentation

“

Halte au moral dans les chaussettes ! Le premier bon réflexe est d'adapter son alimentation. L'automne, associé en médecine chinoise à l'élément métal, est LA saison humide par excellence. Pour contrebalancer l'énergie yang de l'été qui décroît, je lève le pied sur les crudités, les grandes salades et les fruits crus (aliments yin), et je privilégie des aliments réconfortants qui réchauffent l'organisme (et le cœur), comme les soupes, les légumes cuits, les céréales et les légumineuses, les compotes de fruits. Je fais également la part belle aux aliments piquants, qui rechargent le métal (ail, oignon, poireau, radis, fenouil, brocoli…), et aux aromates (thym, basilic, origan…). Globalement, je fais l'effort de choisir des aliments qui rechargent à coup sûr mes batteries. Pour garder un moral d'acier, je fais le plein d'aliments «vitalité» : les légumes-racines (betterave, navet, pomme de terre, carotte, céleri), réputés pour fortifier les poumons et tonifier le yang, cette énergie chaude dont on a plus que jamais besoin. Et si je ne me sens pas trop fatiguée, je me lance dans une cure dépurative à base de raisin, de jus de bouleau ou de plantes en infusion : chiendent, fenouil, frêne, romarin. Cette dernière est très utile pour favoriser l'élimination des déchets de notre organisme et renforcer notre système immunitaire. Le meilleur programme anti-froid !

”

Misez sur les légumes secs

LES LÉGUMES SECS NE SERAIENT PAS SEXY ? DOMMAGE, J'EN SUIS TOTALEMENT ACCRO ! LENTILLES, POIS CHICHES, HARICOTS ROUGES, POIS CASSÉS, AUCUN NE ME RÉSISTE… LES CONSOMMER EN AUTOMNE EST UNE EXCELLENTE HABITUDE ALIMENTAIRE À ADOPTER, SURTOUT SI, COMME MOI, VOUS BOUDEZ UN PEU LES PROTÉINES ANIMALES.

D'EXCELLENTES PROTÉINES VÉGÉTALES

Souvent considérés à tort comme des féculents, légumes secs et légumineuses sont en réalité des protéines végétales riches en vitamines, en minéraux et en fibres (qui préviennent la constipation et facilitent la digestion), qui ont en plus l'avantage d'avoir un indice glycémique bas. Autre bonne nouvelle : quand on les associe à des céréales (couscous, riz, quinoa…), les légumes secs nous apportent tous les acides aminés essentiels nécessaires à notre organisme et participent à la construction des protéines indispensables à nos muscles, nos os, notre peau et nos hormones. Ils jouent donc un rôle fondamental dans la lutte contre la fatigue et les baisses de forme. Quelques idées pour vous inspirer, ça vous tente ?

LES ASSOCIATIONS GAGNANTES

Mariez les légumes secs en vous inspirant d'autres cultures dans le monde : semoule et pois chiches, comme au Maghreb, riz complet et haricots rouges, comme en Amérique du Sud, riz et soja, comme en Asie. Personnellement, je mélange lentilles vertes et quinoa, et je parsème le tout de parmesan et d'un filet d'huile d'olive méditerranéenne.

LA FORMULE ÉQUILIBRÉE

Un tiers de légumes secs et deux tiers de céréales dans votre assiette. Vous ferez ainsi le plein de fibres, bénéfiques à la digestion et au transit.

ON LÈVE LE PIED SUR LA VIANDE ?

Mettez les légumineuses au menu au moins deux fois par semaine. Ce sont les dernières recommandations nutritionnelles officielles (ANSES) pour avoir un bon équilibre alimentaire. Riches en protéines, elles remplacent parfaitement la viande ou le poisson. Alors, une envie soudaine de devenir végétarienne ?

MISSION DIGESTION

Longs à cuire et parfois difficiles à digérer (notamment les pois chiches ou les haricots), les légumes secs, malgré leurs bienfaits, ne font pas toujours l'unanimité. Ma petite astuce pour les rendre plus digestes est de les laisser tremper dans l'eau froide quelques heures, voire toute la nuit, avant cuisson (attention à ne pas les cuire dans l'eau de trempage). Un dernier conseil : optez pour les lentilles corail ou les pois cassés, moins dotés en fibres, si vous souhaitez chouchouter votre digestion.

Mes recettes *fétiches*

LE COUSCOUS VEGGIE *et vitaminé*

Semoule de blé et pois chiches, une association gagnante à tous les coups ! Le couscous est LE plat convivial par excellence. Il réunit tous les gourmands autour de la table et réchauffe notre organisme. Ce plat chaleureux, riche en légumes, peut bien sûr être dégusté avec ou sans tofu. N'hésitez pas à varier les légumes en fonction de ceux que vous trouverez sur le marché.

Pour 4 personnes, il vous faut :

- 40 g de semoule de couscous complète
- 350 g de tomates entières pelées (en boîte)
- 200 g de potiron
- 200 g de courgettes (si vous en trouvez encore)
- 1 carotte
- 1 navet
- 3 topinambours (facultatif)
- 2 cardons
- 2 oignons
- 4 gousses d'ail
- huile d'olive extra-vierge
- 3 cubes de bouillon de légumes dilués dans 1,5 l d'eau
- 200 g de concentré de tomates
- 3 c. à c. d'épices pour couscous
- 1 paquet de tofu
- 1 bouquet de coriandre fraîche
- 30 g de pignons dorés à sec à la poêle
- 30 g de raisins secs
- 1 c. à s. de tamari
- 1 bol de pois chiches cuits
- 1 citron

Épluchez tous les légumes. Coupez en julienne épaisse la courgette, le potiron et la carotte.

Préparez les cardons : enlevez les feuilles, les piquants et les parties filandreuses, frottez-les avec un torchon pour supprimer la couche duveteuse, puis coupez-les en tronçons et plongez-les dans de l'eau citronnée pour éviter qu'ils ne noircissent.

Pelez et émincez les oignons et 3 gousses d'ail, et faites-les dorer dans une cocotte avec un peu d'huile d'olive. Ajoutez le bouillon de légumes, le concentré de tomates et 1 c. à c. d'épices. Faites mijoter à feu doux pendant quelques minutes, puis ajoutez les légumes, en commençant par les plus durs, carotte et navet, et en terminant par les tomates pelées. Faites cuire pendant 1 petite heure, et ajoutez les pois chiches.

Passez le tofu au mixeur, puis, sans le sortir, ajoutez 1 gousse d'ail, 2 c. à c. d'épices, le tamari, les feuilles de coriandre, les pignons grillés et les raisins. Mixez le tout et fractionnez-le en boulettes, que vous ferez sauter dans de l'huile d'olive jusqu'à ce qu'elles soient bien dorées.

Préparez la semoule en suivant les instructions notées sur l'emballage.

Servez dans plusieurs plats : un pour la semoule de couscous, un pour les boulettes et un autre pour le bouillon et les légumes, auquel vous aurez ajouté le jus du citron.

MON JUS BOOSTER D'IMMUNITÉ
au gingembre et au curcuma

Un système immunitaire au top associé aux vertus dépuratives d'un jus, vous en rêviez ? Ce délicieux jus à boire le matin (de préférence à jeun) est fait pour vous ! Le gingembre, connu pour soigner le système respiratoire, aide à nettoyer les poumons. Grâce à ses propriétés anti-inflammatoires et dynamisantes, c'est un bon ingrédient antivirus et un excellent remède naturel pour les problèmes de digestion. Le curcuma, quant à lui, est un antioxydant reconnu, qui, associé à du poivre et/ou de l'huile de chanvre, augmente la biodisponibilité de la curcumine et facilite son absorption par l'organisme.

Pour un verre de jus, il vous faut : 2 belles tranches d'ananas frais bio ou 2 petites pommes bio • un morceau de 2 cm de gingembre frais (40 g environ) • ½ c. à c. de curcuma en poudre (ou mieux 20 g de curcuma frais !) • 1 c. à c. de jus de citron bio • un tour de moulin de poivre • 1 c. à s. d'huile d'olive ou de chanvre (facultatif)

Passez l'ananas ou les pommes à la centrifugeuse, puis ajoutez le morceau de gingembre (et le curcuma frais si vous en avez).

Versez le jus obtenu dans un verre et ajoutez l'huile d'olive, le curcuma en poudre et le poivre. Ajoutez pour finir le jus de citron, mélangez avec une cuillère et dégustez.

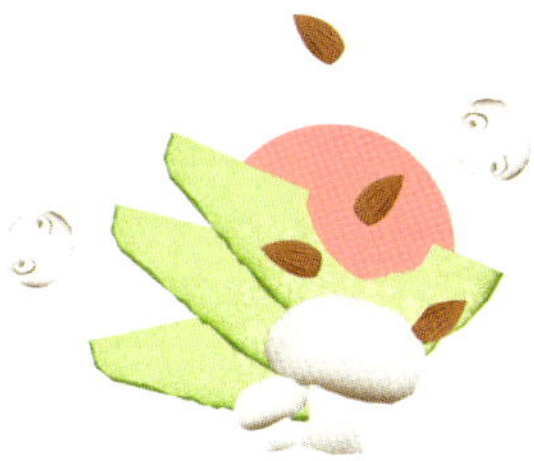

LA SOUPE CRUE FORESTIÈRE
express

Très rapide à faire, cette soupe est délicieuse et parfaite pour faire le plein d'énergie. C'est un plat chaud de saison, riche en vitamines et en minéraux.

Pour 3 personnes, il vous faut : 500 g de champignons de Paris (ou ceux de votre choix) • 2 petits avocats • 1 c. à s. bombée de bouillon de légumes en poudre (type Boldo) ou de tamari doux • ½ oignon • 1 c. à s. de purée d'amandes • 1 l d'eau très chaude

Rincez et nettoyez rapidement les champignons. Ouvrez l'avocat, dénoyautez-le et prélevez la chair. Épluchez l'oignon et coupez-le en morceaux.

Déposez tous les ingrédients dans le bol d'un mixeur ou d'un blender, ajoutez l'eau chaude et mixez, de façon à obtenir un velouté chaud et onctueux.

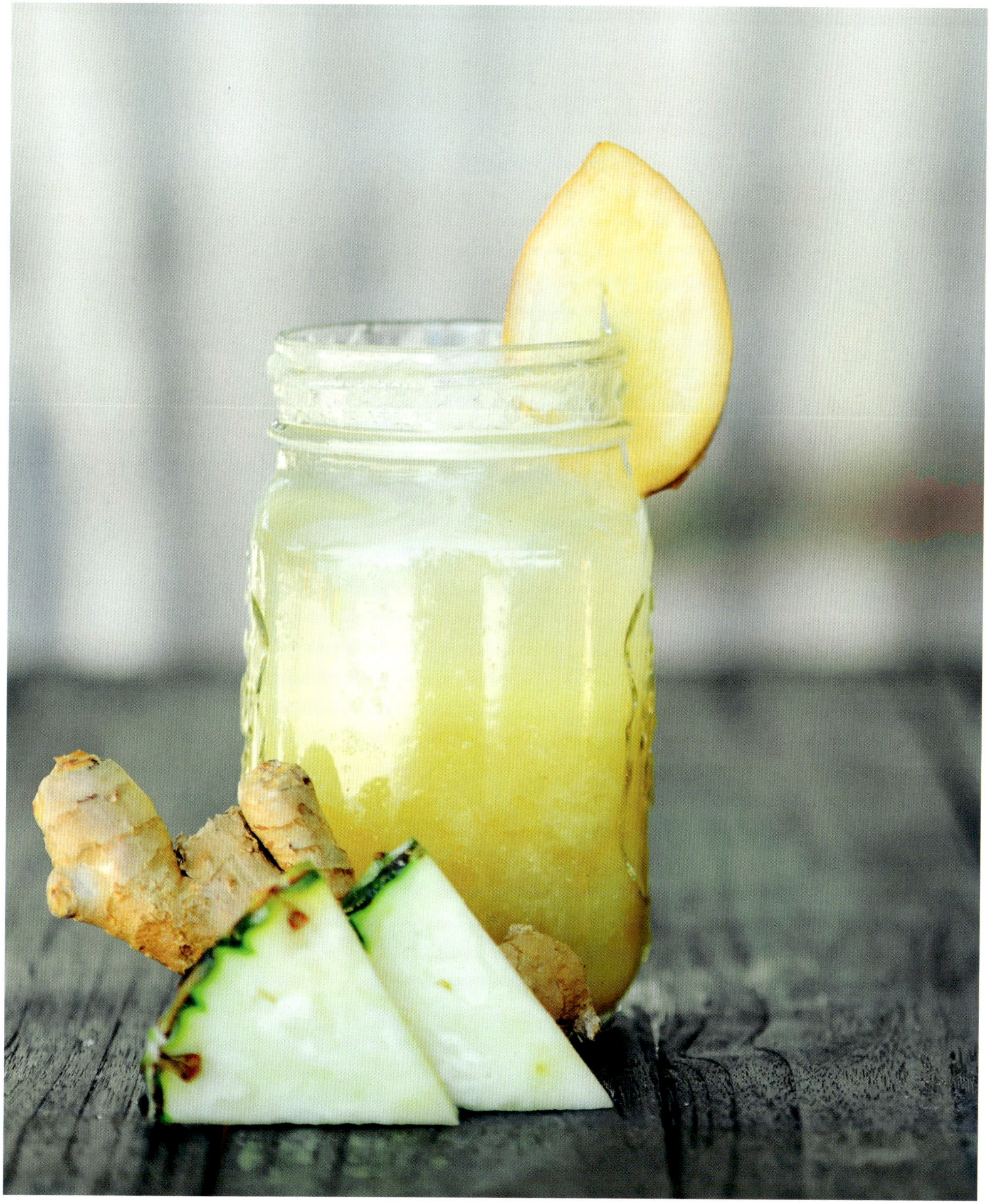

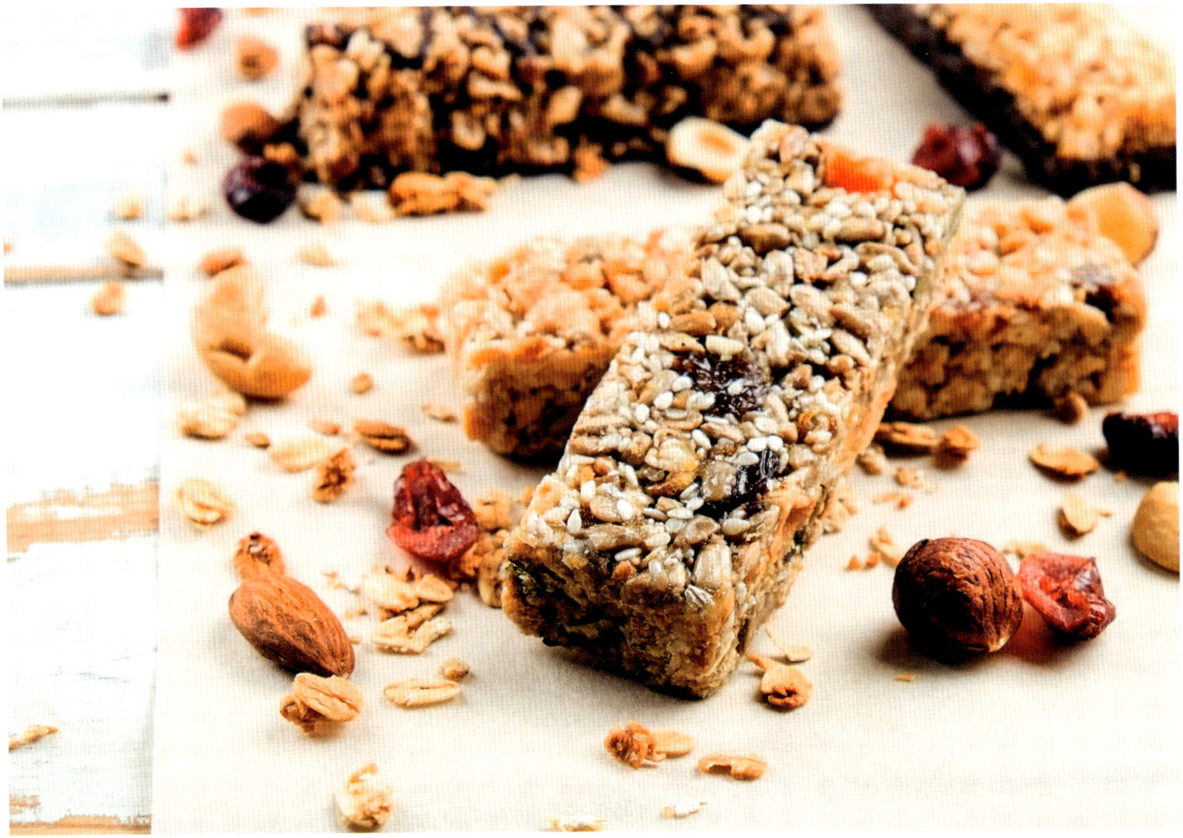

MA PAUSE ÉNERGIE
des barres de müesli

Pour s'offrir une pause pleine d'énergie, ces en-cas seront parfaits, car ils ne contiennent que des ingrédients sains et riches en nutriments.

Pour 12 barres de céréales, il vous faut : 250 g de flocons d'avoine • 50 g de cranberries • 50 g d'amandes • 50 g de noisettes grossièrement hachées • 80 g de beurre de coco • 120 g de miel

Préchauffez le four à 180 °C (th. 6).

Mélangez les flocons d'avoine, les cranberries, les amandes et les noisettes grossièrement hachées dans un saladier.

Faites fondre le beurre de coco dans une casserole, puis incorporez le miel. Versez l'ensemble sur les céréales, et mélangez soigneusement pour bien les imprégner.

Déposez le tout sur une plaque tapissée de papier sulfurisé et enfournez pour 10 à 15 minutes.

Sortez la plaque du four et laissez tiédir, puis détaillez la préparation en barres à l'aide d'un grand couteau.

Vous pouvez varier les plaisirs en remplaçant les cranberries par des baies de goji, les raisins par des abricots secs, les amandes et les noisettes par de la noix de coco râpée, des pistaches et des noix de cajou…

Mettez la pédale douce
sur les produits laitiers

La médecine traditionnelle chinoise recommande de limiter, voire de supprimer complètement, les produits laitiers de notre alimentation. Pourquoi ? Parce qu'ils ont tendance à produire de l'humidité dans le corps, laquelle risque de se transformer en mucosités. Ces sécrétions sont stockées dans les poumons, puis remontent vers le nez. Si elles sont trop nombreuses, le nez se bouche et elles peuvent être à l'origine d'infections ORL, fréquentes à l'automne.

Quand on est sujette aux rhumes, aux angines ou aux otites, mieux vaut donc éviter les laitages. Personnellement, j'ai choisi de remplacer le lait de vache par des laits végétaux (d'amande, de riz, d'avoine ou de soja), la crème fraîche par de la crème de soja, de coco, d'amande ou de noix de cajou, et les yaourts traditionnels par des produits laitiers à base de coco ou de soja. Si les fromages sont votre péché mignon, choisissez-les plutôt à base de lait de brebis ou de chèvre, qui sont aussi moins gras que le lait de vache.

Faites une monodiète
de raisin à la rentrée

S'OFFRIR UNE CURE DE RAISIN APRÈS LES PETITS EXCÈS DE L'ÉTÉ, C'EST LE MUST ! CETTE CURE DÉPURATIVE DÉTOXIFIE L'ORGANISME, SOULAGE LE SYSTÈME DIGESTIF ET BOOSTE L'IMMUNITÉ. INTÉRESSANT AVANT QUE LE FROID DE L'HIVER NE S'INSTALLE, NON ?

Ce fruit est un excellent détoxifiant, puisqu'il draine le foie et favorise l'élimination rénale. Riche en antioxydants (et donc anti-âge), en vitamines et en fibres douces, le raisin va contribuer à nettoyer l'organisme et lui apporter de multiples nutriments. Il favorise également l'élimination rénale. Avec un indice glycémique moyen de 53 pour le noir et de 45 pour le blanc (plus riche en fibres), le raisin contient des sucres bien assimilables, et il apporte beaucoup d'énergie à l'organisme… à condition bien sûr de ne pas attendre d'être à plat pour l'adopter !

COMMENT JE M'Y METS ?

- Choisissez de commencer votre cure quand vous savez que vous allez rester plusieurs jours d'affilée chez vous. Le raisin a un effet laxatif, pas toujours compatible avec une vie très active et une pratique sportive ! Perso, je démarre toujours le vendredi soir et j'opte pour un week-end cocooning et séries Netflix !
- De trois à cinq jours avant la cure, modifiez progressivement votre alimentation. Privilégiez les fruits et les légumes, réduisez ou arrêtez le pain blanc, le sucre, la viande, les produits laitiers, le tabac et l'alcool.
- Durant la cure, consommez chaque jour de 2 à 3 kilos de raisin, à l'exclusion de tout autre aliment. Le premier jour, voyez comment votre organisme réagit, et poursuivez si tout va bien, mais pas plus d'une semaine. Vous pouvez avoir quelques effets secondaires, comme des maux de tête et des petits boutons disgracieux, mais ils sont le signe que votre organisme est en train de se nettoyer. Si vous avez des doutes ou des inquiétudes, n'hésitez pas à prendre conseil auprès de votre médecin.
- Choisissez du raisin, noir ou blanc, mûr, fraîchement cueilli et bio pour éviter les pesticides. Les variétés les mieux adaptées sont le chasselas (blanc) et le muscat (noir).
- Pensez à bien vous hydrater : 2 litres d'eau par jour sont recommandés.
- À la sortie de la cure, retournez progressivement à vos pratiques alimentaires habituelles, en veillant à ne manger ni trop gras ni trop lourd dans les jours qui suivent. Réintroduisez d'abord les fruits et les légumes, puis les céréales, les féculents, le poisson et enfin la viande blanche. Pour le sucre, l'alcool et le café, attendez le plus tard possible.
- Cette cure ne doit être suivie que si vous êtes en bonne santé. Elle est notamment contre-indiquée pour les personnes diabétiques ou affaiblies, les femmes enceintes ou allaitantes, ainsi que les enfants.

Sport

Je sais, on se fait déjà des abdos-fessiers depuis mai pour atteindre le graal, aussi nommé summer body, et il faudrait s'y remettre dès la fin de l'été ? Pas de panique, le bon réflexe de l'automne, c'est surtout de continuer à bouger, même quand la motivation est en berne. Le week-end, et dès que c'est possible, je prends un grand bol d'air, je respire à pleins poumons et j'oxygène mes neurones. En bref, je continue à bouger : course à pied, marche rapide ou suédoise, tout est bon pour m'aérer le corps et l'esprit. C'est l'occasion rêvée pour m'exposer le plus possible à la lumière naturelle et faire le plein de vitamine D. Pour avoir un meilleur moral, stimuler et fortifier vos poumons, la médecine chinoise préconise les exercices respiratoires et les longues balades en forêt, alors ne vous privez pas !

Mon coaching *pilates*

J'AI DÉCOUVERT LE PILATES POUR LA PREMIÈRE FOIS AUX ÉTATS-UNIS DANS LES ANNÉES 2000, ET ÇA A TOUT DE SUITE ÉTÉ UNE PETITE RÉVOLUTION DANS MA ROUTINE BIEN-ÊTRE (NE LE DITES PAS AU YOGA !). J'AI EU UN VRAI COUP DE FOUDRE POUR CETTE PRATIQUE DOUCE ET TRÈS COMPLÈTE, QUI FAIT TRAVAILLER TOUT LE CORPS, AMÉLIORE LA POSTURE ET RENFORCE LES MUSCLES PROFONDS. CE N'EST PAS UN HASARD SI DE NOMBREUX DANSEURS ET DANSEUSES PROFESSIONNELS SONT ACCROS À CETTE DISCIPLINE. ELLE DÉVELOPPE LA FORCE, LA TONICITÉ ET LA SOUPLESSE, EN PLUS DE NOUS FAIRE DES ABDOS D'ACIER ET D'ÉTIRER L'ENSEMBLE DU CORPS. VOICI QUELQUES-UNS DE MES EXERCICES PRÉFÉRÉS, À PRATIQUER CHEZ SOI SUR UN TAPIS SANS AUCUN AUTRE MATÉRIEL.

Commencez par un échauffement rapide

Quand il fait froid, il est particulièrement important de bien s'échauffer : comme les muscles sont moins bien irrigués, les risques de blessure (claquage, tendinite…) sont plus importants…

Debout, dos bien droit, faites un pas en arrière, posez le pied sur la pointe et effectuez 10 petits cercles avec la cheville de chaque côté (5 à droite, 5 à gauche).

Debout, pieds parallèles, faites 10 petits cercles avec les genoux fléchis (5 dans chaque sens).

Écartez légèrement les jambes et faites 10 cercles avec le bassin (5 dans chaque sens).

Mains devant vous, croisez les doigts et faites 10 petits cercles avec les coudes (5 dans chaque sens).

Posez les mains sur les épaules et faites 10 grands cercles (5 dans chaque sens) pour mobiliser les épaules.

Terminez en inclinant lentement la tête vers le haut, puis vers le bas, puis à gauche, puis à droite.

L'ÉLÉVATION DU BASSIN

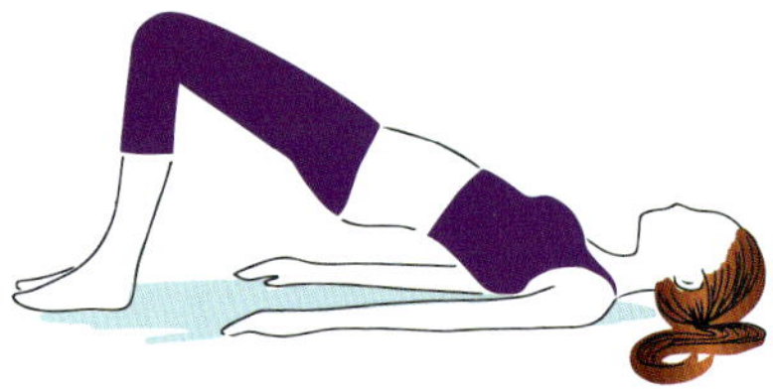

Position de départ : allongée sur le dos, jambes fléchies et pieds à plat au sol, écartés à la largeur du bassin. Les bras sont le long du corps, et les paumes des mains, posées au sol.

Inspirez lentement en contractant légèrement le périnée et le ventre.

Sur l'expiration, contractez fortement le périnée et les abdominaux, puis soulevez lentement le bassin, puis les lombaires et le milieu du dos jusqu'aux omoplates.

Sur l'inspiration, pressez sur vos pieds et vos bras pour ajuster l'alignement des épaules, du bassin et des genoux. Poussez votre pubis vers le ciel (en contractant fortement les abdos et les fesses) et ouvrez la poitrine.

Sur l'expiration, revenez lentement à la position de départ, en déroulant la colonne vertébrale.

Prenez une respiration complète et recommencez entre cinq et dix fois selon votre niveau.

C'est bon pour moi !

- Cet exercice apprend à se concentrer sur l'activation des muscles du plancher pelvien et des transverses de l'abdomen (abdos), qu'il fait travailler, ainsi que les jambes.
- Vous devez sentir que votre périnée et vos abdos travaillent, ainsi que vos jambes et vos fesses. L'arrière de vos cuisses et vos fessiers chauffent, c'est normal !

LE RELEVÉ DE BUSTE

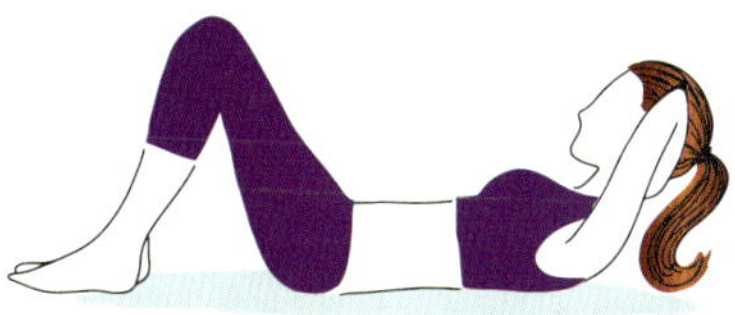

Position de départ : allongée sur le dos, jambes fléchies et pieds à plat au sol, écartés à la largeur du bassin. Entrelacez vos doigts et mettez-les derrière la tête, baissez légèrement le menton et ouvrez les coudes.

Inspirez lentement en rentrant légèrement le ventre.

À l'expiration, contractez fortement les abdos et enroulez lentement la tête, puis le haut du dos, jusqu'à ce que les omoplates décollent du sol. En même temps, sentez que le bas du dos se plaque au sol.

Inspirez sans relâcher le ventre.

À l'expiration, reposez lentement le haut du dos, puis la tête, sur le sol pour revenir à la position de départ.

Recommencez entre cinq et dix fois selon votre niveau.

C'est bon pour moi !

Cet exercice simple permet de solliciter efficacement les muscles de la ceinture abdominale et de les renforcer en douceur tout en mobilisant la colonne vertébrale. Ça brûle au niveau des abdominaux ? Super, cela signifie que vous faites correctement l'exercice !

L'EXTENSION DU DOS SUR LE VENTRE

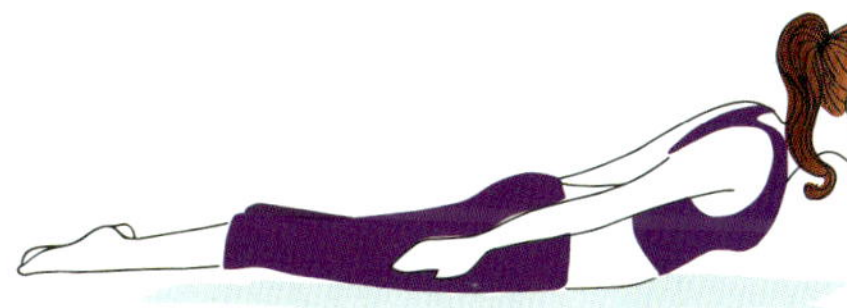

Position de départ : allongée sur le ventre, front au sol, bras le long du corps, paumes des mains contre les cuisses. Les jambes sont serrées et tendues. Les pieds sont pointés.

Inspirez lentement en rentrant légèrement le ventre et allongez la colonne vertébrale.

À l'expiration, relevez la tête, puis le haut du buste en contractant les fessiers et les jambes.

Gardez les mains collées aux cuisses et dirigez les épaules vers l'arrière en essayant de rapprocher les omoplates l'une de l'autre et de les diriger vers le bas. Votre tête se trouve dans le prolongement de votre dos.

À l'inspiration, abaissez lentement le buste pour revenir à la position initiale.

Recommencez entre cinq et dix fois selon votre niveau.

C'est bon pour moi !

Cet exercice de flexion est un travail complet des muscles abdominaux et dorsaux, qui permet de plus un étirement de la colonne vertébrale. Votre cou doit rester bien allongé pendant tout l'exercice, et vos jambes et fessiers, bien contractés.

LES CERCLES AVEC UNE JAMBE

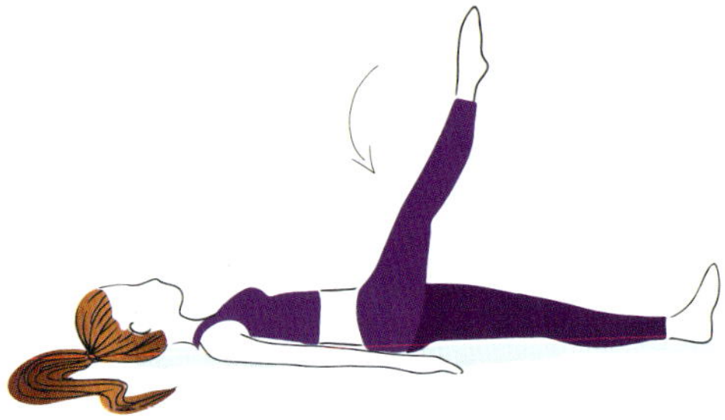

Position de départ : allongée sur le dos, jambes tendues, bras le long du corps, paumes des mains posées au sol. Fléchissez la jambe droite et ramenez le genou vers la poitrine, puis tendez la jambe vers le plafond. Elle doit être perpendiculaire au sol. Pointez le pied et effectuez une légère rotation de la jambe vers la droite. Le pied gauche est en position fléchie.

Inspirez lentement en rentrant légèrement le ventre.

À l'expiration, tout en contractant les abdos, dessinez lentement un cercle vers la gauche avec votre jambe tendue, jusqu'à revenir à la position initiale.

Recommencez sans faire de pause, cinq et dix fois par jambe, en alternant le sens des cercles.

C'est bon pour moi !

- Cet exercice fait travailler plusieurs muscles de la hanche qui sont peu sollicités au quotidien.
- Vous devez sentir un engagement profond de tous les abdos ainsi qu'un travail des muscles des jambes. Le mouvement doit partir de la hanche, mais le bassin doit rester immobile. La respiration doit être synchronisée aux mouvements.

L'EXTENSION D'UNE JAMBE

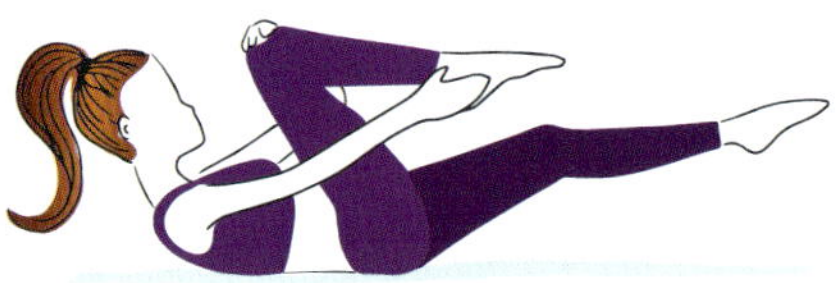

Position de départ : allongée sur le dos, menton légèrement rentré. La tête et les épaules sont soulevées, omoplates décollées du sol. Le genou droit est ramené vers la poitrine, la main droite est posée sur la cheville, et la main gauche sur le genou. La jambe gauche est tendue et légèrement décollée au sol, afin que le bas du dos reste en contact avec le tapis. Les pieds sont pointés.

Inspirez en rentrant légèrement le ventre et commencez à fléchir la jambe gauche et à tendre la jambe droite.

Expirez en contractant fortement les abdos et tendez la jambe droite au maximum. En même temps, les mains viennent se poser sur la jambe gauche : main gauche sur la cheville et main droite sur le genou.

Recommencez sans faire de pause cinq fois de chaque côté.

C'est bon pour moi !

Ce mouvement met l'accent sur la stabilisation du centre abdominal. Les abdominaux interviennent à chaque étape pour garder le buste relevé, maintenir le bas du dos en contact avec le sol et conserver le ventre rentré. Ça doit travailler dur au niveau des abdos et dans les jambes ! Cela vous demande un effort de concentration et de coordination des mouvements et de la respiration ? Courage, c'est la clé du succès.

L'ENROULEMENT VERS L'AVANT

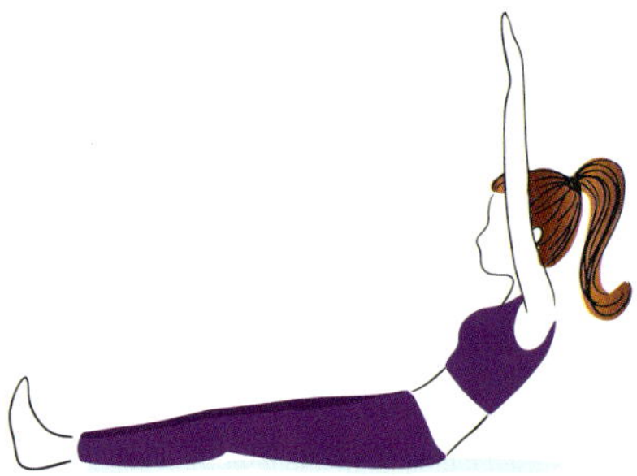

Position de départ : allongée sur le dos, jambes serrées et tendues, pieds en position fléchie. Les bras sont placés en arrière dans le prolongement du corps, les paumes et les mains, tournées vers le ciel. La nuque est allongée et les épaules sont abaissées et détendues.

Inspirez lentement en rentrant légèrement le ventre et levez les bras vers le ciel pour qu'ils soient perpendiculaires au sol.

À l'expiration, contractez fortement les abdos, rentrez légèrement le menton et soulevez la tête ainsi que le haut du dos. Poursuivez l'enroulement de la colonne vertébrale, en contrôlant le mouvement, jusqu'à ce que les mains arrivent à la hauteur des pieds.

Inspirez sans relâcher le ventre.

À l'expiration, contractez les abdos et déroulez lentement le dos, vertèbre après vertèbre, jusqu'à revenir à la position initiale.

À l'inspiration, reposez lentement les bras derrière la tête en contrôlant le mouvement.

Recommencez entre cinq et dix fois, en faisant une respiration complète après chaque enchaînement.

C'est bon pour moi

Vous devez sentir un travail au niveau des abdominaux et des dorsaux, et un étirement doux de la colonne vertébrale. Vos pieds et vos jambes ne doivent pas bouger du sol quand le buste monte. L'enroulement doit être fluide. Si ce n'est pas le cas, posez vos mains sur vos cuisses pour vous aider à terminer le mouvement et… respirez !

MES OLYMPIADES CARDIO *à la maison*

Voici un programme à faire chez soi pendant environ 15 minutes, deux ou trois fois par semaine dans l'idéal. Ces exercices ludiques musclent et renforcent le système cardio-vasculaire, et peuvent être pratiqués sans difficulté, seule ou en famille. Ils complètent parfaitement une série d'exercices de renforcement musculaire. N'oubliez pas de vous échauffer un peu avant de commencer !

- Sauter 5 fois vers le haut, bras en l'air.
- Faire 30 s de corde à sauter.
- Courir sur place pendant 30 s.
- Faire 20 montées de genou (en alternant genou droit et genou gauche), les mains en appui sur le sol.
- En position debout, monter un genou, puis l'autre, durant 45 s.
- Sauter 10 fois vers le haut, bras en l'air.
- Faire 30 montées de genou (en alternant genou droit et genou gauche), les mains en appui sur le sol.
- Faire des fentes sautées pendant 45 s (l'exercice consiste à faire une fente classique, puis un saut vers le haut pendant lequel les jambes font un ciseau, et à revenir en fente au sol en changeant de pied).
- Descendre et monter les bras, debout et jambes écartées à la largeur du bassin, pendant 1 min.
- S'accroupir, puis sauter vers le haut, 15 fois de suite.
- Faire 1 min de corde à sauter.
- Plier 30 fois les genoux en descendant les fesses, dos droit, et se relever avec les bras tendus devant soi.
- S'accroupir, puis sauter 20 fois vers le haut.
- Faire 2 min de corde à sauter.
- Faire 1 min de talons-fesses.
- Descendre et monter les bras, debout et jambes écartées, pendant 2 min.
- Plier 40 fois les genoux en descendant les fesses, dos droit, et se relever avec les bras tendus devant soi.
- Faire 1 min de fentes sautées.
- Faire 3 min de corde à sauter.
- Faire 25 montées de genou (en alternant genou droit et genou gauche), les mains en appui sur le sol.

Mon yoga *d'automne*

AVEC SAMUEL GANES

VOICI TROIS POSTURES POUR BOOSTER SON SYSTÈME IMMUNITAIRE, AMÉLIORER LA DIGESTION ET SE LIBÉRER DES TENSIONS, À FAIRE EN RESPIRANT TRANQUILLEMENT, TOUJOURS PAR LE NEZ. ÉVITEZ DE MANGER ET DE BOIRE UNE TROP GRANDE QUANTITÉ D'EAU (PLUS DE 1 LITRE) DANS LES TROIS HEURES QUI PRÉCÈDENT LA PRATIQUE.

La bonne fréquence pour chaque posture : de 5 à 10 cycles respiratoires par posture en une fois, ou de 3 à 6 cycles respiratoires de chaque côté pour les postures à faire à droite, puis à gauche. Ensuite, relâchez lentement et faites les transitions entre les postures sans urgence.

Pour rappel : Un cycle respiratoire équivaut à une inspiration et une expiration, avec le nez.

FRONT AU GENOU

Janusirsasana

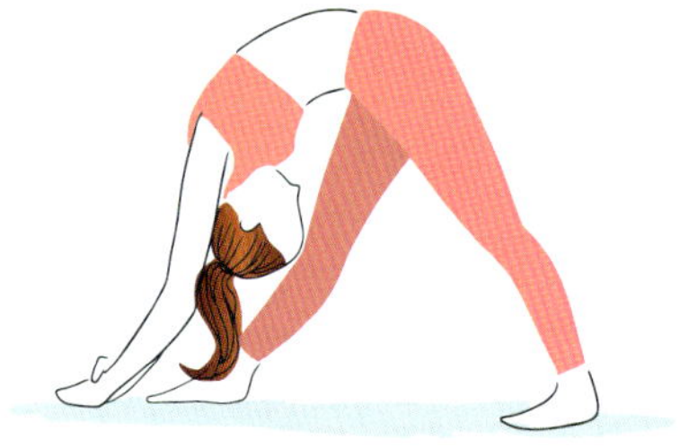

Position de départ : debout, mains sur les hanches, pieds écartés à la largeur du bassin.

Avancez d'un pas avec un pied, l'autre pied (celui de derrière, donc) se tourne à 45° vers l'avant, légèrement vers l'extérieur du tapis. La jambe arrière est tendue.

Sur la jambe avant, fléchissez le genou, puis posez vos deux mains sur la cuisse.

Appuyez légèrement les mains sur la cuisse pour arrondir votre dos, rentrez le menton dans la poitrine, puis baissez le torse vers l'avant jusqu'à poser le front sur le genou.

Posez le bout des doigts au sol de chaque côté du pied avant.

Imposez une pression du front sur le genou pour le pousser lentement vers l'arrière.

Sur chaque inspiration, arrondissez le dos et la nuque, et sur chaque expiration poussez le genou vers l'arrière en le pressant avec le front. Votre regard se porte vers le nombril.

Les bienfaits

- Booste le système immunitaire en stimulant le thymus, glande située en haut du thorax qui joue un rôle dans la défense de l'organisme, grâce à l'ouverture du plexus solaire.
- Régule les flux hormonaux.
- Soulage les lombaires par l'étirement du dos.
- Stimule le foie, la rate et les reins.

DEMI-ÉTIREMENT VERS L'AVANT

Ardha paschimottasana

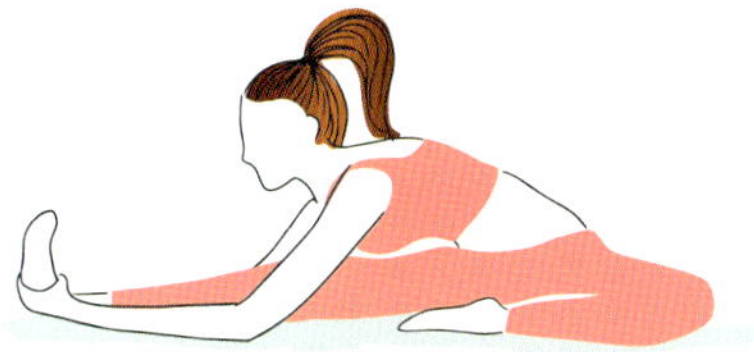

Position de départ : assise, dos et bassin droits (au besoin s'asseoir sur un coussin dur ou une brique). Les jambes sont tendues devant soi, avec les pieds fléchis.

Pliez une jambe et ramenez la plante du pied à l'intérieur de la jambe étirée au sol.

Étirez le dos sur une inspiration, et descendez en avant sur une expiration, en direction du pied fléchi. Le regard se porte vers l'avant, en direction du gros orteil du pied fléchi.

Les bienfaits

- Libère les tensions en étirant les muscles et les nerfs des pieds à la tête.
- Masse tous les organes digestifs et les reins au rythme de la respiration.

LE POISSON

Matsyasana

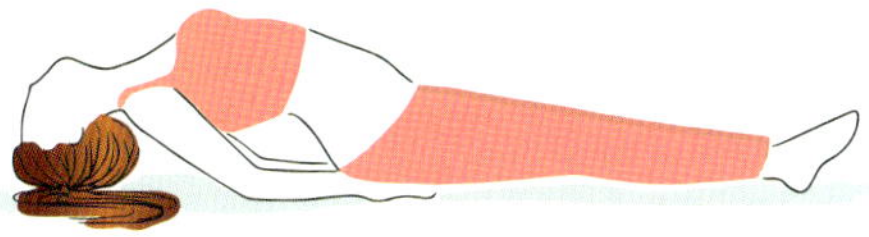

Position de départ : allongée sur le dos, jambes serrées et pieds pointés.

Les bras le long du corps, glissez les mains sous les fessiers, paumes des mains tournées vers le sol.

Poussez avec les coudes et les avant-bras sur le sol pour relever le haut du torse et la tête du sol.

Basculez la tête en arrière et posez le dessus du crâne sur le sol, en gardant une respiration tranquille et en regardant devant vous.

Sortez de la posture avec précaution, en poussant de nouveau avec les coudes et les avant-bras sur le sol pour relever le dessus de la tête, avant de relâcher et de revenir à la position allongée de départ.

Les bienfaits

- Libère les tensions de la gorge et ouvre la cage thoracique.
- Augmente l'immunité en stimulant le thymus.
- Relance la circulation sanguine.

Le pranayama *de l'automne*

PRACH'HARDANA

Prach'hardana signifie «régurgiter» en sanskrit. Cette respiration consiste d'abord à inspirer pour oxygéner, puis à expirer fortement par la bouche pour vider les poumons au maximum. Pendant cet état d'apnée (poumons vides), le diaphragme va «remonter» tout comme les organes digestifs, qui vont pouvoir être aspirés vers l'intérieur et le haut. Cette respiration redonne de la vitalité grâce à une augmentation de l'oxygène dans le sang et à la sécrétion de sérotonine, renforce le système immunitaire et améliore le transit.

Attention : vous pouvez avoir la tête qui tourne, voire ressentir un coup de chaud, en raison de la montée d'oxygène dans le sang. Cette respiration est contre-indiquée en cas de grossesse et de pathologie cardiaque, digestive ou abdominale.

Position de départ : à genoux, jambes ouvertes, fesses posées sur les talons. Si la position est trop douloureuse pour les chevilles ou pour les genoux, mettez un coussin entre les pieds ou sous les chevilles. Les mains sont posées sur les cuisses, doigts tournés vers l'intérieur des cuisses, et les yeux ouverts.

Inspirez profondément par le nez, en regardant devant vous.

Expirez immédiatement par la bouche de façon énergique jusqu'à vider les poumons, tout en baissant la tête et en arrondissant le dos, en courbant l'avant du corps et en prenant appui sur les mains.

Restez quelques secondes en rétention, poumons vides et ventre rentré.

Reprenez votre souffle quand vous en ressentez le besoin. Vous ferez un bruit, pareil à une régurgitation.

Prenez le temps de revenir à une respiration naturelle, puis recommencez.

La bonne fréquence : de 3 à 5 *prach'hardana*.

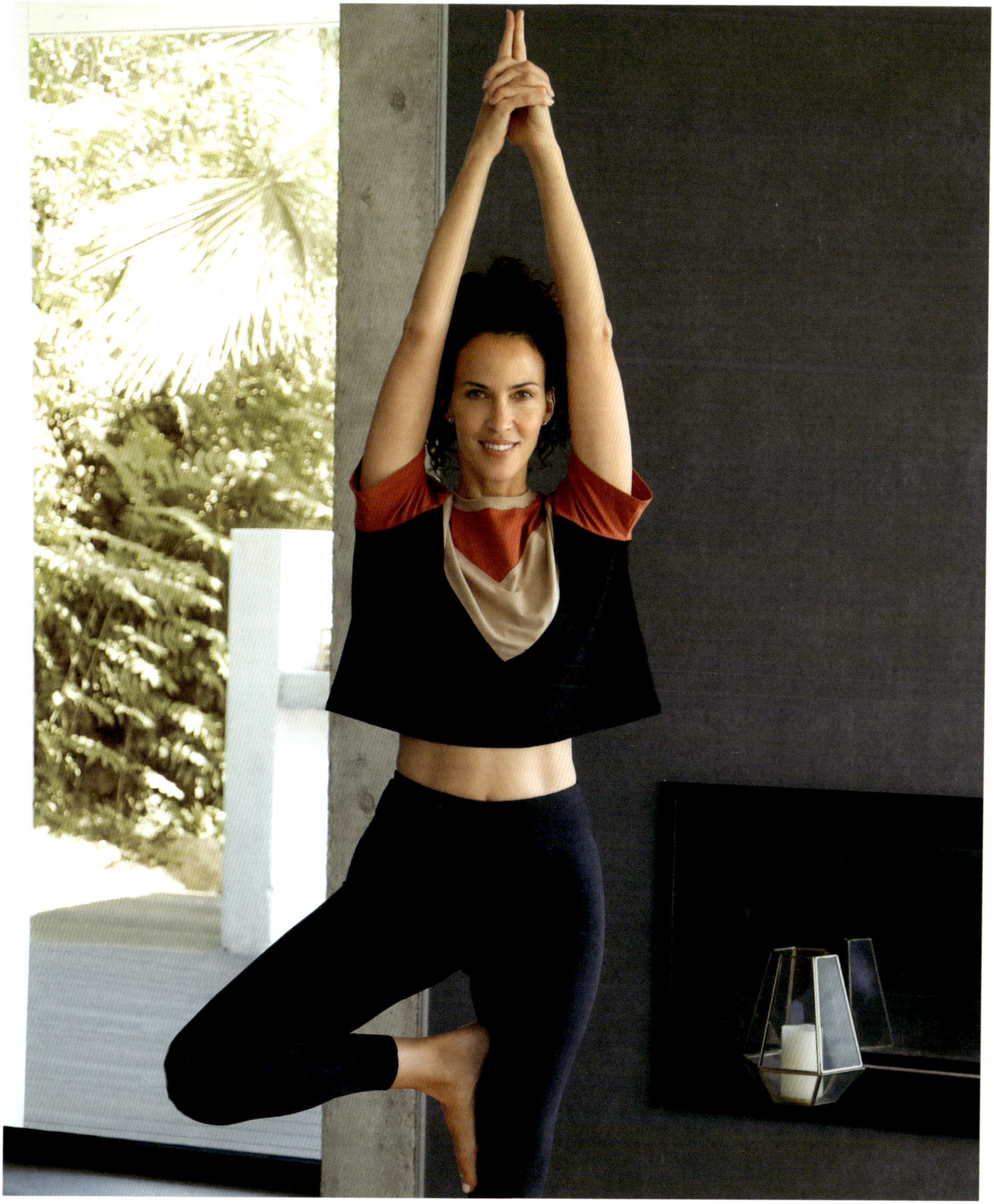

Beauté

“

Ce que j'adore à la rentrée, c'est mon teint encore caramel et mes cheveux pleins de soleil qui me rappellent l'été ! Malheureusement, cela ne dure pas. Le corps humain, qui est bien fait, cale son fonctionnement sur celui de la nature. Pas étonnant que l'on soit un peu moins rayonnante en début d'automne ! Le tout, c'est de s'adapter et de se mettre en harmonie avec les éléments. Comme les jours raccourcissent, je fais l'effort de dîner et de me coucher plus tôt, mais cette saison « cocoon » peut malmener la peau et les cheveux : la lumière baisse, les changements de température sont fréquents et le chauffage peut les agresser. Pour combattre cette baisse de régime, je me mets en mode « chouchoutage ». Je profite des week-ends ou des moments où je ne suis pas en tournage pour m'occuper de ma peau et de mes cheveux, qui en ont souvent bien besoin, surtout s'ils ont été sursollicités par le sèche-cheveux ou le fer à friser.

”

Boostez
vos cheveux

RÉPAREZ LES LONGUEURS

Les agressions dues au sel, au chlore, aux rayons UV et au vent ont sans doute dénaturé la fibre de votre chevelure pendant l'été. Pour ma part, mes longueurs sont plus sèches et mes boucles sont moins bien dessinées, les pointes sont abîmées. Cela donne un résultat à mi-chemin entre la paille et le foin. Quand ça m'arrive en rentrant de vacances, je sors l'artillerie lourde : des bains capillaires à gogo (je fais tiédir l'huile, ça la rend plus efficace) et des masques au moins deux fois par semaine pendant trois ou quatre semaines. Pour booster l'efficacité du produit, j'entoure ma tête de papier d'aluminium (ne le dites à personne!) pour créer un effet thermique et une meilleure absorption des principes actifs du masque. Super-efficace pour retrouver rapidement une belle matière et espacer mes passages chez le coiffeur (qui coupe toujours trop, on le sait!).

DOPEZ LES RACINES

À l'automne, comme nos amis les arbres se dépouillent de leurs feuilles, nous perdons aussi davantage de cheveux. Je ne suis pas épargnée par cette fameuse chute saisonnière. Si cela dure un peu trop longtemps ou que vous perdez plus d'une centaine de cheveux par jour (pas facile de les compter, je vous l'accorde), réagissez rapidement en utilisant des soins stimulants anti-chute et entamez une cure de compléments alimentaires. Un petit conseil : peu de femmes le savent, mais un passage chez votre dermatologue peut vous sauver la mise, alors n'hésitez pas à le consulter.

LA PARADE ANTI-CHUTE

- Huiles et lotions sont relativement efficaces pour ralentir une chute saisonnière. Appliquée régulièrement sur le cuir chevelu, l'huile végétale de ricin améliore la qualité de la pousse. Certains mélanges d'huiles végétales et d'huiles essentielles agissent également en activant la microcirculation et en stimulant la pousse.
- Les compléments alimentaires, bien dosés en vitamines du groupe B (B5, B6, B8, B9 et B12), en acides aminés (méthionine et cystéine), en fer et en zinc, sont de bons alliés pour les chevelures en berne. Le bon réflexe : entamer une cure et la poursuivre scrupuleusement pendant au minimum trois mois. C'est le temps qu'il faut pour obtenir un bon résultat, c'est-à-dire des cheveux plus costauds et une repousse dynamique (voir page suivante).
- Si vous attachez vos cheveux tous les jours, faites attention de ne pas trop les tirer : les tractions sur les racines les fragilisent… À la longue, l'embryon de cheveu risque d'être trop abîmé pour pousser! Pour les mêmes raisons, mieux vaut libérer ses cheveux pour dormir et ne pas garder d'élastique pendant la nuit.

MA RECETTE NATURELLE
La super-lotion traitante anti-chute

Pour un flacon de 10 cl, mélangez : 10 gouttes d'huile essentielle de bay Saint-Thomas (ou HE de romarin à cinéole, ou encore HE d'ylang-ylang) • 15 gouttes d'huile essentielle de lavande vraie • 4 c. à s. d'huile végétale de nigelle • 1 c. à s. d'huile végétale de ricin.

Appliquez juste la dose nécessaire pour masser le cuir chevelu. Laissez agir au moins 30 minutes, puis lavez vos cheveux.

À appliquer une fois par semaine jusqu'à amélioration.

QUELS COMPLÉMENTS ALIMENTAIRES
pour des cheveux en perte de vitesse ?

La biotine, ou vitamine B8, facilite la pousse du cheveu et empêche la chute saisonnière.

La cystine et la méthionine, deux acides aminés soufrés de la kératine, stoppent la chute des cheveux.

La spiruline, riche en acides gras essentiels, en protéines et en vitamine B, fortifie, protège et redonne de l'éclat aux cheveux ternes, et stimule la pousse. Elle est également idéale au printemps.

La levure de bière, enrichie en oligoéléments, aide à purifier le cuir chevelu et à réguler l'excès de sébum en agissant sur les pellicules (le traitement des cheveux gras).

Le zinc et la vitamine E protègent du stress oxydatif.

DÉMÊLEZ VOS CHEVEUX (EN DOUCEUR, PAR PITIÉ !)

Quand on a les cheveux longs, le démêlage est une étape indispensable. Cela demande un peu de temps et ce n'est pas toujours une partie de plaisir, on est d'accord ! Pas de panique, cela devient tout de suite plus facile quand on a appliqué auparavant un super-soin…

- **Pour démêler des cheveux bouclés ou frisés,** il est recommandé d'utiliser une brosse large et pneumatique, globalement moins agressive que les autres. L'idée est d'humidifier ses cheveux avant le shampooing et de les brosser soigneusement en commençant par les pointes et en remontant petit à petit, jusqu'à les avoir coiffés sur toute la longueur.
- **Pour démêler des cheveux lisses,** on peut utiliser un peigne classique choisi dans une matière naturelle pour éviter l'électricité statique, et commencer par démêler les pointes avant de remonter progressivement. Évitez de brosser vos cheveux mouillés s'ils sont longs, ils risqueraient de se casser.

SÉCHEZ, OUI, MAIS AVEC LE BON GESTE !

À l'air libre ou au sèche-cheveux ? Si vous restez chez vous, les laisser sécher à l'air libre est la meilleure option pour un look naturel. En revanche, si vous sortez ou si vous partez travailler, mieux vaut utiliser un sèche-cheveux (à température moyenne). Non seulement vos cheveux auront plus de volume et de tenue, mais vous éviterez le coup de froid ! Si vos cheveux sont fins, utilisez une serviette fine en microfibres pour les présécher. C'est LE truc qui vous fera gagner un temps précieux. Vaporisez un soin volumateur, puis, tête en bas, brossez vos longueurs sous le sèche-cheveux pour les gainer (sauf sont s'ils sont bouclés, bien sûr).

Si votre crinière est épaisse et déjà volumineuse, un brushing peut se révéler indispensable pour dompter vos longueurs. Fixez selon votre envie avec un peu de laque, et le tour est joué !

◆

MON PETIT TIP
cheveux bouclés

Quand mes cheveux sont encore mouillés, après le lavage ou si j'ai opté pour une humidification des cheveux au vaporisateur pour redessiner mes boucles sans passer par la case shampooing, je commence toujours par remettre en forme mes boucles avec les doigts. Ensuite, soit je les laisse sécher à l'air libre, soit j'utilise un sèche-cheveux doté d'un diffuseur. C'est mon accessoire fétiche pour les boucles : en les séchant par-dessous et en douceur, elles conservent un beau tonus et sont parfaitement dessinées.

PRÉFÉREZ LA COLORATION VÉGÉTALE

Que mes amies aient peu ou beaucoup de cheveux blancs, je leur conseille toujours d'opter pour une coloration végétale. Ce type de coloration a fait d'énormes progrès ces dernières années, et offre maintenant un très joli rendu. Avec une formulation beaucoup plus naturelle que la coloration d'oxydation classique, elle est bien moins agressive pour les cheveux et le cuir chevelu. C'est évidemment l'option que j'ai choisie dès que les premiers cheveux blancs ont élu domicile sur ma tête ! À base de poudres végétales issues de plantes, sans ingrédients controversés, elle permet d'obtenir un joli ton sur ton, de foncer, d'apporter des reflets ou de la brillance et de gainer les longueurs (mais pas d'éclaircir…). De nombreuses marques proposent des colorations à faire à la maison, mais on peut aussi se rendre chez son coiffeur (de loin ma préférence…) et profiter de ce moment pour prendre soin de soi. Je choisis souvent l'heure du déjeuner ou en fin de journée pour me détendre, et bien sûr parler potins autour de nos célébrités préférées !

Vous l'aurez compris, les colorations végétales présentent l'avantage d'être moins agressives que les colorations classiques. Elles sont aussi plus respectueuses de l'environnement et si, comme moi, vous voulez adopter un mode de vie toujours plus green, optez pour des colorations *cruelty free*, c'est-à-dire non testées sur les animaux.

◆

MON PETIT TIP

Une belle couleur

Passé 40 ans, je me suis aperçue qu'il fallait faire attention aux couleurs foncées, qui peuvent durcir le visage ! À 25 ans, le châtain foncé m'allait très bien. Aujourd'hui, j'ai choisi un marron chocolat qui me convient mieux, et plutôt des tons froids, car je n'aime pas quand ma couleur vire à l'orange. Entre deux colorations, je fais aussi un shampooing repigmentant ou un « soin perfecteur » de couleur pour entretenir les reflets et la brillance.

◆

MON ASTUCE QUEUE-DE-CHEVAL

Pour réussir sa queue-de-cheval haute, imaginez une diagonale qui part du menton, passe par le haut de l'oreille et arrive au sommet du crâne. C'est pile-poil à cet endroit que vous devez rassembler vos longueurs et fixer votre élastique pour mettre en valeur la structure de votre visage !

◆

Ma recette naturelle

Élixir fortifiant au citron pour les ongles

TOUT COMME LES CHEVEUX, NOS ONGLES SONT FRAGILISÉS À L'AUTOMNE.
VOICI UNE RECETTE NATURELLE POUR LEUR REDONNER DU PEPS !

Il vous faut :

- 1 c. à c. d'huile de ricin fortifiante
- 1 c. à c. d'huile d'olive
- 5 gouttes d'huile essentielle de citron

Versez les ingrédients dans un petit bol et mélangez-les.

Appliquez une goutte de la préparation sur chaque ongle le soir avant de vous coucher.

Massez chaque ongle avec un petit mouvement circulaire afin de bien faire pénétrer le soin. N'hésitez pas à le faire plusieurs fois par semaine si vos ongles sont jaunis ou très secs.

EN AUTOMNE, LE TEINT EST NATURELLEMENT PLUS PÂLE, PARFOIS MÊME UN PEU TERNE, ET L'OMBRE DE MORTICIA ADDAMS N'EST JAMAIS TRÈS LOIN. L'IDÉE, C'EST DE TROUVER DES NUANCES CHAUDES QUI NOUS DONNERONT BONNE MINE SANS NOUS RENDRE ORANGE (COUCOU LA POUDRE DE SOLEIL TROP FONCÉE DE NOTRE ADOLESCENCE !).

Pimpez votre make-up !

1 Pour redonner de la fraîcheur au teint, choisissez une crème teintée ou un fond de teint ton sur ton, à appliquer par petites touches successives du centre du visage vers l'extérieur. Si besoin est, camouflez au préalable les petits défauts (cernes, taches, rougeurs…) avec un peu de correcteur.

2 La terre de soleil n'est évidemment pas interdite, à condition de choisir la bonne teinte et d'avoir la main légère. Appliquez-la avec un gros pinceau juste pour rehausser votre teint, pas pour avoir l'air bronzée. Et ne zappez pas le blush, ni trop vif ni trop foncé, plutôt un rose ou un corail doux pour mettre en valeur vos pommettes.

3 Pour les yeux, misez sur des fards mats et crémeux (les irisés en poudre ont tendance à migrer dans la paupière), dans des tons taupe, marron glacé ou nude, qui « défatiguent » le regard et le mettent en valeur. Pour étoffer ce dernier, ne lésinez pas sur le mascara brun ou noir, à appliquer en deux passages successifs sur les cils du haut. Et si vous êtes aventurière, essayez le recourbeur de cils. Promis, ce n'est pas un outil de torture, et il fait des miracles sur les cils ramollos.

4 Si vous mettez l'accent sur vos yeux, allez-y mollo sur le rouge à lèvres ! Contentez-vous d'une teinte rosée, nude ou juste brillante. Perso, je conseille un contour de la même couleur ou légèrement plus relevé et dans la même tonalité que la couleur des lèvres. Si vous n'en mettez pas, optez pour un framboise léger et appliquez votre rouge à lèvres au doigt pour un effet bouche gourmande naturel.

5 Terminez par la ligne de vos sourcils, car ce sont les architectes du visage. Un peu de crayon si nécessaire, une touche de gel fixateur, puis peignez-les légèrement vers le haut, et hop ! le tour est joué.

MON PETIT TIP
Effet faux cils instantané

Mes cils sont assez courts et peu fournis. Pour les épaissir et leur donner du volume, j'utilise toujours un mascara à double embout : d'un côté, la base blanche gaine et allonge les cils, de l'autre la noire les colore. L'effet est immédiatement bluffant ! Mes cils deviennent illico bien plus longs et visibles…

Mon soin
anti-âge

POUR LES WARRIORS, LE HIFU

Pour rester jeune, tout commence de l'intérieur… mais je ne suis jamais contre un petit coup de pouce tant que la méthode reste douce et non invasive. Les ultrasons focalisés de haute intensité, ou HIFU (High Intensity Focuses Ultrasound), sont un traitement de tonification du visage et du cou. Le nom est un peu barbare, mais c'est l'un des meilleurs soins que j'aie testé !

COMMENT ÇA MARCHE ?

Grâce à des ultrasons de haute intensité qui pénètrent en profondeur dans la peau, la production de collagène est relancée et l'épiderme, redensifié. Le résultat ? De trois à six mois après les trois séances nécessaires, l'ovale du visage est redéfini, mieux dessiné, et la peau est repulpée. Seul bémol, ce soin est relativement douloureux sur le moment, et il faut protéger ses gencives quand on a des implants, sinon ça fait mal ! Mon rythme de croisière : trois séances espacées d'un mois. C'est largement suffisant pour un résultat bluffant, comparable à un mini-lifting. Après mes séances, tous mes amis me disent que je fais de plus en plus jeune ! L'effet dure entre un et deux ans. Le corps (ventre, bras, cuisses) peut être traité également.

Comptez entre 300 et 600 € la séance de 30 à 45 minutes (60 minutes et plus sur le corps), selon que vous choisissez de faire ce traitement avec une esthéticienne ou avec un chirurgien esthétique.

L'ALTERNATIVE SOFT : LA RADIOFRÉQUENCE

Si vous êtes douillette, essayez plutôt la radiofréquence : c'est le premier soin idéal à la quarantaine. Beaucoup plus agréable que le HIFU, il agit également contre le relâchement modéré du visage en chauffant le derme, ce qui stimule la production de collagène et améliore la fermeté de la peau. Pendant la séance, on ne ressent que de la chaleur. C'est un tel moment de détente qu'il m'est même arrivé de m'endormir pendant la séance. C'est dire si on est loin de la séance de torture ! Cette technique est tout aussi géniale pour limiter le relâchement sur le corps : ventre, fesses, cuisses peuvent donc en bénéficier. Les résultats sont visibles rapidement : la peau est lissée et de plus belle qualité. Seule contrainte, il faut pouvoir enchaîner de 8 à 10 séances à raison d'une par semaine.

Comptez environ 150 € la séance de 30 à 45 minutes.

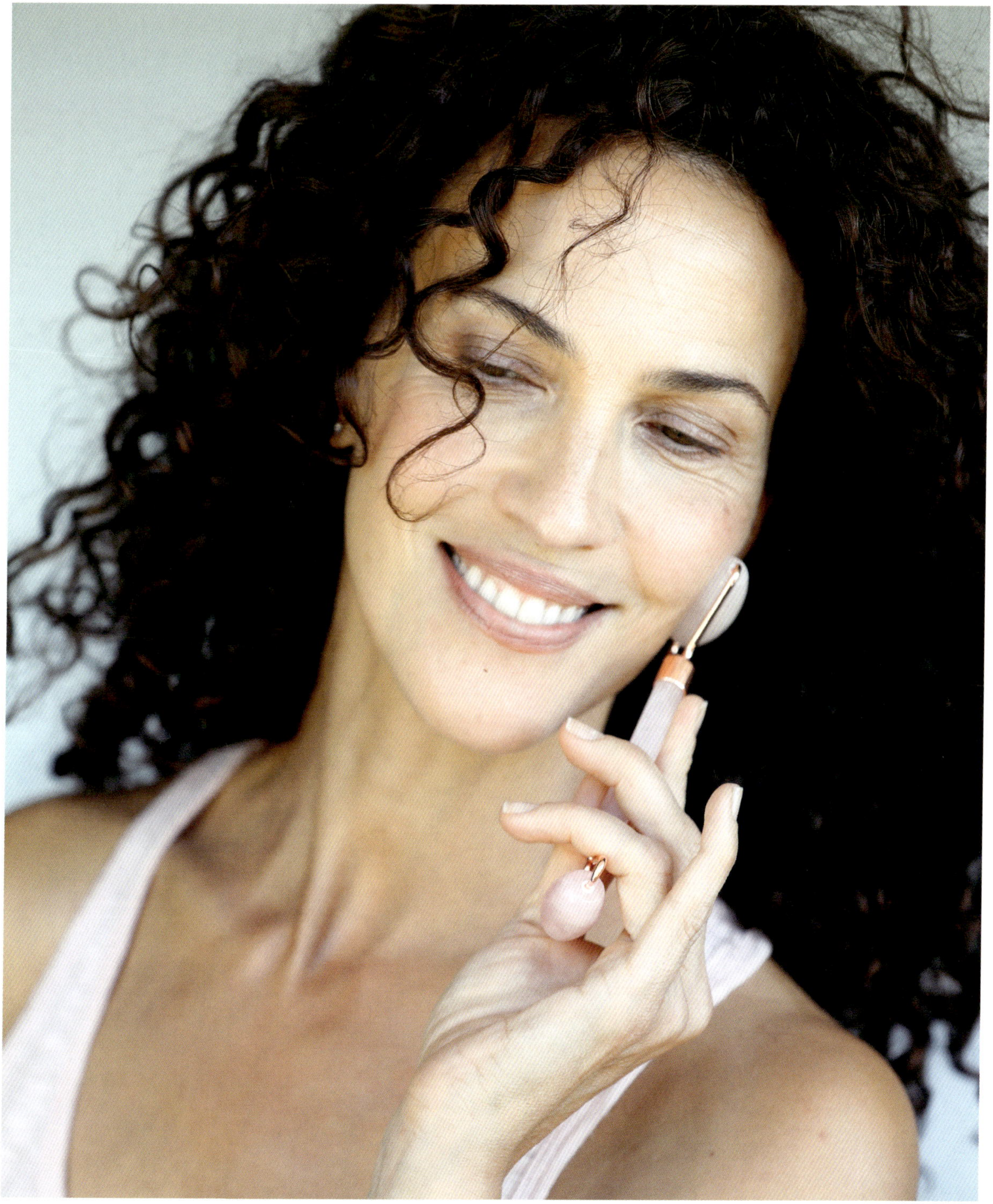

Équilibre

“Quand arrive l’automne, il est temps de recourir aux médecines douces pour booster son immunité avant l’hiver et son cortège de petits maux plus ou moins réjouissants… En prévention, une supplémentation de phytothérapie, d’apithérapie et d’aromathérapie va permettre à notre organisme d’être, et de rester, au mieux de sa forme, et ce toujours dans la joie et la bonne humeur! Là encore, je me réfère à la médecine chinoise et je me concentre sur les poumons, en multipliant les sorties en forêt entre amis ou en famille.”

Boostez
votre organisme

C'EST LA BONNE PÉRIODE POUR RENFORCER VOTRE SYSTÈME IMMUNITAIRE. CONCRÈTEMENT, CELA VA AIDER VOTRE ORGANISME À MIEUX SE DÉFENDRE CONTRE LES VIRUS ET LES BACTÉRIES À L'ORIGINE D'INFECTIONS ET DE MALADIES, FRÉQUENTES EN AUTOMNE (SURTOUT SI VOUS SORTEZ HABILLÉE COMME SI C'ÉTAIT TOUJOURS LE PLEIN ÉTÉ !). VOICI DE QUOI VOUS CONSTITUER UNE PETITE TROUSSE SYMPA DE REMÈDES AUSSI NATURELS QU'EFFICACES. ET N'OUBLIEZ PAS QUE VOUS POUVEZ TOUJOURS DEMANDER CONSEIL À VOTRE PHARMACIEN, IL NE MORD PAS !

COMMENCEZ UNE CURE

• **La vitamine C**, c'est LA clé du bon fonctionnement du système immunitaire : elle prévient efficacement la fatigue et les infections virales (rappelez-vous combien vos parents vous tannaient avec le jus d'orange), et permet une meilleure assimilation globale des autres vitamines et minéraux (notamment le fer). Sous forme liposomale, elle limite les déperditions lors de la digestion, et sera donc mieux assimilée par l'organisme. Le bon rythme, selon moi, est une cure de 3 mois à raison de 1 g par jour au minimum.

• **Les probiotiques** sont des levures et des ferments lactiques, donc des micro-organismes vivants. Ils renforcent la flore intestinale, ou microbiote, laquelle joue un rôle clé dans l'immunité, et aident l'organisme à mieux se défendre contre les attaques et la fatigue. À prendre en gélules ou en poudre, en cure de 4 à 8 semaines, dès le mois de novembre en prévention.

• **Le zinc** est un oligoélément essentiel pour le bon fonctionnement de l'organisme. Une supplémentation est conseillée pour stimuler l'immunité et prévenir les infections virales et bactériennes. À prendre sous forme de gélules, de comprimés ou de granions au cours d'un repas pendant 3 semaines au maximum. Le must pour moi : le zinc chélaté 50 mg.

• **La vitamine D** est fabriquée par l'organisme lorsqu'il est exposé au soleil, ce qui explique qu'on en manque fréquemment en hiver. Indispensable en prévention, une supplémentation en vitamine D est nécessaire pour stimuler les défenses immunitaires, et limiter le risque de grippe. À prendre sous forme de gouttes ou de capsules tous les jours sauf le week-end, ou sous forme d'ampoules une fois par mois d'octobre à juin si besoin est. La dose idéale est de 10 000 UI par semaine.

FAITES LE PLEIN D'HUILES ESSENTIELLES

Si l'aromathérapie est très utile pour renforcer votre immunité, c'est aussi une super-alliée pour rebooster votre énergie. Voici les huiles essentielles chouchous de mon système immunitaire…

• **L'HE de ravintsara :** c'est la référence de l'aromathérapie pour booster le système immunitaire et combattre les agressions extérieures véhiculées par le froid.

• **L'HE de tea tree :** ses propriétés purifiantes et fortifiantes sont idéales pour renforcer le système immunitaire. À prendre en prévention ou en réaction à une agression extérieure.

- **L'HE de niaouli :** purifiante, fortifiante et énergisante, elle prévient les maux de l'hiver et, en prévention, aide à lutter contre les baisses de forme passagères.
- **L'HE de thym à thujanol :** elle aide à lutter efficacement contre les déséquilibres des voies respiratoires, et est donc l'alliée incontournable de l'automne et de l'hiver.
- **L'HE de cannelle :** purifiante et fortifiante, elle protège efficacement contre un large spectre de mauvais micro-organismes. Elle est idéale contre les agressions ciblant les voies digestives et respiratoires.
- **L'HE de citron :** elle est préconisée en cas de rhume et d'affection respiratoire en raison de ses effets antimicrobiens et antiviraux. Elle a l'avantage de pouvoir être utilisée chez les femmes enceintes et les petits (attention cependant à l'application sur des zones du corps exposées au soleil, car elle est photosensibilisante).

Attention, les huiles essentielles sont très actives et doivent être utilisées avec précaution. Vous pouvez déposer 1 ou 2 gouttes sur un mouchoir (à inhaler) ou dans un diffuseur (pendant 30 minutes au maximum) pour assainir l'air et renforcer les défenses de toute la famille (prudence avec les enfants et les bébés). Si vous préférez les utiliser en massage (sur les poignets, le plexus solaire, le thorax), elles doivent être diluées dans une huile végétale avant d'être appliquées sur la peau. Dans le doute, demandez conseil à votre pharmacien ou à votre naturopathe.

MES RECETTES NATURELLES
pour renforcer le système immunitaire

UNE CURE D'IMMUNITÉ

Il vous faut : 1 goutte d'HE de cannelle • 2 gouttes d'HE de citron • 1 c. à c. de miel

Mélangez les huiles essentielles de cannelle et de citron avec le miel. Ajoutez un grand verre d'eau tiède et buvez (au milieu du petit déjeuner).

À prendre 15 jours par mois, en alternance avec la recette de massage suivante.

MASSAGE SPÉCIAL DÉFENSES IMMUNITAIRES

Il vous faut : 3 gouttes d'HE de saro • 2 gouttes d'HE de tea tree • 1 goutte d'HE de thym à thujanol • 1 goutte d'HE de ravintsara • 1 c. à s. d'huile végétale

Diluez les huiles essentielles dans l'huile végétale, puis appliquez le mélange sur le thorax, les cervicales, les poignets et/ou le dos.

À faire trois fois par jour, 2 semaines par mois, dès l'automne et jusqu'au début de l'hiver.

LAVEZ-VOUS LES MAINS... ET LE NEZ !

Peu connu en Occident, le lavage du nez est très répandu en Inde, car cette pratique fait partie des rituels de l'ayurvéda. Chaque matin, la tête penchée vers l'avant au-dessus de ma baignoire et orientée d'un côté, puis de l'autre, je me lave le nez avec mon *neti lota,* un petit récipient en porcelaine qui permet d'instiller de l'eau tiède salée dans une narine, puis dans l'autre. L'eau ressort par la narine opposée. Cette technique, appelée *jalal neti,* efficace contre la pollution et en cas d'allergie, permet non seulement de nettoyer les cavités nasales, mais aussi de limiter les rhumes et de prévenir de nombreuses les infections ORL.

Marchez
en forêt

PARTEZ POUR UNE ESCAPADE DE PLUSIEURS HEURES EN PLEINE NATURE. C'EST UN MOMENT DE CALME ET DE SÉRÉNITÉ, ET UN TRÈS BEAU CADEAU QUE VOUS VOUS FAITES.

KEEP CALM AND HUG A TREE!

Se balader au milieu des arbres, observer les couleurs changeantes de l'automne, sentir les odeurs d'humus et de champignons, s'oxygéner, tout simplement, voilà la parenthèse antistress idéale !

La marche agit positivement sur notre santé et notre condition physique. C'est aussi un véritable tranquillisant naturel. On déconnecte ! Cette immersion en pleine nature nous ramène à l'essentiel et nous permet de lâcher notre portable chéri ou tout autre écran. Un moment ressourçant, tant pour les adultes que pour les ados !

On s'apaise rapidement. Ces dernières années, des études ont montré un lien entre les bains de forêt, la baisse du stress et un renforcement de l'immunité, avec comme conséquence une diminution de l'anxiété et une amélioration du sommeil. Au Japon, cette thérapie s'appelle le *shirin yoku*, et c'est une véritable médecine naturelle. En France, la sylvothérapie (escapade sensorielle en forêt) nous invite à enlacer les arbres pour réveiller nos sens, débloquer nos émotions négatives et ainsi laisser place à un regard neuf et à un état d'esprit positif.

Adoptez
la luminothérapie

VOUS ÊTES ÉPUISÉE EN AUTOMNE ? VOUS ENVOYEZ TOUT LE MONDE BALADER À LA MOINDRE CONTRARIÉTÉ ? C'EST ASSEZ NORMAL CAR, AVEC LA LUMIÈRE QUI BAISSE, LA MÉLATONINE, QUI EST L'HORMONE DU SOMMEIL, PEUT DEVENIR TROP PRÉSENTE DANS L'ORGANISME. POUR REMÉDIER À CETTE BAISSE DE RÉGIME ANNUELLE, J'AI TROUVÉ UNE SUPER-PARADE : LA LUMINOTHÉRAPIE. SON BUT ? FAIRE BAISSER LE TAUX DE MÉLATONINE ET FAVORISER LA SÉCRÉTION DE SÉROTONINE, UN NEUROTRANSMETTEUR CAPABLE DE FAIRE SOURIRE UN LAMA !

COMMENT ÇA MARCHE ?

Il suffit de s'installer devant une lampe de luminothérapie (de 10 000 lux), lumière bleu clair comme le ciel, les yeux ouverts, à environ 30 cm, pendant 30 minutes chaque matin pour avoir, au bout de huit à dix jours, des effets bénéfiques sur l'humeur. Si vous travaillez tard le soir et que vous avez besoin d'énergie et de rester bien éveillée, exposez-vous vers 18 heures pendant la même durée (c'est ce que je faisais avant chaque prime de *Danse avec les stars*…). L'appareil coûte entre 100 et 200 euros, mais c'est un super-investissement. Vous le garderez des années, et le dégainerez au moindre coup de mou (ou nouveau confinement).

Attention, il faut continuer de s'exposer à la lumière naturelle. Si vous le pouvez, marchez chaque matin pour aller travailler, mettez le nez dehors après le déjeuner, organisez des sorties le week-end… bref, oxygénez-vous le plus possible !

Apportez
votre soutien aux autres

S'INTÉRESSER AUX AUTRES, AIDER QUELQU'UN QUI EN A BESOIN (CE PEUT ÊTRE UN TOUT PETIT GESTE…), ÊTRE PRÉSENTE POUR SA FAMILLE ET SES AMIS, S'OCCUPER DES PLUS DÉMUNIS OU OFFRIR DE SON TEMPS POUR UNE BELLE CAUSE PARTICIPENT PLEINEMENT AU BIEN-ÊTRE QUOTIDIEN. DONNER AUX AUTRES REND HEUREUX ET, BONNE NOUVELLE, LE PLAISIR RESSENTI EST EXPONENTIEL… ET COMME L'UNIVERS FAIT BIEN LES CHOSES, IL Y A DE FORTES CHANCES POUR QU'IL VOUS RENVOIE CE BONHEUR… DONNER POUR RECEVOIR, TOUT SIMPLEMENT.

DANS LA VRAIE VIE, ON FAIT COMMENT ?

Éric Le Roy, mon coach en développement personnel, conseille par exemple de faire chaque jour un don : un sourire, un conseil, un remerciement, un compliment ou un cadeau, comme un bouquet de fleurs… Le bonheur lié au don de soi et au partage est inépuisable ! De quoi nous mettre du baume au cœur !

Cultivez
une pensée positive

REGARDER LE VERRE À MOITIÉ PLEIN PLUTÔT QU'À MOITIÉ VIDE FAIT PARTIE DE MON ADN ! J'ESSAIE EN TOUTES CIRCONSTANCES D'ÊTRE POSITIVE. LES PENSÉES NÉGATIVES QUI NOUS PARASITENT L'ESPRIT SONT SOUVENT LE REFLET DE PERCEPTIONS PLUS OU MOINS JUSTES... LE TOUT EST D'APPRENDRE À LES IDENTIFIER QUAND ELLES VIENNENT PERTURBER NOTRE MENTAL (ET NOTRE MORAL !), ET D'ESSAYER DE LES CHASSER. IL EST CAPITAL D'APPRÉCIER TOUTES LES FACETTES D'UNE SITUATION ET DE NE PAS FOCALISER SUR CE QUI NOUS CHIFFONNE.

DANS LA VRAIE VIE, ON FAIT COMMENT ?

• En reformulant de manière positive ce que l'on veut exprimer. Par exemple, plutôt que de dire « Je ne suis pas d'accord avec votre façon de faire », préférez quelque chose comme « Je pense que nous pourrions faire autrement », et proposez une alternative réalisable.

• En s'entraînant à voir ce qui est positif, beau et lumineux. Devant votre miroir par exemple, appréciez l'éclat de votre peau au lieu de loucher sur vos rides ou vos imperfections. Voyez-les comme révélatrices de votre expérience de femme, et cessez de focaliser sur le relâchement cutané de l'ovale de votre visage.

• En envoyant valser au plus vite les pensées négatives lorsque surgissent des situations agaçantes, mais sans gravité… Au lieu de pester et de faire monter la tension, chassez l'énervement de votre tête en vous focalisant sur une pensée réjouissante : un câlin avec votre enfant, un bon film, un dîner en bonne compagnie…

MON PETIT TIP
Toujours positive

Chaque soir avant de m'endormir, je me remémore tous les moments de joie, tous les petits bonheurs simples de la journée. Ainsi, je m'endors toujours sur une note positive, et le réveil est beaucoup plus serein. Dans les périodes difficiles, je garde plus que jamais à l'esprit que la vie n'est que mouvement, que tout est éphémère, que chaque difficulté est là pour m'aider à grandir et à devenir une meilleure personne…

“

Que personne ne m'enlève les rides de mon front, obtenues à travers l'émerveillement devant la beauté de la vie ; ou celles de ma bouche, qui montrent combien j'ai ri et combien j'ai embrassé ; et non plus les cernes de mes yeux : en elles, se trouve le souvenir de combien j'ai pleuré. Elles sont à moi et elles sont belles.

”

Meryl Streep

Mon instant *bien-être*

PAR VERONICA BROWN

VOICI DEUX EXERCICES POUR NOUS AIDER À RENFORCER NOTRE CAPACITÉ RESPIRATOIRE, EN LIEN AVEC L'AUTOMNE, LA PEAU, LE NEZ ET NOS POUMONS. NOUS ALLONS AINSI ALLER CHERCHER LA JOIE POUR CHASSER LA TRISTESSE, ÉMOTION DOMINANTE EN CETTE SAISON.

JOUEZ LES ACCORDÉONISTES

Souvent, les poumons fonctionnent en sous-respiration : celle-ci est à la fois trop haute et trop rapide, et nous ne prenons pas suffisamment d'oxygène, ni ne rejetons correctement le gaz carbonique. Pour y remédier, voici la recette…

- Debout, le dos bien droit, les pieds ancrés au sol, placez vos mains de part et d'autre de la cage thoracique.
- Inspirez par le nez en ouvrant votre cage thoracique de chaque côté, comme un accordéon. Retenez votre respiration quelques secondes, puis soufflez en gardant une expiration douce, la plus longue possible.
- Observez un instant vos ressentis, puis recommencez deux fois.

ACCUEILLEZ LA JOIE

Utilisons nos bras pour aller chercher la joie, dont nos poumons ont besoin en cette saison, et pour l'installer dans cette partie du corps.

- Debout, bras le long du corps, yeux fermés, laissez venir à vous l'image de ce qui vous remplit de joie : le sourire de l'être aimé, un paysage, un projet…
- Inspirez par le nez, levez les bras à l'horizontale devant vous, paumes face à face, et imaginez que vous allez chercher cette joie, ce moment, ce projet.
- Retenez votre respiration et, tranquillement, ramenez cette sensation avec les mains sur la poitrine.
- Laissez vos mains posées un instant, accueillez ces sensations de joie. À refaire deux fois.

“ Comment j’ai arrêté *de fumer…* ”

On ne le répétera jamais assez : fumer est un facteur de risque majeur pour la santé, surtout quand on est une femme. Parce que les effets néfastes du tabac sont amplifiés par les années qui passent, c’est le moment ou jamais, à la quarantaine, et pourquoi pas en novembre, mois sans tabac, d’écraser sa dernière cigarette !

C’est ce que j’ai fait il y a un peu plus de deux ans. J’étais grippée, j’avais mal à la gorge, et donc je ne fumais presque pas… Je suis allée voir mon ostéopathe et spécialiste en médecine quantique, Eric Rosati, pour travailler avec lui sur le lâcher-prise (l’une de mes problématiques au quotidien…). Étonnamment, le lendemain de la séance, je n’avais plus envie de fumer. Je me souviens m’être dit : « Allez, je tente, je ne rachète pas de cigarettes. » Je fumais depuis l’âge de 25 ans. J’avais déjà essayé d’arrêter trois fois, et repris à chaque fois un à deux ans plus tard. Cette ultime fois, sans me mettre la pression, je n’ai pas fumé pendant un jour, puis deux… Au bout d’une semaine, j’en ai parlé sur mon compte Instagram. C’était une sorte de défi : si je reprenais, tout le monde saurait que ma volonté avait pris ses jambes à son cou !

J’ai tenu…

Aujourd’hui, je ne fume plus et j’en suis très fière. Ma vitalité est plus constante dans la journée. J’ai moins de sautes d’humeur, moins de coups de barre. Si je sens que je vais flancher, je pense à mon fils. Je lui dois l’exemple, et je m’en voudrais trop si, un jour, j’étais atteinte d’une maladie incurable par ma faute… Certes, le tabac est un excitant, qui procure plaisir, détente et stimulation intellectuelle, certes, la nicotine agit comme un anxiolytique et un coupe-faim naturel… mais on ne peut plus s’en passer, et c’est là le problème ! Quand on arrête, la nicotine disparaît de l’organisme en une dizaine de jours. Demeure ensuite la dépendance psychologique, le rituel de la cigarette avec un café ou un verre de vin, dont il faut se déshabituer. Je vous conseille de supprimer ce rituel de votre quotidien pendant quelques semaines pour aider au sevrage. C’est ce que j’ai fait, et cela a été une aide vraiment précieuse.

Il existe de nombreuses façons d’arrêter : les patchs, certains médicaments, l’acupuncture, l’hypnose… Il est souvent nécessaire de se faire accompagner pour y arriver. Je vous conseille un livre d’Allen Carr, *la Méthode simple pour en finir avec la cigarette*. J’ai lu les témoignages de nombreux lecteurs, ex-gros fumeurs, pour qui ce livre a été le déclic.

Perso, ce qui m’a beaucoup aidée, c’est le kudzu. Cette plante asiatique anti-addictions qui aide au sevrage m’a été recommandée par un naturopathe. Ses racines contiennent des molécules qui vont se fixer à la place des récepteurs de la nicotine en agissant sur le système nerveux central, d’où une action calmante et antistress qui réduit considérablement les effets de manque. Attention, le kudzu contient une molécule phyto-œstrogénique, il est donc déconseillé en cas de cancer hormonodépendant.

Je recommande également de boire un grand verre d’eau dès qu’on a envie de fumer, et surtout de ne pas hésiter à prendre en association de la rhodiola et du ginseng, ainsi que des plantes aidant l’organisme à éliminer les toxines et à favoriser le drainage du foie. Si vous le souhaitez, vous pouvez aussi vous faire aider par un tabacologue (www.tabac-info-service.fr).

COMMENT GÉRER *mon stress ?*

AVEC LE DR MARC SARAMITO

LA QUARANTAINE EST UNE PÉRIODE QUI ENTRAÎNE STRESS ET REMISE EN QUESTION. ELLE PEUT ÊTRE VÉCUE DE MANIÈRE PLUS OU MOINS FACILE ! LES SOLUTIONS DE NOTRE EXPERT, LE DR MARC SARAMITO, POUR BIEN RÉAGIR AU BON MOMENT.

LE STRESS, QU'EST-CE QUE C'EST EXACTEMENT ?

Le stress est une réponse physiologique normale d'adaptation à une situation. Ce n'est pas toujours quelque chose de négatif. Cela le devient s'il dure trop longtemps, car l'organisme produit de l'adrénaline, pour nous faire réagir, puis du cortisol, hormone qui joue un rôle dans la réaction de l'organisme face au stress. Les causes du stress, multiples, sont le plus souvent liées au travail, à la famille, à un déménagement ou à la perte d'un être cher…

EST-CE QUE LES FEMMES SUBISSENT PLUS DE STRESS À LA QUARANTAINE ?

Il est reconnu qu'à partir de cet âge de nombreuses femmes vivent une période difficile, car propice à des changements profonds, notamment hormonaux (surtout à partir de 45 ans) ou liés aux modifications qui surviennent dans leur vie personnelle, pro ou familiale (les enfants sont grands, et l'âge commence à se faire sentir chez les parents). C'est en quelque sorte l'heure du bilan dans tous les domaines, une redéfinition des rôles à envisager et des choix à définir pour les années à venir.

QUE FAIRE FACE À L'EXCÈS DE STRESS ?

Dans l'idéal, il faudrait pouvoir couper court à la cause du stress, ce qui n'est pas toujours possible. En tout cas, il est important d'en parler. Plus souvent que les hommes, les femmes sont capables d'exprimer leur mal-être ou leurs doutes, ce qui permet de faire baisser la tension intérieure. Certaines techniques permettent également de diminuer le stress, de lâcher prise et ainsi d'éviter le burn-out. La sophrologie, la méditation, l'hypnose et la PNL (programmation neurolinguistique) sont des alliées de taille dans la gestion du stress au quotidien.

QUELLES SONT LES BONNES HABITUDES À PRENDRE ?

Face aux multiples rôles que les femmes endossent (mère, épouse, fille, professionnelle...), il est d'abord important de prendre du temps pour soi, pour se ressourcer, faire ce que l'on aime. Ensuite, on le sait, faire du sport régulièrement, et notamment des séances de cardio, permet de mieux gérer son stress : course à pied, randonnée, natation ou encore vélo. À raison d'une pratique de 45 minutes trois fois par semaine, le corps produit des endorphines, qui sont des hormones apaisantes. Considérées comme une « morphine naturelle », elles endorment la douleur et diminuent le stress et l'anxiété. Très recommandé également, le yoga permet d'apaiser le mental en faisant travailler le physique en douceur. Le massage shiatsu peut également être un allié intéressant en raison de la détente qu'il procure. Enfin, on le sait moins, mais le toucher stimule aussi la production d'endorphines : le massage et les caresses nous procurent donc bien-être et détente pour combattre le stress.

QUELLE SUPPLÉMENTATION EST INTÉRESSANTE ?

- Prendre du magnésium, marin et bio, est un bon réflexe en cas de stress. Ce minéral favorise la décontraction et agit positivement sur la fatigue.
- En phytothérapie, la valériane et l'aubépine ont des propriétés antistress reconnues. La première a des propriétés apaisantes sur l'anxiété et les tensions musculaires, la seconde calme l'émotivité.
- Autre solution, les fleurs de Bach : elles ciblent les déséquilibres émotionnels, à l'origine de nombreux troubles physiques et psychiques. Pour les situations de crise, pensez à Rescue. Pour trouver quelles fleurs peuvent vous aider, n'hésitez pas à aller sur www.fleursdebach.fr et à remplir le questionnaire.

Hiver
Je cocoone

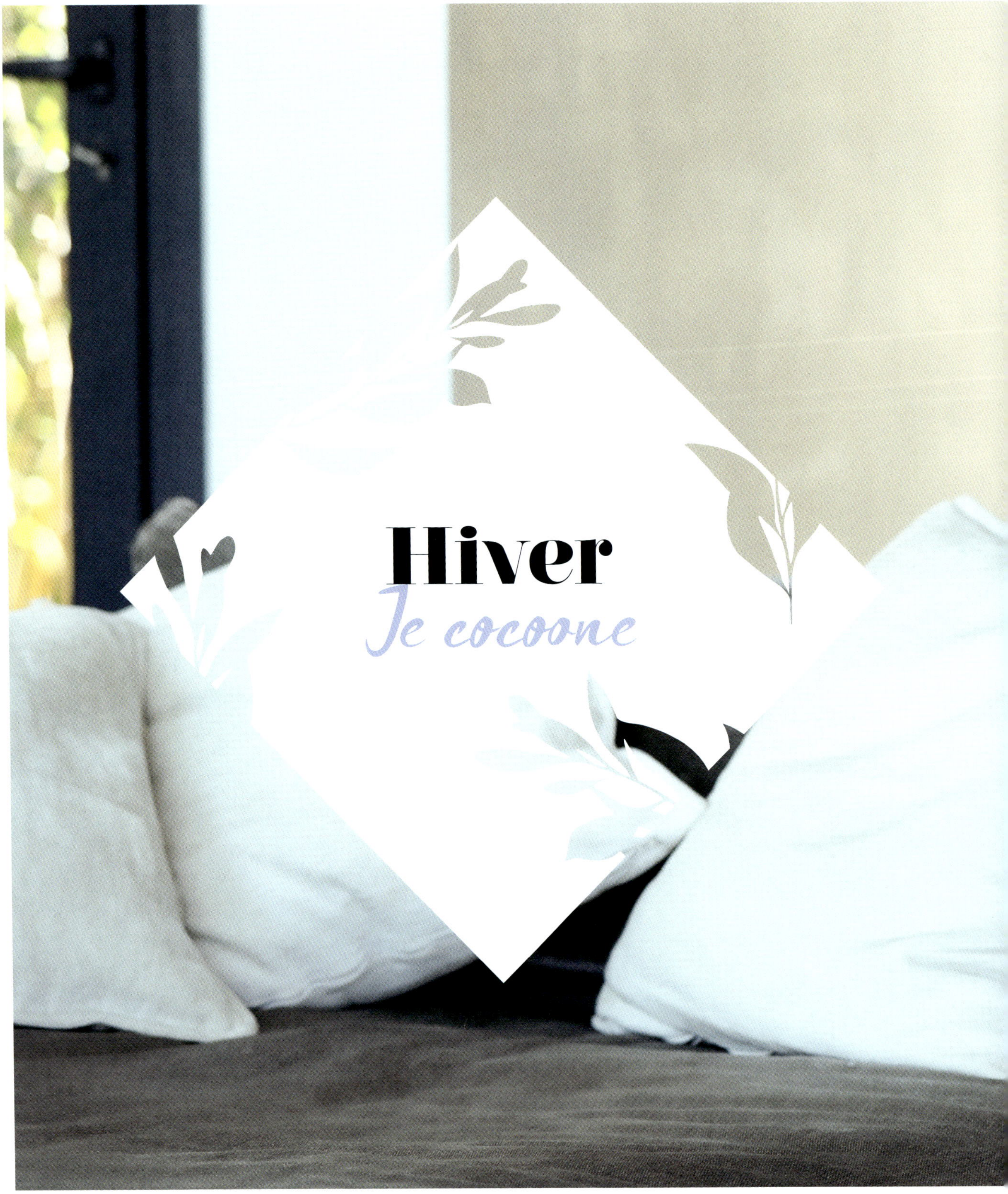

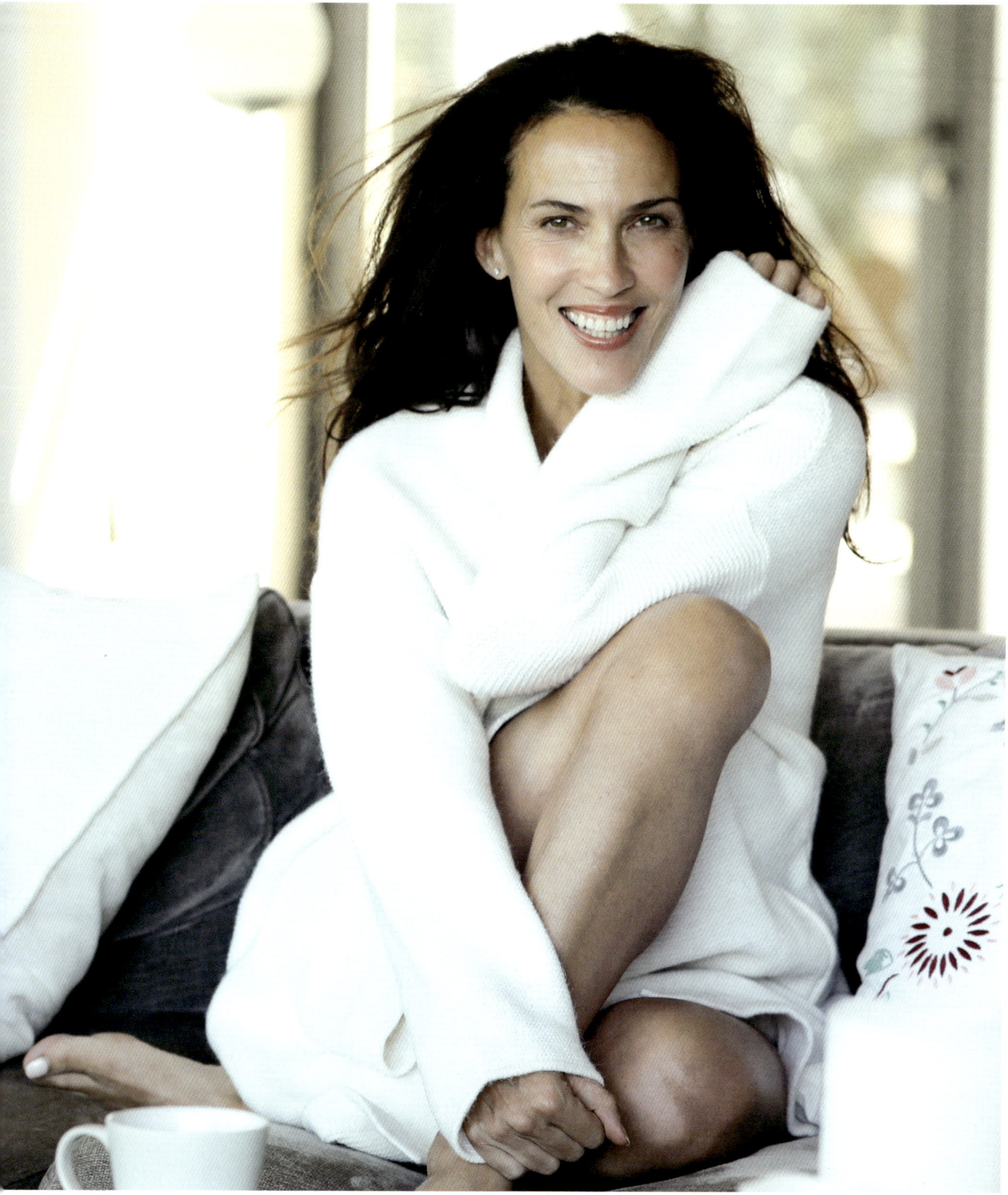

QUI A DIT QUE L'HIVER ÉTAIT UNE SAISON DÉPRIMANTE ? PAS MOI, AU CONTRAIRE ! L'ARRIVÉE DU FROID REVIGORANT ET LA NATURE QUI SE MET AU REPOS, ÇA M'INSPIRE ! À DÉFAUT D'HIBERNER, JE PROFITE DE CE TEMPS POUR COCOONER TRANQUILLEMENT CHEZ MOI. JE ME RECENTRE ET JE PRENDS SOIN DE MES REINS, L'ORGANE MAÎTRE DE LA SAISON. CE SONT LES BATTERIES DE L'ORGANISME, ILS CONTIENNENT NOTRE FORCE VITALE. MA RÈGLE DE BONNE CONDUITE EN HIVER ? ÉVITER L'HYPERACTIVITÉ, QUI FRAGILISE LEUR ÉNERGIE. JE ME COUCHE TÔT, JE FAIS LA SIESTE, JE CHAUFFE MES REINS AVEC UNE BOUILLOTTE ET JE ME LÂCHE SUR LES ÉPICES QUI RÉCHAUFFENT, COMME LA CANNELLE, LE GINGEMBRE, LE POIVRE OU LE PIMENT. ET, DÈS QUE LE SOLEIL POINTE LE BOUT DE SON NEZ, J'ENFILE MES PLUS BELLES BOOTS FOURRÉES ET JE METS LE NEZ DEHORS !

◆

L'ALIMENT CHOUCHOU : le topinambour, pour son goût d'artichaut.

L'ORGANE À SURVEILLER : les reins.

L'HUILE ESSENTIELLE FAVORITE : le pin sylvestre, idéal en cas de bronchite, de laryngite ou de sinusite.

MES VITAMINES MENTALES : siroter un chocolat chaud lors d'une balade au marché de Noël; préparer le sapin avec mon fiston; revoir le film *Holidays* emmitouflée dans un gros plaid tout doux; partir en week-end à la montagne avec mon amoureux ou des amis.

Alimentation

Pour se mettre à l'abri des maux de l'hiver, mieux vaut booster son assiette ! Quand le thermomètre dégringole, on a besoin de réchauffer son organisme en buvant des boissons chaudes et en mangeant des aliments cuits, chauds ou tièdes à tous les repas, afin d'entretenir le « feu digestif », comme le recommande la médecine ayurvédique. Je vous conseille de miser sur l'ail (antiseptique puissant des systèmes digestif et respiratoire), les vitamines B, C et D (pour ne pas manquer d'énergie), le magnésium (pour faire des économies de Prozac) et le zinc (pour lutter contre les infections virales). Après les probiotiques de l'automne, j'aime bien démarrer une cure de spiruline. Les soupes et les bouillons, consommés si possible tous les jours en début de repas, aident à maintenir une hydratation suffisante de l'organisme. Et devant un film, c'est tellement cosy…

Vade retro *glutanas !*

LE GLUTEN, C'EST UN ENSEMBLE DE PROTÉINES QUE L'ON TROUVE PRINCIPALEMENT DANS QUATRE CÉRÉALES : LE BLÉ, L'ORGE, LE SEIGLE ET, DANS UNE MOINDRE MESURE, L'AVOINE. IL DONNE AUX PÂTES LEUR ÉLASTICITÉ ET PERMET DE FAIRE GONFLER LE PAIN, MAIS PARFOIS AUSSI NOTRE BIDON ! PERSONNELLEMENT, JE NE LE DIGÈRE PAS BIEN, C'EST LA RAISON POUR LAQUELLE J'AI DRASTIQUEMENT RÉDUIT MA CONSOMMATION DE PRODUITS CONTENANT DU GLUTEN DEPUIS QUELQUES ANNÉES. J'Y GAGNE EN ÉNERGIE ET JE ME SENS PLUS LÉGÈRE, MOINS GONFLÉE.

POURQUOI LE GLUTEN EST-IL DEVENU UN PROBLÈME ?

Parce qu'il est très (trop) présent dans notre alimentation ! La plupart des gens le supportent bien, mais certains le tolèrent mal, voire y sont allergiques. C'est le cas des personnes qui souffrent de maladie cœliaque, une pathologie de plus en plus diagnostiquée, sans doute d'origine immunitaire avec une prédisposition génétique. Lorsque les tests d'intolérance sont positifs, le gluten doit être éliminé complètement de l'alimentation.

Certaines personnes, sans être allergiques au gluten, le tolèrent mal, et développent des symptômes proches de ceux de la maladie cœliaque. Maux de ventre, ballonnements, diarrhée, migraine, douleurs articulaires, fatigue et problèmes de peau peuvent être le signe d'une hypersensibilité au gluten, alors soyez à l'écoute de votre corps !

FAUT-IL LE BANNIR COMPLÈTEMENT ?

Non, c'est inutile en règle générale. Si, en revanche, vous avez des soucis de digestion, des ballonnements après le repas, si vous vous sentez gonflée (pas seulement du ventre), n'hésitez pas à diminuer votre consommation d'aliments contenant du gluten. Le problème : qui ne raffole pas de la pizza ? De nombreuses personnes disent pourtant se sentir mieux en consommant moins de pâtes ou de pain à base de blé. On peut commencer par limiter sa consommation, par exemple en le remplaçant par du Pain des Fleurs (des biscottes sans gluten, qu'on trouve dans les magasins bio) ou par du pain à la farine de châtaigne, laquelle ne contient pas de gluten. Pour les pâtes, je vous conseille celles à base de farines de riz, de maïs, de sarrasin ou de légumineuses (pois chiches). Elles sont délicieuses et plus faciles à digérer, surtout le soir ! Pensez aussi à mettre plus souvent au menu riz, sarrasin, quinoa et millet, qui en sont dépourvus.

OÙ SE CACHE *le gluten ?*

Dans les céréales : blé, seigle, épeautre, avoine, orge, Kamut.

Les produits céréaliers : pain, pâtes, semoule, biscottes, céréales du petit déjeuner, gâteaux, biscuits, viennoiseries élaborées à partir de céréales contenant du gluten.

Les produits industriels : pizza, quiche, pâtes fraîches, pâtes à tarte, quenelles, poisson pané, surimi, saucisses, charcuterie, soupe, sauces, fromages transformés, pâte à tartiner, la bière…

Les aides culinaires : sauce soja, cubes de bouillon, chapelure, levure chimique…

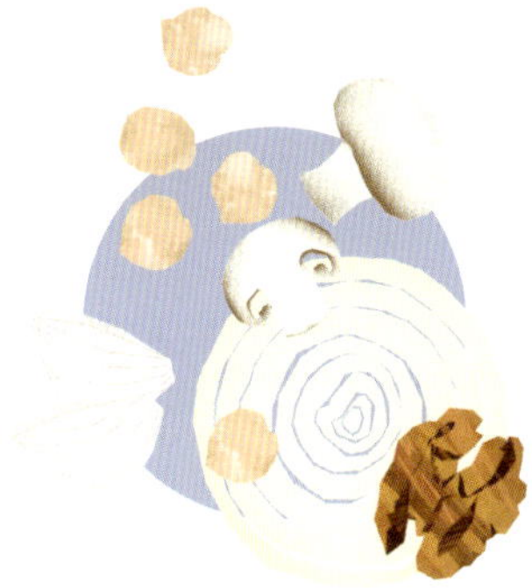

Mes recettes *fétiches*

BOULETTES VÉGANES *aux champignons et aux haricots blancs*

Très goûteuses, riches en végétaux et en fibres, elles sont parfaites accompagnées d'une salade verte. Préparez-les la veille pour un déjeuner minute !

Pour environ 20 boulettes, il vous faut : 200 g de champignons de Paris • 150 g de haricots blancs déjà cuits • 2 c. à s. de graines de chia • 50 g de farine de pois chiche • 20 cerneaux de noix • 1 oignon • 1 gousse d'ail • 4 c. à s. d'huile d'olive • 1 c. à c. bombée de miso brun • 1 c. à c. rase de moutarde • chapelure • sel, poivre

Commencez par mélanger les graines de chia avec 5 cl d'eau pour les faire gonfler.

Pelez et émincez l'oignon. Nettoyez les champignons et coupez-les en petits morceaux. Pelez l'ail, dégermez-le et écrasez-le.

Faites chauffer 1 c. à s. d'huile d'olive dans une poêle. Jetez-y l'oignon, puis l'ail et les champignons, et faites cuire pendant 10 minutes sur feu moyen, le temps que les champignons aient rendu leur eau. Salez et poivrez.

Rincez les haricots blancs cuits, écrasez-les à la fourchette et ajoutez les champignons, le miso, les graines de chia gélifiées, la moutarde, du sel et du poivre.

Mélangez l'ensemble pour obtenir une pâte homogène. Ajoutez la farine de pois chiche et les noix hachées, puis réservez au frais pendant 1 heure.

Confectionnez des boulettes et roulez-les dans la chapelure. Faites chauffer le reste d'huile d'olive dans une sauteuse, ajoutez les boulettes et faites-les cuire en les retournant régulièrement jusqu'à ce qu'elles soient dorées de tous côtés.

Servez et dégustez bien chaud !

LES ENERGY BALLS
l'en-cas healthy du moment

FACILES À RÉALISER, CES PETITES BOULES TRÈS GOÛTEUSES CONSTITUENT UN EN-CAS TRÈS SAIN EN CAS DE PETITE FAIM. C'EST SIMPLE, TOUT LE MONDE EN RAFFOLE !

Pour une dizaine de boules, il vous faut :

- 110 g de noix de cajou (non salées)
- 3 c. à s. d'huile de coco
- 1 000 g de noix de coco râpée
- 120 g de dattes sèches dénoyautées
- 4 c. à s. de poudre de cacao cru

Faites tremper les noix de cajou (non salées) dans un bol d'eau pendant 2 heures.

Faites fondre l'huile de coco.

Mettez dans le bol du blender 60 g de noix de coco râpée, les noix de cajou et les dattes sèches dénoyautées. Mixez, puis ajoutez l'huile de coco et mixez de nouveau jusqu'à obtenir un mélange homogène. Ajoutez alors 2 c. à s. de poudre de cacao cru et mixez une dernière fois. Placez la préparation au frais pendant 1 heure.

Façonnez des petites boules de préparation aux dattes, roulez-les dans le reste de cacao, puis dans le reste de noix de coco… et dégustez !

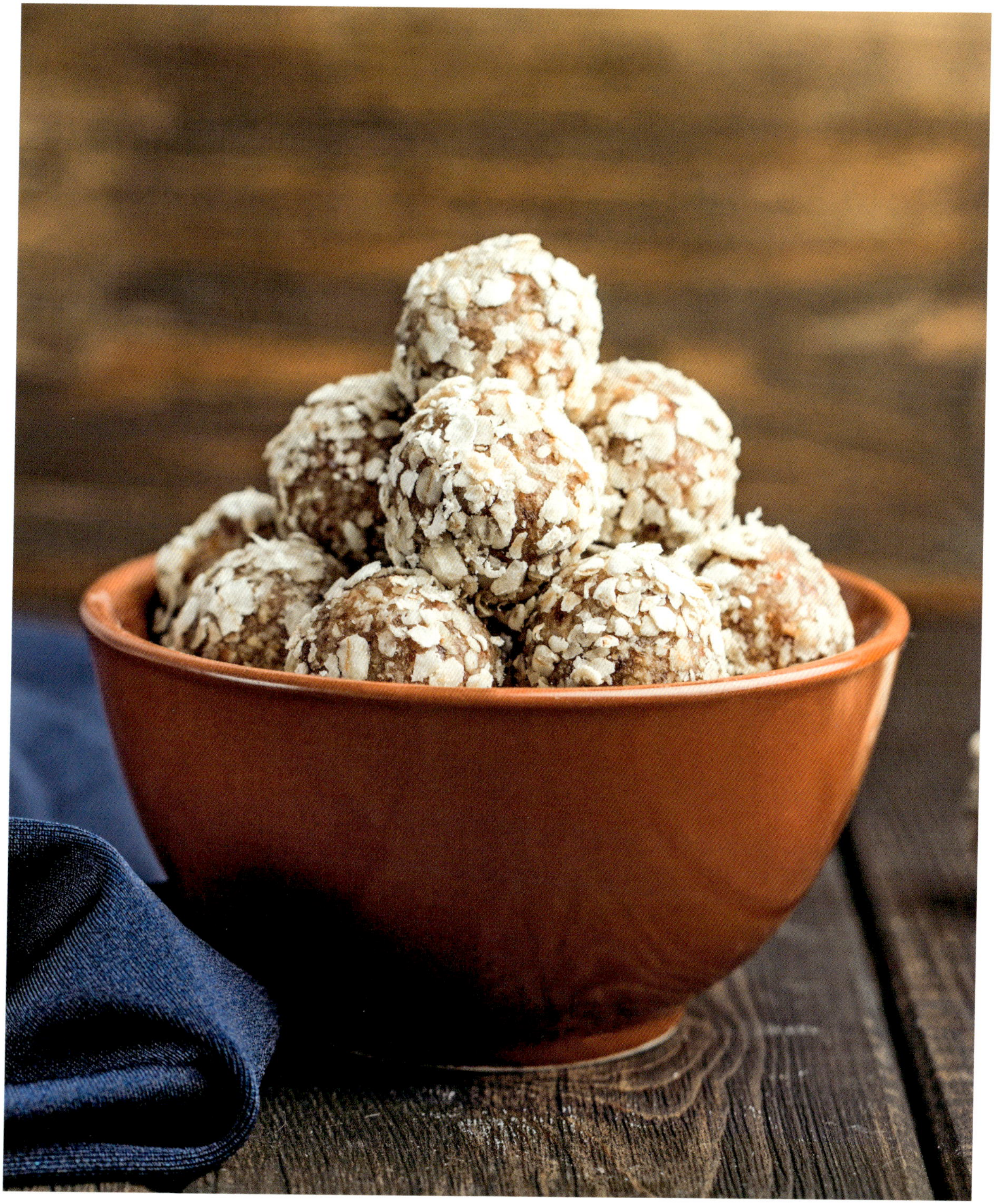

Il est beau, il est frais, mon poisson !

LA VIANDE ? JE NE CONNAIS QUASIMENT PLUS. EN REVANCHE, JE CONTINUE À MANGER DU POISSON, QUI EST BLINDÉ EN PROTÉINES. IL EST ÉGALEMENT RICHE EN IODE (UN BON PLAN POUR LE FONCTIONNEMENT DE LA THYROÏDE) ET EN CERTAINS ACIDES GRAS ESSENTIELS (OMÉGA-3), LE TOP POUR LA SANTÉ CARDIO-VASCULAIRE ET POUR BOOSTER LE CERVEAU.

Contrairement à moi, mon fils est clairement ce qu'on pourrait appeler un « viandard », et il est hors de question que je le prive de viande ! Je cuisine donc pour lui des fajitas ou des burritos mexicains à gogo, avec du bœuf ou du poulet (voyez comme je lui apporte protéines ET exotisme), et quand il me réclame son fameux burger, plutôt que d'aller dans un fast-food, je le lui prépare à la maison avec une viande de compète, deux tranches de vieux comté, deux tranches de bacon, des oignons caramélisés et quelques lamelles d'avocat. De mon côté, je commande des sashimis, et la soirée plateau-repas peut commencer. Chacun son assiette, chacun son kiff !

QUELS POISSONS CHOISIR ?

Le poisson, il a tout bon… à condition de manger deux ou trois portions chaque semaine, soit entre 230 et 350 g répartis sur deux repas, et de varier les espèces de poissons, à moins bien sûr que vous ne soyez végétarienne. Je vous conseille de foncer sur ceux qui sont riches en bon gras, ces fameux oméga-3 qui protègent des maladies cardio-vasculaires, qui vous garantissent santé et (presque) vie éternelle ! Saumon, anchois, sardine, hareng ou maquereau, à vous de choisir ! Vous préférez les poissons maigres, comme le turbot, la sole, le colin, la dorade ou le cabillaud (ou morue) ? Ne vous privez pas !

Une règle, néanmoins : dans la mesure du possible, privilégiez toujours les poissons sauvages ou d'élevage français. Qui dit sauvage dit moins grande accumulation de métaux lourds, dont le mercure, moins d'antibiotiques et d'hormones, et bien sûr un poisson qui peut nager librement. Bon à savoir : les petits poissons (sardine, hareng et maquereau, par exemple) sont moins pollués par les métaux lourds que les gros (saumon, thon…), ils sont peu coûteux et très riches en calcium et en vitamine D, un must si vous êtes intolérante aux produits laitiers ! Pour les crevettes, on les choisit d'élevage, cultivées dans de grands bassins extérieurs qui ressemblent à leur environnement naturel.

Mes bonnes protéines

pour dire bye-bye à la viande !

RICHES EN PROTÉINES VÉGÉTALES, CES SUPER-ALIMENTS VOUS PERMETTRONT DE REMPLACER LE RUMSTECK !

Pour 100 g de...	Quantité de protéines végétales
spiruline	65 g
soja	36 g
graines de chanvre	26 g
graines de courge	25 g
haricots azuki	25 g
tempeh, seitan	20 g
noix	20 g
pois chiches	19 g
graines de chia	17 g
épeautre	15 g
quinoa	14 g
sarrasin, son d'avoine	13 g

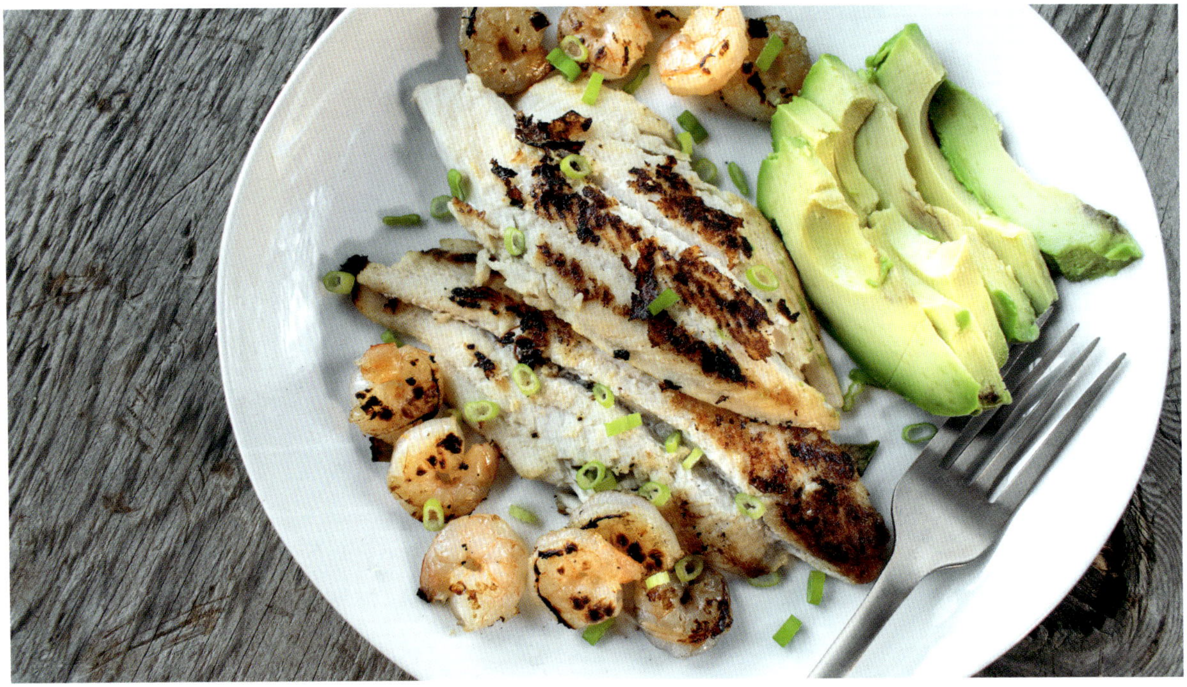

Mes recettes *fétiches*

LE CABILLAUD À L'AVOCAT
le terre-mer soooo fresh !

Cette recette du chef anglais Jamie Oliver est une association originale qui ne déçoit jamais.

Pour 4 personnes, il vous faut :

- 4 filets de cabillaud
- quelques feuilles de basilic
- 2 avocats mûrs
- 300 g de queues de crevettes d'élevage, décortiquées
- 30 cl de crème fraîche (facultatif)
- huile d'olive
- sel, poivre

Préchauffez le four à 210 °C (th. 7).

Pelez, dénoyautez et émincez les avocats.

Salez et poivrez les filets de poisson des deux côtés, puis disposez-les dans un plat huilé. Parsemez-les des lamelles d'avocat et des feuilles de basilic, puis entourez-les des queues de crevette. Versez la crème fraîche sur le tout ou ajoutez simplement un filet d'huile d'olive.

Salez, poivrez et enfournez pour 25 minutes.

Vite, une détox
après les fêtes

APRÈS UN MARATHON GASTRO, DES PETITS MAUX TOUT À FAIT CHARMANTS SONT SOUVENT AU RENDEZ-VOUS : DIGESTION PERTURBÉE, MAUX DE VENTRE, BALLONNEMENTS, CONSTIPATION, MIGRAINE… LE RÉVEIL PEUT ÊTRE DOULOUREUX CAR, APRÈS UN GRAND FESTIN FAMILIAL, L'ORGANISME PEUT FLANCHER. LA FAUTE BIEN SÛR À DES REPAS TROP RICHES ET ALLÈGREMENT ARROSÉS ! ALORS, MAINTENANT, REPOS !

- Commencez par boire un grand verre d'eau tiède au lever, suivi d'un demi-citron pressé dans de l'eau à température ambiante, puis dégustez lentement 1 ou 2 kiwis mûrs. C'est redoutable en cas de constipation. Autre solution que vous pouvez tester sur plusieurs jours : le matin, à jeun, faites suivre votre verre d'eau tiède par 1 c. à s. d'huile d'olive dans laquelle vous aurez ajouté 1 goutte d'huile essentielle de basilic ou de citron. Votre transit devrait apprécier. Instaurez également la « journée du bouillon », où vous ne boirez que ce consommé ultra-léger et assainissant, à volonté (voir la recette page suivante).
- Buvez tout au long de la journée de l'eau faiblement minéralisée (meilleure pour les reins), de la tisane digestive et des jus détox, afin de réhydrater l'organisme sans le charger à nouveau.
- Ne reprenez une alimentation normale que lorsque vous vous sentirez allégée !
- Ensuite, pendant 1 à 2 jours, privilégiez autant que possible les légumes, les fruits et les jus frais.
- À partir du troisième jour, réintégrez les protéines, avec un peu de poisson ou de viande blanche, ou des légumineuses (lentilles, pois chiches…). Restez encore à l'écart de la viande rouge, de l'alcool, du sucre et du café.

MON PETIT TIP

Ringarde, la bouillotte ?

Pendant votre détox d'après-fêtes, le repos est essentiel pour aider l'organisme à se recharger. N'hésitez pas à vous allonger avec une bouillotte d'eau chaude sur le foie (sous les dernières côtes, à droite) pendant 30 minutes, si possible au moment du coucher ou pendant que vous regardez votre film du soir, car le foie travaille à plein régime entre 1 et 3 heures du matin. À la clé, une meilleure élimination et une bonne évacuation des selles (de plus en plus glamour, ce chapitre, n'est-ce pas ?)

Mes recettes *fétiches*

LA SOUPE D'AIL
mon remède miracle pour la digestion

Ça sent la recette de grand-mère… et pourtant l'ail fait des merveilles contre les troubles gastro-intestinaux, entre autres. La sauge est antibactérienne, comme le laurier, tandis que le thym est anti-infectieux et soulage les petits bobos de l'intestin.

Pour 6 personnes, il vous faut : 5 ou 6 gousses d'ail • 1 brin de sauge • 1 brin de thym • 1 feuille de laurier • 1 l d'eau • huile d'olive • sel, poivre

Épluchez les gousses d'ail, dégermez-les et coupez-les en quatre. Jetez-les dans l'eau, salez, poivrez et ajoutez la sauge, le thym et le laurier. Portez à ébullition, puis faites chauffer à petits bouillons pendant 10 à 15 minutes.

Retirez les aromates avant de servir, mais laissez l'ail cuit si vous l'aimez. Dégustez bien chaud.

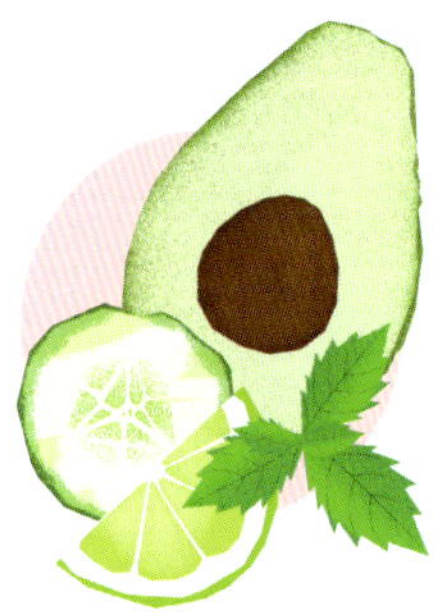

LE JUS POST-FÊTE
ma potion purifiante

Pour 2 verres, il vous faut : ½ concombre • ½ avocat • une poignée de roquette • 5 ou 6 feuilles de menthe • ½ pamplemousse • 1 citron vert

Pelez le concombre. Épluchez l'avocat et dénoyautez-le. Coupez le concombre et l'avocat en morceaux et mettez-les dans le bol du blender.

Pressez le demi-pamplemousse et le citron. Ajoutez la roquette, la menthe et le jus des fruits dans le blender.

Mixez jusqu'à obtenir un mélange onctueux et homogène.

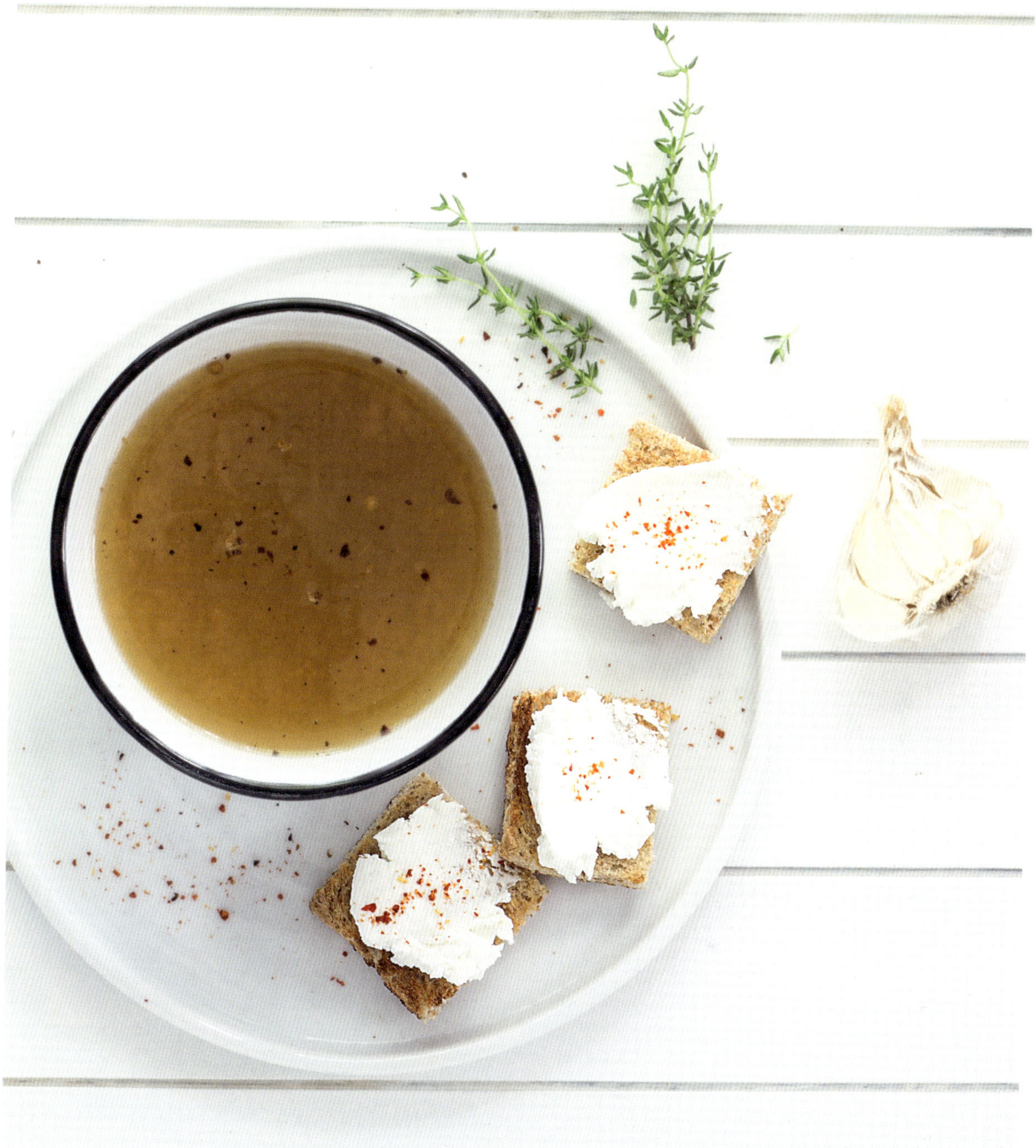

PAR QUOI *je remplace ?*

MIEUX MANGER DEMANDE DE TROUVER DES ALTERNATIVES MOINS GRASSES, PLUS RICHES EN FIBRES OU AVEC UN INDICE GLYCÉMIQUE PLUS BAS. MODE D'EMPLOI…

REMPLACER LA CRÈME FRAÎCHE PAR UNE CRÈME VÉGÉTALE.

À base de soja, de coco, de riz, d'avoine ou d'amande, la crème végétale est parfaite quand on souhaite rester à l'écart des produits laitiers (allergie, véganisme…). Elle s'intègre facilement dans nos tartes, nos quiches, nos gratins, nos sauces et nos soupes en apportant du velouté, du moelleux et des saveurs différentes que j'adore, notamment la crème et le lait de coco.

REMPLACER LE PAIN BLANC PAR DU PAIN AU LEVAIN BIO.

Comparé à la baguette, c'est le gendre idéal : plus rassasiant, il apporte également plus de fibres et de minéraux s'il est complet… et il se conserve plus longtemps !

REMPLACER LES LARDONS PAR DU TOFU FUMÉ.

Moins gras et moins salé que les lardons, le tofu fumé, riche en protéines, fait un carton dans les omelettes, les quiches, les cakes aux légumes…

REMPLACER LES PÂTES CLASSIQUES PAR DES PÂTES COMPLÈTES OU SANS GLUTEN.

Les pâtes complètes ou à base de farine de riz, de maïs ou de sarrasin sont une bonne alternative aux pâtes classiques. Les premières sont sans gluten, donc plus faciles à digérer ; celles au blé complet ont l'avantage d'avoir un indice glycémique bas et sont donc mieux adaptées quand on surveille sa ligne. On les cuisine avec des légumes, pour une assiette équilibrée et une meilleure assimilation par l'organisme.

REMPLACER LE SEL PAR DU GOMASIO.

Ce condiment d'origine japonaise, composé de sel de mer non raffiné, de graines de sésame toastées et parfois d'algues, est excellent pour la santé globale, et réduit les risques de rétention d'eau. J'en suis archi-fan !

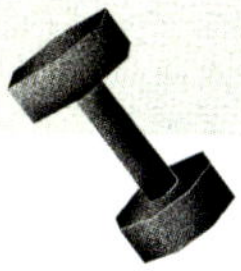

Sport

Un seul mot d'ordre quand les températures chutent : on se bouge ! Quelle que soit la période de l'année, la sédentarité est notre pire ennemie. Quand nous nous dépensons, notre corps sécrète des endorphines et… de la sérotonine, la fameuse hormone du bonheur. Perso, l'activité physique est un peu ma solution à tout : en plus de me rendre heureuse, elle booste mes défenses immunitaires, me protégeant des infections virales, elle ralentit mon vieillissement (une aubaine !) et me permet de lutter contre la fatigue hivernale et la déprime. En hiver, la médecine chinoise recommande toutefois d'éviter l'hyperactivité, qui fragilise l'énergie des reins, organe maître de cette saison. Si vous voulez augmenter vos dépenses physiques et vous oxygéner, profitez des moments où le soleil pointe le bout de son nez pour faire une marche rapide de 30 minutes. Complétez par du yoga ou une routine de réveil musculaire deux ou trois fois par semaine, et vous êtes parée pour garder le moral tout l'hiver !

Mon coaching *de yoga*

LA SÉANCE DE SAMUEL GANES

VOICI DIX POSTURES DE BASE POUR L'HIVER (DEBOUT, À GENOUX, ALLONGÉE SUR LE VENTRE, PUIS SUR LE DOS) ET, POUR CONCLURE LA SÉANCE, UNE POSTURE DE RELAXATION. ÉVITEZ DE MANGER ET DE BOIRE UNE TROP GRANDE QUANTITÉ D'EAU (PLUS DE 1 LITRE) DANS LES TROIS HEURES QUI PRÉCÈDENT LA PRATIQUE.

La bonne fréquence pour chaque posture : de 5 à 10 cycles respiratoires par posture en une fois, ou de 3 à 6 cycles respiratoires de chaque côté pour les postures à faire à droite, puis à gauche. Ensuite, relâchez lentement et faites les transitions entre les postures sans urgence.

Pour rappel : un cycle respiratoire équivaut à une inspiration et une expiration, par le nez.

L'ARBRE

Vrkshasana I

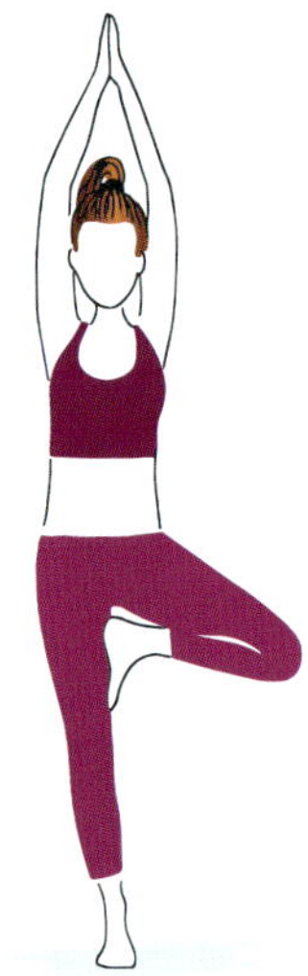

Posture de départ : debout, pieds joints.

Engagez une jambe et levez l'autre, en levant d'abord le talon et en pliant le genou.

Option 1 : tenez le genou de la jambe levée avec vos deux mains, doigts entrelacés.

Option 2 : mettez la plante du pied de la jambe levée sur l'intérieur de la cuisse ou du tibia de la jambe d'appui (jamais d'appui du pied sur le genou) et tenez l'ouverture des épaules et des hanches.

Dans les deux cas, la jambe d'appui est engagée et tendue.

Étirez la nuque et ouvrez la poitrine, regard au sol devant soi.

Respirez profondément.

Sur chaque inspiration, étirez le torse et la jambe d'appui, et sur chaque expiration ouvrez la poitrine et les hanches.

À pratiquer du côté droit, puis du côté gauche.

Les bienfaits

- Renforce les jambes, les hanches, les fessiers et les chevilles.
- Améliore le sens de l'équilibre ainsi que la concentration.
- Étire l'aine, l'intérieur des cuisses, le ventre et la poitrine.

L'ARBRE EN TORSION

Vrkshasana II

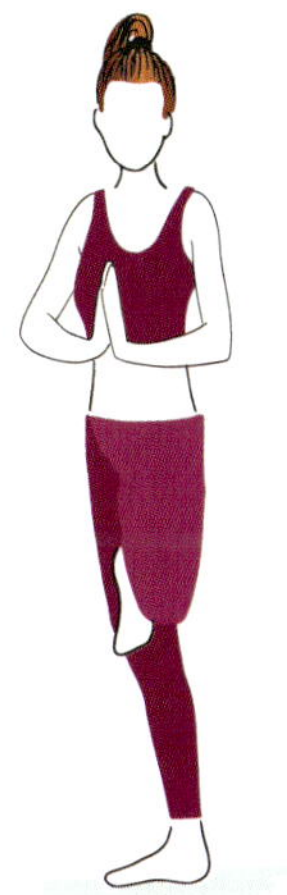

Posture de départ : posture de l'arbre, debout sur une jambe. La plante du pied de la jambe levée est posée sur l'intérieur de la cuisse ou du tibia de la jambe d'appui (jamais d'appui du pied sur genou). La jambe d'appui est engagée et tendue.

Joignez les mains en prière devant la poitrine. Les épaules et les hanches sont ouvertes, le genou plié (de la jambe levée) est tourné au maximum vers l'extérieur. La nuque est étirée, et le regard au sol devant soi.

Pivotez le torse en ramenant dans votre champ de vision les mains jointes au-dessus de la cuisse de la jambe pliée.

Restez le torse tourné vers le côté le temps de plusieurs respirations, puis revenez lentement vers l'avant.

Respirez profondément. Sur chaque inspiration, étirez le torse et la jambe d'appui. Sur chaque expiration, twistez un peu plus vers le côté.

À pratiquer du côté droit, puis du côté gauche.

Les bienfaits

- Renforce les jambes, les hanches, les fessiers et les chevilles.
- Améliore le sens de l'équilibre.
- Renforce les muscles du torse (dos, ventre, poitrine, épaules) par la torsion.
- Étire l'aine, l'intérieur des cuisses, le ventre et la poitrine.

LE CHAMEAU

Ushtrasana

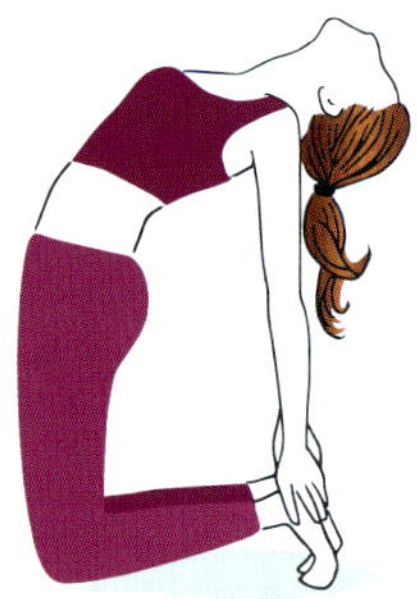

Posture de départ : à genoux dans l'écart des hanches (les genoux doivent être écartés d'environ la largeur de votre tête). Posez les mains sur le bas de votre dos, doigts vers le sol, pouces vers l'extérieur.

Sur l'inspiration, étirez le dos ; sur l'expiration, laissez tomber la tête en arrière.

Option 1 : restez torse vers l'arrière et mains sur le bas du dos.

Option 2 : amenez les paumes des mains sur les talons.

Dans les deux cas, poussez le bassin vers l'avant et lâchez la tête vers l'arrière.

Respirez tranquillement et profondément, en gardant le regard loin derrière vous.

Revenez lentement, sans jamais pencher le torse en avant, resserrez les genoux et asseyez-vous sur vos talons, dos droit.

Les bienfaits

- Relaxe profondément en relâchant le système nerveux, par étirement intense de l'avant de la colonne vertébrale.
- Étire les muscles abdominaux et stimule les organes digestifs.
- Ouvre le plexus solaire.
- Tonifie et assouplit la nuque ainsi que la colonne vertébrale.

LE LIÈVRE

Shashankasana

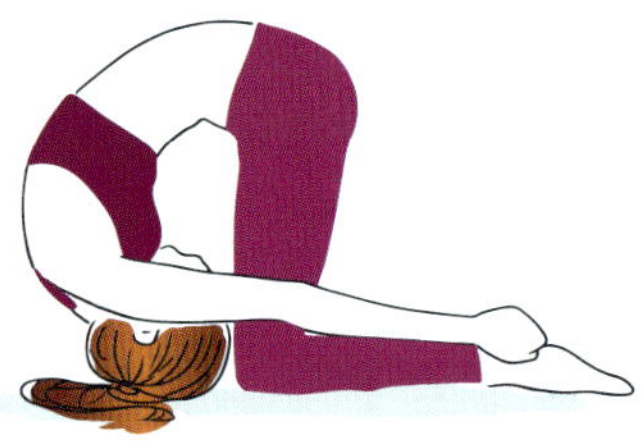

Posture de départ : à genoux, cuisses serrées. Placez vos bras en arrière et saisissez vos talons à pleines mains.

À l'inspiration, étirez le dos et la nuque.

À l'expiration, arrondissez le dos vers l'avant et penchez-vous pour poser le dessus de la tête sur le sol, front sur les genoux.

Poussez le bassin vers le ciel et continuez à tirer sur les talons, les bras tendus, tout en poussant le bassin vers le haut et vers l'avant.

Respirez tranquillement et profondément, en gardant le regard vers le ventre.

Remontez lentement, avec précaution.

Les bienfaits

- Régule les flux hormonaux par la compression des glandes thyroïde et parathyroïde, du thymus et du pancréas.
- Accélère l'irrigation cérébrale.
- Ouvre la partie arrière des poumons et étire les glandes surrénales.
- Soulage la fatigue par l'intense flexion avant.

LA SAUTERELLE

Shalabhasana

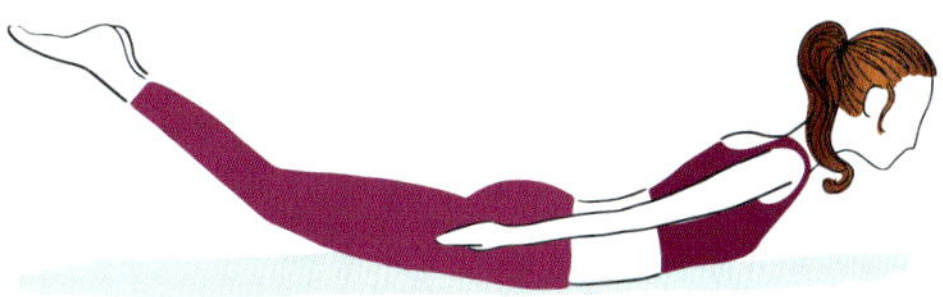

Posture de départ : allongée sur le ventre, bras le long du corps, menton et cous-de-pied sur le sol, doigts et orteils dirigés vers l'arrière.

Avant de commencer, prenez toujours une inspiration et une expiration en restant immobile.

Sur une inspiration, levez les jambes, la tête et les bras (toujours dirigés vers l'arrière). Restez en suspens, tout en respirant.

Roulez les épaules vers l'arrière et levez la tête pour relever la poitrine du sol, tendez les jambes pour relever davantage les cuisses du sol. Regardez vers le ciel. Relâchez lentement.

Les bienfaits

- Renforce les muscles du milieu du dos.
- Relaxe profondément, en relâchant le système nerveux, par un étirement intense de l'avant de la colonne vertébrale.
- Étire les muscles abdominaux et stimule les organes digestifs.
- Ouvre le plexus solaire.

LE COBRA

Bhujangasana

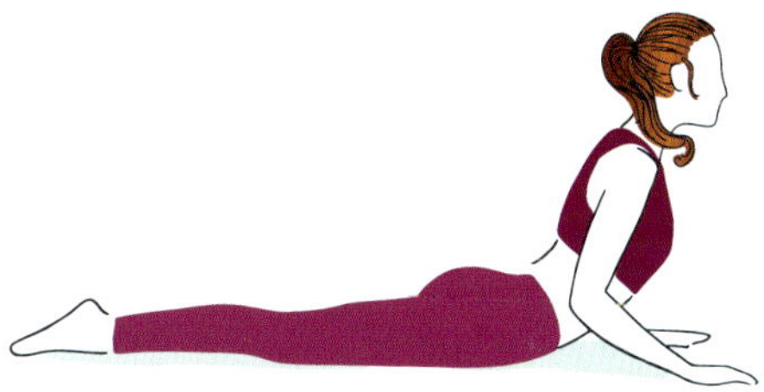

Posture de départ : allongée sur le ventre, menton au sol, les bras pliés et collés aux côtes, mains posées à plat sur le sol sous les épaules, doigts serrés. Les pieds sont serrés, et les cous-de-pied au sol, les jambes sont collées et engagées, comme les fessiers, pendant toute la posture.

Avant de commencer, prenez toujours une inspiration et une expiration en restant immobile.

Sur une inspiration, relevez la tête, puis les épaules et la poitrine, et descendez les coudes pliés vers le sol.

Essayez de lever le torse jusqu'au nombril. Ne poussez jamais avec les mains, ni ne tendez les bras. Les coudes restent toujours vers le sol et les mains demeurent juste en appui. C'est le bas du dos qui permet de monter le haut du torse. Le regard se porte vers le ciel.

Relâchez lentement.

Les bienfaits

- Renforce les muscles du bas du dos tout ouvrant le plexus solaire.
- Relaxe profondément, en relâchant le système nerveux, par un étirement intense de l'avant de la colonne vertébrale.
- Étire les muscles abdominaux et stimule les organes digestifs.
- Tonifie et assouplit la nuque ainsi que la colonne vertébrale.

LA SAUTERELLE INTENSE

Urdhva shalabhasana

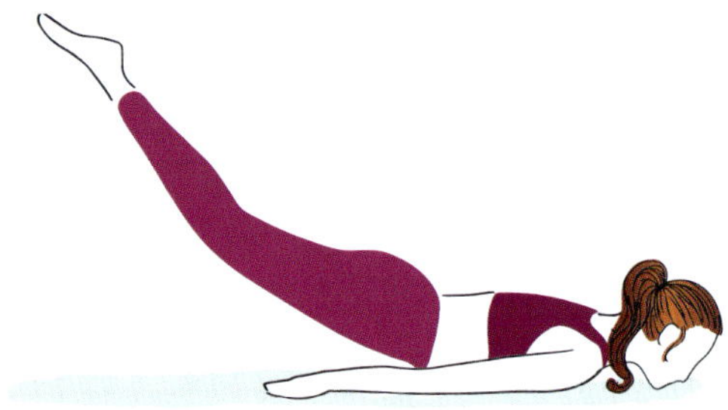

Posture de départ : allongée sur le ventre, bras à plat sous le corps, paume des mains tournées vers le sol, comme pour une manchette de volley. Gardez le visage au sol, avec la bouche ou le front collé au sol, pendant toute la posture.

Avant de commencer, prenez toujours une inspiration et une expiration en restant immobile.

Sur une inspiration, levez les deux jambes tendues, pieds pointés.

Poussez avec les mains sur le sol pour monter plus haut.

Attention ! ne levez jamais la tête ! Tournez votre regard vers le sol pour éviter de vous blesser au niveau de la nuque.

Les bienfaits

- Renforce les muscles du haut du dos.
- Relaxe profondément, en relâchant le système nerveux, par un étirement intense de l'avant de la colonne vertébrale.
- Étire les muscles abdominaux et stimule les organes digestifs.
- Tonifie et assouplit la nuque ainsi que la colonne vertébrale.

L'ARC VERS LE HAUT

Urdhva dharunasana

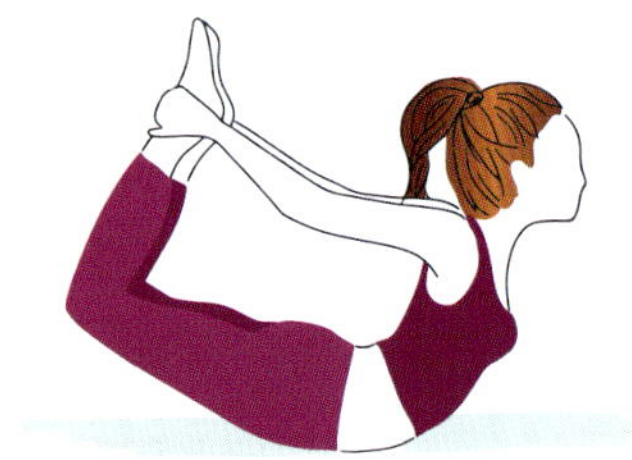

Posture de départ : allongée sur le ventre, menton au sol, jambes pliées, saisissez vos cous-de-pied avec vos mains par l'extérieur.

Avant de commencer, prenez toujours une inspiration et une expiration en restant immobile.

Sur une inspiration, poussez vos pieds vers l'arrière en dépliant vos jambes et tractez ainsi le torse vers l'arrière.

Laissez-vous tirer vers l'arrière par la seule force de vos jambes. Les bras sont détendus, n'engagez ni les épaules ni les trapèzes, et ne pliez pas les coudes.

Regardez vers le ciel pour ouvrir la poitrine et soutenir la posture, puis relâchez lentement.

Les bienfaits

- Renforce l'ensemble des muscles du dos et des jambes.
- Étire les bras et ouvre le plexus solaire.
- Relaxe profondément, en relâchant le système nerveux, par un étirement intense de l'avant de la colonne vertébrale.
- Étire les muscles abdominaux et stimule les organes digestifs.

LA LIBÉRATION DES VENTS

Pavana muktasana

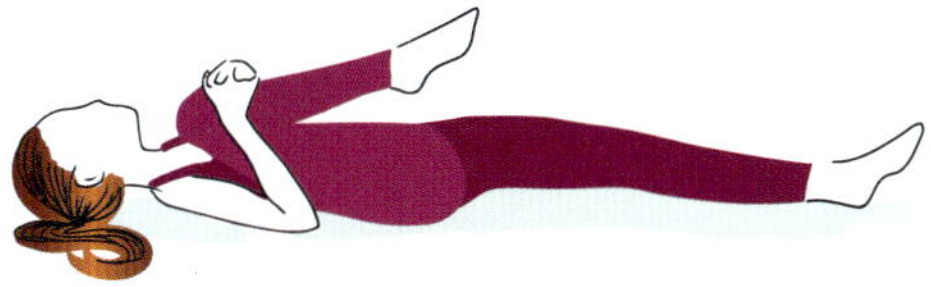

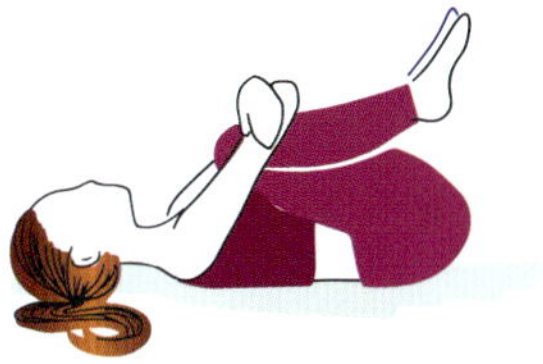

Posture de départ : allongée sur le dos. Cette posture est à exécuter en trois temps distincts.

1. Pliez la jambe droite, les deux mains sur le tibia, l'autre jambe au sol.

À l'inspiration, ramenez la jambe au-dessus du ventre ; à l'expiration, décalez la jambe vers l'extérieur, en tirant le genou vers l'épaule.

Essayez de coller l'intérieur de la cuisse sur l'extérieur des côtes. Gardez les doigts entrelacés (même les pouces), les coudes collés au corps et les épaules au sol.

Étirez la nuque sur le sol en rentrant le menton vers la gorge, puis relâchez lentement.

2. Pliez la jambe gauche, les deux mains sur le tibia, l'autre jambe au sol.

À l'inspiration, ramenez la jambe au-dessus du ventre ; à l'expiration, décalez la jambe vers l'extérieur, en tirant le genou vers l'épaule.

Essayez de coller l'intérieur de la cuisse sur l'extérieur des côtes. Gardez les doigts entrelacés (même les pouces), les coudes collés au corps et les épaules au sol.

Étirez la nuque sur le sol en rentrant le menton vers la gorge, puis relâchez lentement.

3. Pliez les deux jambes, enlacez-les avec vos bras, les mains attrapant les coudes opposés.

À l'inspiration, ramenez les deux jambes pliées et collées vers vous ; à l'expiration, resserrez l'étreinte des bras, si possible mains sur les coudes opposés.

Essayez d'écraser le ventre avec les deux cuisses tout en étirant votre dos au maximum sur le sol.

La nuque est posée sur le sol, le menton est rentré vers la gorge.

Les bienfaits

- Masse profondément les côlons ascendant, descendant et transverse.
- Atténue les tensions du bas du dos, les douleurs menstruelles et du bas-ventre.
- Accélère l'expulsion des toxines, des gaz et des selles.
- Rééquilibre les vertèbres et corrige les problèmes lombaires.

LA COMPRESSION SUR LES OREILLES

Karna pidasana

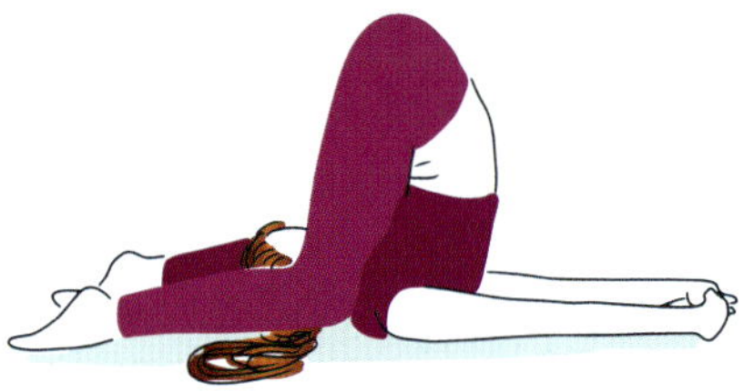

Posture de départ : posture de la chandelle (*sharvangasana*), avec les jambes tendues et les pieds fléchis.

Laissez retomber les jambes vers la tête. Pliez les genoux et dirigez-les au maximum vers votre tête, en direction du sol.

Essayez de ramener les genoux des deux côtés du visage, sur les oreilles ou, à défaut, sur les tempes, les pommettes ou les joues.

Gardez les mains sur le bas du dos ou ramenez-les sur les mollets, voire à plat sur le sol.

Respirez tranquillement malgré la compression de la gorge, le regard vers le nombril.

Relâchez lentement le dos, vertèbre par vertèbre, sur le sol.

Les bienfaits

- Régule les flux hormonaux par la compression des glandes thyroïde et parathyroïde, du thymus et du pancréas.
- Accélère l'irrigation cérébrale.
- Ouvre la partie arrière des poumons et étire les glandes surrénales.
- Soulage la fatigue par l'intense flexion avant, et relaxe.

LE CADAVRE

Savasana

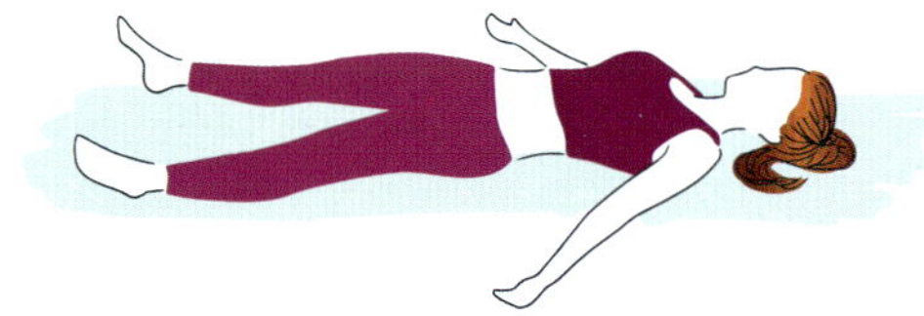

En fin de séance, cette posture relaxe le corps et le mental, et permet d'intégrer et d'enregistrer les bienfaits de la pratique.

Allongez-vous sur le dos, bras le long du corps, paumes des mains tournées vers le ciel pour relâcher les épaules.

Les jambes sont dans l'ouverture des hanches, étirées sur le sol, les pieds retombent de chaque côté.

Les yeux sont fermés, la mâchoire desserrée, le corps reste immobile et se relâche peu à peu.

Prenez quelques secondes pour faire une méditation en « scan corporel » : déplacez votre esprit dans les différents endroits du corps, en remontant des pieds jusqu'à la tête.

Le pranayama *de l'hiver*

KAPALABHATI

Cette respiration diaphragmatique très connue est également considérée comme une méthode de nettoyage (*kriya*). Elle consiste en une inspiration profonde, suivie d'expirations puissantes et sonores, faites par le nez ou par la bouche, avec des à-coups du diaphragme semblables à des spasmes.

Avec son effet chauffant, cette respiration peut aider à digérer après un repas trop lourd, en activant le feu digestif. Elle oxygène également le métabolisme et le cerveau, renforce le système immunitaire et apaise le système nerveux.

Position de départ : assise en position confortable, à genoux. Pour que votre bassin soit droit, vous pouvez utiliser un coussin, une brique ou un banc de méditation. Les yeux sont fermés, le ventre et le bas du dos engagés, les épaules légèrement en arrière. La poitrine est ouverte, les mains sont sur les cuisses, la nuque et la tête dans le prolongement de la colonne.

Si vous débutez, posez votre main sur le ventre pour sentir que c'est la sangle abdominale qui suit les mouvements du diaphragme (le ventre rentre à chaque expiration).

Inspirez par le nez lentement et profondément, puis entamez une série d'expirations énergiques avec la force du diaphragme, en alternant contractions et relâchements du ventre de façon saccadée, sans aucune inspiration.

À la fin de la série, inspirez profondément, puis expirez profondément. Revenez ensuite à une respiration naturelle.

La bonne fréquence : une série de 20 expirations à un rythme lent, puis 40 expirations plus rapides. Vous pourrez ensuite faire des séries de 60 ou 100 expirations.

Attention : pratiquez à jeun ou évitez de manger deux heures avant. Cette respiration est contre-indiquée en cas de grossesse, de pathologie cardiaque, digestive ou abdominale.

Beauté

"

L'hiver, on se couvre d'un bon manteau chaud ou d'une belle doudoune moelleuse pour se protéger du froid. Et notre peau, dans tout ça ? Hors de question de la laisser à l'abandon ! Il faut la protéger avec une routine douce mais efficace : des soins méga-nourrissants et une hydratation à toute épreuve. Même ordonnance pour les mains et les lèvres, souvent fragilisées par le froid. Pour faire face à la saison la plus rude de l'année, je m'enveloppe de douceur et de chaleur, dès que j'en ai l'occasion, avec un hammam ou un sauna ! Tellement cocooning !

"

Un programme anti-froid

pour notre peau

LES CHANGEMENTS DE TEMPÉRATURE SONT TRÈS FRÉQUENTS EN HIVER ET, SOYONS HONNÊTES, NOTRE PEAU DÉTESTE ÇA ! ELLE EST MOINS BIEN OXYGÉNÉE QUE DURANT LES AUTRES SAISONS, SON MÉTABOLISME TOURNE AU RALENTI. RÉSULTAT : LA PRODUCTION DE SÉBUM PROTECTEUR DIMINUE, NOTRE TEINT FAIT GRISE MINE, NOTRE ÉPIDERME DEVIENT MOINS SOUPLE ET A TENDANCE À SE DÉSHYDRATER. POUR CONTRE-ATTAQUER, ON MISE SUR L'HYDRATATION ET ON MET LES BOUCHÉES DOUBLES DANS SA ROUTINE BEAUTÉ !

PASSEZ À DES SOINS PLUS RICHES

MISSION NETTOYAGE : DE LA DOUCEUR

Sur le visage, préférez une huile (amande douce, coco, argan ou jojoba pour les peaux à tendance grasse) ou un baume, que vous appliquerez en massages circulaires pour activer la circulation et supprimer toutes les traces de maquillage, ainsi que les impuretés accumulées dans la journée. Vous préserverez ainsi votre film hydrolipidique et redonnerez de la souplesse à votre peau. Pas besoin de la nettoyer au karcher le matin, contentez-vous d'une eau de rose, de fleur d'oranger ou de lavande pour rafraîchir l'épiderme.

Pour le corps, optez pour un savon surgras ou une huile de douche, qui nettoieront en douceur et hydrateront votre corps en amont. Choisissez-les bio si possible, et en tout cas de bonne qualité. Personnellement, je préfère une douche rapide à un bain chaud et prolongé, car le calcaire de l'eau peut agresser l'épiderme et décaper le film protecteur naturel, et c'est mieux aussi pour la planète.

MISSION HYDRATATION : DE LA STRATÉGIE

Côté visage, j'applique sur ma peau sèche des crèmes plus riches, avec une vraie texture nourrissante composée d'huiles ou de beurre végétaux. Ma dernière découverte en date : l'huile de prune, riche en acide oléique (substance naturellement présente dans le sébum), idéale pour lutter contre les agressions hivernales tel que le froid ou l'air sec, et particulièrement recommandée pour les peaux sèches car très riche en vitamines A et E. Si vous êtes de la team peau normale à grasse, un fluide ou une crème gélifiée, gorgés d'actifs hydratants et nutritifs, suffira. Misez ensuite sur un booster, qui va potentialiser l'action générale de vos soins et agir sur une problématique spécifique (à la vitamine C pour l'éclat, aux peptides pour la fermeté ou à l'acide hyaluronique pour l'hydratation) ou sur un sérum correspondant à votre type de peau. Finissez par une bonne crème protectrice (à base d'acide hyaluronique et/ou de rétinol). Le bon réflexe : checker la liste des ingrédients (ou liste INCI) de vos produits à la recherche des mentions glycérine, eau thermale et acide hyaluronique, des actifs très hydratants.

Pour votre corps, préférez un baume moelleux ou un beurre, à base de corps gras végétaux (beurre de karité, jojoba, coco…), qui hydrateront parfaitement toutes les zones sèches, comme les jambes et les bras. Si vous trouvez cette texture trop grasse pour le matin, que vous avez peur que vos vêtements ne soient tachés, appliquez-la le soir avant de vous coucher. L'huile d'argan fait des miracles sur moi la nuit ! Et n'oubliez pas de vous hydrater de l'intérieur en buvant suffisamment d'eau ! L'hiver, on a moins soif, donc on boit moins. C'est une erreur, car la peau se déshydrate à la vitesse grand V dans les atmosphères surchauffées. Ma recommandation : un verre d'eau toutes les heures le matin et un toutes les 2 heures l'après-midi.

ABUSEZ DES MASQUES DOUDOU

Pour renforcer la protection de votre peau, les masques sont votre planche de salut dès qu'il commence à faire froid ! Choisissez-en un qui soit hydratant et nourrissant, et appliquez-le chaque semaine, voire plus si votre peau est sèche, sensible ou réactive. Pour un effet ++, laissez-le agir sous un masque à LED, les principes actifs pénétreront mieux.

MA RECETTE NATURELLE

Masque visage nourrissant pour l'hiver

Il vous faut : ½ avocat bien mûr ♦ 1 c à s. d'huile d'amande douce

Après avoir réduit en purée l'avocat, ajoutez l'huile d'amande douce et mixez le tout.

Appliquez le mélange sur le visage, en évitant les yeux et la bouche. Laissez agir 15 minutes, puis rincez à l'eau fraîche.

Vous pouvez poser une gaze découpée et perforée pour bien maintenir en place votre masque, qui convient parfaitement aux peaux très sèches et sensibles.

♦

MON PETIT TIP

Vitamine E dehors et vitamine C dedans

Dès que ma peau ressent les effets du froid, j'enrichis mes produits de soin avec trois gouttes de vitamine E, antioxydante. Je les mélange dans ma main, et ma peau est mieux nourrie et protégée contre les intempéries pour la journée ! Côté compléments alimentaires, j'opte pour une cure de vitamine C liposomale (la meilleure, selon moi), qui stimule la synthèse de collagène et d'élastine, protéines essentielles pour la fermeté et l'élasticité de la peau. Elle diminue également la production de mélanine, responsable des taches brunes, et prévient le vieillissement de la peau grâce à sa puissante action antioxydante. Une bombe !

ADOPTEZ UNE BONNE CRÈME DE NUIT

Entre le changement (parfois brutal) de température et la pollution, on ne peut pas dire que l'hiver soit une promenade de santé pour notre peau. Pour qu'elle ne me le fasse pas payer, je la dorlote comme un cuir précieux. Après un bon démaquillage, je lui fais du bien avec un sérum ou une crème riche en collagène. Les actifs vont faire leur boulot pendant la nuit et permettre à la peau de se régénérer et de retrouver du tonus. C'est entre 23 heures et 3 heures du matin qu'a lieu le pic d'activité de la régénération cellulaire, d'où l'intérêt d'appliquer ces soins le soir si l'on veut un max d'effet anti-âge. Si vous optez pour des huiles végétales, vous pouvez choisir ma favorite, l'huile d'argan, ou l'huile de bourrache, régénérante (seul petit bémol, son odeur d'huître), l'huile de macadamia, réparatrice, ou l'huile de moringa, nourrissante, apaisante et rééquilibrante (elle agit aussi sur les taches et les cicatrices). N'oubliez pas : vous pouvez dépenser des fortunes en crème, si vous négligez votre sommeil, cela ne sert à rien. Alors couchez-vous plus tôt (l'idéal étant avant 22 heures) et dormez au moins sept heures d'affilée, votre peau vous dira merci !

Notre corps aussi
a droit à une détox

APRÈS LES FÊTES DE FIN D'ANNÉE ET LEURS DÉLICIEUX EXCÈS, UNE PAUSE DÉTOX S'IMPOSE POUR DÉCRASSER NOTRE CORPS, ÉLIMINER LES TOXINES ET RETROUVER UN JOLI GLOW. RÉCHAUFFEZ VOTRE ORGANISME ET FAITES PEAU NETTE AVEC QUELQUES-UNS DE MES RITUELS D'APRÈS-FÊTES PRÉFÉRÉS.

FAITES PEAU NEUVE

Dès que je sens que ma peau a besoin d'un reboot, je file au hammam ou au sauna. La chaleur de ces deux soins traditionnels me fait un bien fou… et ma peau adore. C'est aussi l'idéal pour récupérer après un entraînement de sport. Attention, il y a quelques contre-indications : si vous souffrez d'une pathologie cardiaque ou d'asthme, ou si vous avez des varices ou des problèmes veineux, passez votre chemin. Dans le doute, demandez conseil à votre médecin.

AU HAMMAM : MON RITUEL POUR UNE PEAU DE BÉBÉ

Originaire du Maghreb, le rituel du hammam se pratique dans une vapeur humide et chaude, entre 40 et 50 °C, tout à fait supportable. Mon corps transpire et élimine les toxines… et avec elles les tensions musculaires et la fatigue ! Pendant une séance, je mets un point d'honneur à écouter mes sensations. Pas question de brusquer mon corps. Dès que la chaleur est trop forte, je sors. J'en profite pour compléter ce bain de vapeur par un gommage au savon noir avec un gant exfoliant dans une salle moins chaude. J'applique et je frictionne mon corps avec le gant (*kessa*), en y allant mollo sur les zones sensibles comme les seins, le cou, l'arrière des genoux ou les aisselles. À tous les coups, je ressors avec une peau totalement propre et lisse.

AU SAUNA : MON RITUEL ANTISTRESS

Le sauna traditionnel finlandais est un bain de vapeur, où la chaleur sèche atteint entre 60 et 100 °C. Cela peut être impressionnant, mais une séance de sauna dans les règles de l'art a le don de me débarrasser de tout mon stress. Comment ça marche ? L'action de la chaleur entraîne une vasodilatation, qui a une action bénéfique sur le système cardio-vasculaire, permet de transpirer, de se relaxer, d'éliminer les toxines et de nettoyer sa peau. Là aussi, soyez à l'écoute de votre corps, car il fait très chaud et le cœur bat plus vite. Je vous conseille d'y rester 10 minutes au maximum, puis de prendre une douche tiède ou froide, et d'y retourner encore pour 5 à 10 minutes. Personnellement, j'évite le banc du haut et je lève les jambes contre le mur pour favoriser le retour veineux. La règle, c'est que cela doit toujours rester agréable.

Mains et lèvres

en première ligne

AVOIR DE BELLES MAINS EN HIVER, C'EST UN PEU CHERCHER À ÊTRE SEXY AU RÉVEIL : ÇA N'EST PAS GAGNÉ ! CHAQUE JOUR, ELLES SONT SURSOLLICITÉES : LAVAGES (TROP) FRÉQUENTS, FROID, MÉNAGE ET BRICOLAGE, VOILÀ LE COMBO QUI LES DÉSHYDRATE À COUP SÛR. SANS PARLER DU GEL HYDROALCOOLIQUE, QUI AUGMENTE LEUR DESSÈCHEMENT… PAS LE CHOIX, QUAND LES TEMPÉRATURES CHUTENT, IL FAUT S'EN OCCUPER.

PROTÉGEZ-LES AU QUOTIDIEN

- **Utilisez un savon surgras doux** pour les laver et enfilez des gants protecteurs pour tous les travaux ménagers.
- **Appliquez une crème nourrissante** et protectrice le plus souvent possible, après chaque lavage et le soir avant de vous coucher. C'est la solution la plus efficace pour hydrater, nourrir et assouplir l'épiderme. Cela crée aussi un film protecteur qui agit comme un bouclier anti-agressions. Perso, j'ai toujours mes indispensables « spécial mains » avec des petits gants en coton à côté de mon lit.
- **Quand vous sortez dans le froid,** n'oubliez pas d'enfiler vos gants.

N'OUBLIEZ PAS VOS LÈVRES

Notre bouche est exposée en permanence ! Même cachée derrière un masque, c'est une zone fragile, qui se dessèche rapidement quand elle est attaquée par le froid et le vent. Pour rester belles et pulpeuses, nos lèvres ont donc besoin d'un soin hydratant et nourrissant, que l'on appliquera régulièrement pendant la journée ainsi que le soir, au coucher, en couche épaisse si elles sont gercées.

Ma recette naturelle

Mon huile maison pour des mains de jeune fille

SI VOUS ÊTES UNE INCONDITIONNELLE DES HUILES, JE VOUS CONSEILLE L'HUILE DE RICIN : EN PLUS D'HYDRATER VOS MAINS, ELLE FORTIFIERA VOS ONGLES. MÉLANGEZ-LA AVEC 2 GOUTTES D'HE DE LAVANDE FINE (OU D'UNE AUTRE HUILE ESSENTIELLE QUE VOUS AIMEZ) ET PLONGEZ VOS MAINS DANS DES GANTS EN COTON. SI VOUS VOULEZ FABRIQUER VOTRE PROPRE HUILE, VOICI MA RECETTE PRÉFÉRÉE...

Il vous faut :

- 1 c. à s. d'huile de ricin
- 2 c. à s. d'huile d'olive
- 60 g de beurre de karité
- 60 g de beurre de cacao
- de 10 à 15 gouttes de l'huile essentielle de votre choix (camomille, bois de rose, lavande...)

Chauffez l'ensemble des ingrédients, à l'exception de l'huile essentielle, dans un récipient adapté, en remuant constamment jusqu'à ce que le mélange soit homogène et liquide.

Retirez du feu et ajoutez l'huile essentielle choisie, puis placez dans un pot hermétique et laissez refroidir.

Opération
cheveux heureux

LE FROID, LA PLUIE, LE VENT… COMME NOTRE PEAU, NOS CHEVEUX RÉAGISSENT AU QUART DE TOUR… ET LES CHANGEMENTS DE TEMPÉRATURE NE SONT PAS VRAIMENT LEUR TASSE DE THÉ.

• **S'ils sont déshydratés à cause du froid,** ils se révèlent plus secs, plus cassants. La solution ? Un bain capillaire chaud régulier sur les longueurs avec une huile végétale d'argan, de macadamia ou de marula, à garder toute la nuit. Autre option : un masque réparateur à base de gel d'aloe vera, à appliquer deux fois par semaine sur les longueurs, préalablement mouillées. En cas de démangeaisons, d'irritations ou de pellicules, je vous conseille de l'appliquer directement sur le cuir chevelu. Les cheveux secs comme les cheveux gras l'apprécieront particulièrement, puisqu'il est reconnu pour réguler la production de sébum.

• **S'ils sont difficiles à coiffer,** c'est qu'ils sont sans doute plus emmêlés que d'habitude (bonjour les cheveux secs et bouclés). La solution ? Un après-shampooing riche et un démêlage avec un peigne à dents larges. Si besoin est, on complète par une noisette de crème de jour sur les longueurs et les pointes, pour un supplément d'hydratation.

• **S'ils deviennent électriques,** c'est que les passages du froid au chaud, et inversement, les fragilisent. La solution ? Un soin nourrissant après le shampooing pour les gainer et limiter l'électricité statique. On choisit une brosse et un peigne en matière naturelle et on vaporise au besoin un peu de laque avant usage. Surtout, on évite la surchauffe ! En hiver, je préfère toujours utiliser le sèche-cheveux sur la position « froid ». Sinon, je commence à chaud et je termine à froid pour fixer un mouvement sur mes boucles.

◆

LE POSTICHE, C'EST FANTASTICHE

Oubliez les clichés ! Pendant les fêtes, faites-vous la coiffure de vos rêves en utilisant un postiche de cheveux. J'ai commencé à l'adopter sur Danse avec les stars. *J'avais un postiche pour tricher sur ma longueur ou des bandes de cheveux pour ajouter du volume à ma chevelure. C'est un accessoire plutôt bon marché et très sympa, que je vous recommande pour une occasion spéciale…*

◆

MA RECETTE NATURELLE
Ma lotion antipelliculaire

L'hiver et les pellicules font souvent « bon » ménage. Pour passer la saison plus sereinement, mélangez dans la paume de votre main 2 gouttes d'HE de tea tree avec 1 c. à c. d'huile de jojoba, puis massez délicatement le cuir chevelu. Le matin, lavez-vous les cheveux avec un shampooing au *Melaleuca,* un ingrédient naturel apaisant et assainissant. Les pellicules ne devraient pas faire long feu !

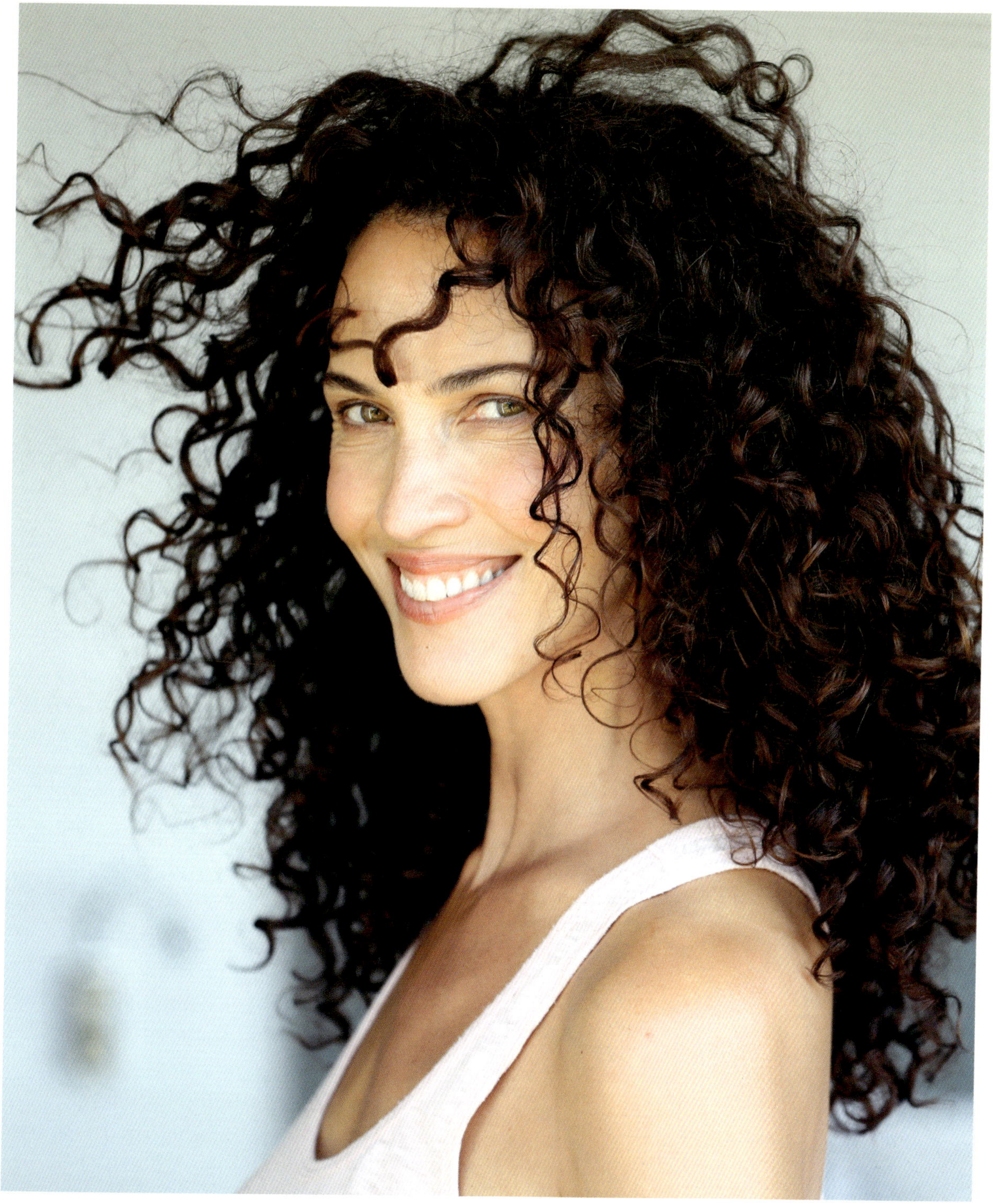

Make-up

soyez too much !

À L'OCCASION DES FÊTES, POUR UNE SOIRÉE OU POUR UNE OCCASION SPÉCIALE, OSEZ UN MAQUILLAGE PLUS SOUTENU QUE D'HABITUDE, EN GARDANT TOUJOURS EN TÊTE QU'IL FAUT CHOISIR : SOIT TRAVAILLER LE REGARD, SOIT MISER SUR UN ROUGE À LÈVRES QUI CLAQUE !

Commencez par le teint. Une fois votre peau bien hydratée, appliquez une crème teintée du bout des doigts ou un fond de teint avec une éponge en latex ou un pinceau de bonne qualité (à défaut, avec les doigts). Choisissez une formule fluide et hydratante (enrichie en acide hyaluronique, par exemple), qui gardera la transparence, et procédez du milieu du visage vers l'extérieur. Si besoin est, appliquez un peu de poudre libre sur la zone T (du front au menton).

Plein feux sur les yeux ! Oui à un regard ombré, à condition d'éviter les teintes trop sombres, qui durcissent le regard et peuvent vous donner l'air fatiguée. Préférez des couleurs plus douces que le noir, comme le beige, le bronze, le marron ou le taupe, avec un fini satiné. Pour les fêtes, dégainez l'eye-liner pour mettre en valeur vos yeux de biche ou dessinez un ras de cils. Travaillez vos cils au recourbe-cils, puis appliquez deux couches de mascara noir ou brun.

Pour votre blush, choisissez une couleur fraîche, un rose ou un corail, et posez-le en l'estompant vers les tempes.

Si vous avez choisi de mettre en valeur vos yeux, optez pour un rouge à lèvres (brillant, satiné ou mat) dans une couleur neutre. Si vous misez tout sur la bouche, un vrai rouge ou un rouge brun feront toujours un bel effet. Évitez toutefois les coloris trop foncés, qui ont tendance à rétrécir la bouche et à donner mauvaise mine. Contentez-vous d'un peu de mascara, éventuellement d'un léger ras de cils et d'une touche d'illuminateur sur l'arcade sourcilière.

Terminez par les sourcils. Bien maquillés, ils rehaussent les traits et dynamisent le visage. Utilisez un crayon ou une poudre pas trop foncée pour corriger leur forme. Coiffez-les et fixez-les avec un peu de laque pour les discipliner.

Vous êtes prête pour la fête !

◆

MON PETIT TIP

De la grise à la bonne mine

À cette saison, avoir bonne mine redonne tout de suite le moral ! Perso, je fais exceptionnellement une séance d'UV (et j'hydrate parfaitement ma peau ensuite) ou je joue la carte de l'autobronzant pour combattre efficacement la grise mine de la saison…

Mon soin anti-âge

le peeling superficiel aux acides de fruits

L'HIVER, ON A GÉNÉRALEMENT PLUS DE TEMPS. C'EST LE MOMENT IDÉAL POUR S'OFFRIR UN PEELING LIGHT DANS UN CABINET DERMATOLOGIQUE. CE SOIN DE COMPÈTE ÉLIMINE LES CELLULES MORTES QUI GRISENT LE TEINT ET DONNE UN SÉRIEUX COUP D'ÉCLAT À LA PEAU !

COMMENT ÇA MARCHE ?

Pour préparer mon épiderme, j'applique une crème au rétinol, à la vitamine A ou à l'acide glycolique 15 jours avant le soin. Le jour J, le médecin nettoie soigneusement le visage, puis passe une solution à base d'acide glycolique (un acide de fruits), qu'il laisse poser plusieurs minutes (en fonction de la peau). Ça chauffe et ça picote un peu, mais rien de bien méchant.

Une solution neutralisante est ensuite appliquée, puis une vaporisation d'eau thermale apaisante, suivie d'une crème hydratante. Les jours suivants, j'hydrate ma peau à fond et je reste à l'écart du soleil. Le résultat est super-rapide : le teint est plus frais, les pores resserrés, les taches et les ridules moins visibles. Comptez au minimum trois séances pour un résultat peau neuve, et de 100 à 120 € la séance.

Équilibre

L'ennemi n°1, en hiver, c'est la fatigue ! Un plan d'attaque s'impose pour mater cette calamité ! C'est capital pour conserver un maximum d'énergie. Je privilégie donc les solutions simples mais efficaces pour faire le plein d'énergie, et éviter d'avoir le moral dans les chaussettes et la forme au ras des pâquerettes… Mon truc, c'est la phytothérapie et, pour lutter contre la déprime, je profite à nouveau, durant cette saison, des bienfaits de la luminothérapie. De plus, on prévient au maximum les infections ORL, et on n'oublie pas de protéger toute la région lombaire. En effet, en médecine chinoise, les reins (bas du dos) sont les batteries de l'organisme. Ils sont le siège de notre force vitale, qui permet de faire face à l'adversité. Pour garder la pêche en toutes circonstances (une tempête de neige ou l'arrêt imprévu de Top Chef*), on se recentre grâce à la méditation et on se libère de ses peurs avec la sophrologie.*

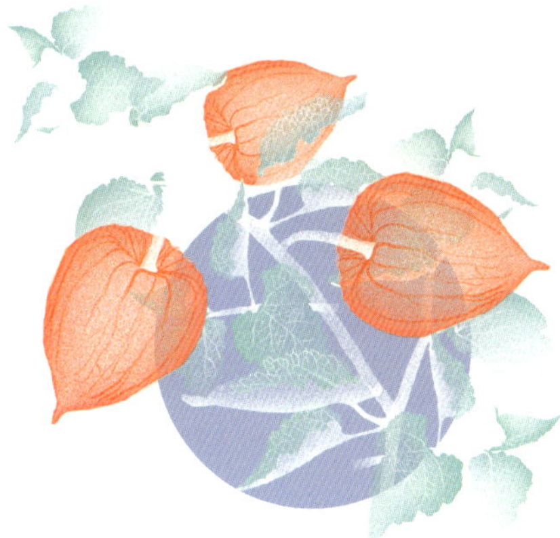

La fatigue d'hiver :

ma pire ennemie

COMMENCEZ UNE CURE DE MAGNÉSIUM

Quand je suis nerveuse, crevée, que j'ai du mal à dormir, je m'en remets souvent à mon ami le magnésium. C'est un super-minéral pour l'organisme, clé de nombreux mécanismes essentiels, dont le fonctionnement du système nerveux et des muscles, et la bonne santé des os et des dents. Si vous vous sentez fatiguée, irritable, si vous avez des fourmillements aux extrémités, des tremblements spontanés de la paupière ou de la lèvre, ou encore des crampes nocturnes dans les mollets, faites une cure de magnésium de 1 à 2 mois pour repartir du bon pied.

Choisissez un magnésium d'origine naturelle (magnésium marin) ou de synthèse, associé ou non à de la vitamine B6, qui favorise son assimilation. Mettez-le au menu régulièrement, en mangeant des aliments complets (riz, pâtes ou pain si vous supportez le gluten), des légumineuses (lentilles, pois chiches…), des oléagineux crus (noix, noisettes, amandes…), des graines (chia, courge, lin…) et du chocolat noir (ou du cacao, encore plus riche). La levure de bière est aussi très riche en magnésium.

UN COUP DE BLUES? FAITES CONFIANCE AUX PLANTES!

L'automne et l'hiver (ou les deux), on peut ressentir une baisse de régime, voire une petite déprime saisonnière. Heureusement, quelques plantes aux bienfaits reconnus peuvent vous tirer d'affaire. Je vous conseille de toujours demander l'avis d'un spécialiste ou de votre pharmacien avant d'entamer une cure. L'un ou l'autre sauront également vous orienter sur les doses qui sont bonnes pour vous. Et si le mal-être s'installe, n'hésitez pas à consulter un médecin.

DU CÔTÉ DE LA PHYTOTHÉRAPIE

• **Le millepertuis** est une plante anti-idées noires. Il est très efficace contre la déprime et la dépression légère. Attention, car il est photosensibilisant (ne pas s'exposer au soleil) et diminue l'effet de nombreux médicaments. Il faut absolument consulter avant d'entamer une cure, qui pourra se faire sous forme de gélules ou d'ampoules.

• **La spiruline** est une microalgue très intéressante pour lutter contre la fatigue et garder un bon moral. Elle est très riche en protéines, et contient aussi des vitamines, des oligoéléments et des acides gras.

Prenez-en tous les matins, à jeun, de 2 à 4 g, sous forme de gélules, de comprimés, de poudre ou de paillettes, pendant 2 à 3 mois. Pour les sportives, associez-la à 1 c. à s. de glutamine (après l'effort), qui a une action immunostimulante.

• **La rhodiola** est une plante qui agit sur le système nerveux pour diminuer les troubles de l'humeur, aider l'organisme à mieux résister au stress et favoriser la mémoire et la concentration. C'est la plante qui m'a accompagnée pendant toute la compétition de *Danse avec les stars*. Elle se trouve sous forme de gélules ou de teinture mère.

• **Le safran** est un antidépresseur naturel. Il est également efficace contre le syndrome prémenstruel. Vous le prendrez en gélules ou en tisane.

• **Le griffonia** est une plante médicinale, antidépresseur naturel qui agit rapidement sur le moral, les réveils nocturnes et les compulsions alimentaires. On le trouve sous forme de gélules ou de teinture mère.

• **Le mucuna** est un remède ayurvédique, actif sur les troubles de l'humeur, la fatigue physique et mentale, et le sommeil. Vous aurez le choix entre des gélules et de l'extrait fluide de plantes fraîches standardisé.

DU CÔTÉ DE L'AROMATHÉRAPIE

• **L'huile essentielle d'orange douce** est sans égale pour lutter contre la fatigue nerveuse, l'irritabilité et les difficultés d'endormissement : 1 ou 2 gouttes dans 1 c. à c. d'huile végétale (jojoba, argan) pour se masser les poignets.

• **L'huile essentielle de verveine citronnée** est antidépressive et permet de lutter contre la tristesse et l'anxiété : 2 gouttes dans 1 c. à c. de miel ou dans une tisane apporteront de l'apaisement.

• **L'huile essentielle de bergamote** est l'essence de la bonne humeur : le matin, mettez-en 1 goutte dans 1 c. à c. de miel, et avalez. En fin de journée, vous pouvez la respirer à même le flacon, ou en mettre quelques gouttes sur un mouchoir.

Attention, les huiles essentielles sont très actives et d'une grande efficacité, mais elles doivent être utilisées avec précaution… Si vous souhaitez, comme moi, les intégrer dans votre routine quotidienne, je vous conseille de consulter un naturopathe au préalable.

DU CÔTÉ DES FLEURS DE BACH

Ces élixirs floraux, qui agissent sur les troubles émotionnels, sont sans effets secondaires ni accoutumance. Ils sont mes alliés au quotidien…

• **Hornbeam** (charme) est recommandé en cas de manque d'entrain. Il va redonner l'envie d'avoir envie !

• **Mustard** (moutarde) est conseillé quand on se sent triste sans savoir pourquoi. Particulièrement adapté à la période de la déprime saisonnière, il lutte contre l'immobilisme et la mélancolie.

RE-PO-SEZ-VOUS !

Parce qu'on n'a encore rien trouvé de mieux… Quand arrive le week-end, laissez les obligations derrière vous et autorisez-vous des plages de repos pour vous détendre. Loin d'être du temps perdu, elles sont le meilleur moyen de recharger vos batteries, d'être plus sereine, de meilleure humeur et d'avoir un moral reboosté… pour affronter le lundi matin !

MES CONSEILS COCOONING

• Faites un break ! Quand vous en ressentez le besoin ou l'envie, allongez-vous sous une couverture pendant une demi-heure, posez une bouillotte chaude (mais pas brûlante) sur votre ventre ou sur vos reins… et kiffez !

• Consacrez-vous à des activités apaisantes, telles que la marche, la méditation, le yoga, le chant ou la musique. Ces pratiques, accessibles à toutes, harmonisent le corps et l'esprit, libèrent le mouvement ou la créativité, et chassent les pensées négatives et les ruminations.

• Au lieu de rêver toute l'année sur vos vacances d'été, pourquoi ne pas les prendre en hiver ? C'est une excellente période pour partir, car c'est bien pendant la saison froide que nous avons le plus besoin de recharger nos batteries. Et c'est souvent moins cher…

Recentrez-vous
avec la méditation

LA MÉDITATION EST L'UNE DES MEILLEURES ARMES QUI SOIENT CONTRE LE STRESS ! MÉDITER AIDE À RALENTIR, À ÊTRE PLUS CALME, À RÉGULER SES ÉMOTIONS, ET DONC À SE SENTIR MIEUX... POUR NE RIEN GÂCHER, C'EST UNE PRATIQUE ASSEZ FACILE À ADOPTER, À CONDITION D'ALLER À SON RYTHME ET D'AUGMENTER LE TEMPS DE PRATIQUE PROGRESSIVEMENT. DES ÉTUDES ONT MÊME MONTRÉ QUE LA MÉDITATION RENFORCE L'IMMUNITÉ ET RALENTIT LE VIEILLISSEMENT. DÉCIDÉMENT, ELLE A TOUT POUR (ME) PLAIRE !

COMMENT S'Y PRENDRE (QUAND ON N'Y CONNAÎT RIEN) ?

• **Lancez-vous !** Pour commencer à pratiquer, téléchargez une méditation guidée, disponible gratuitement sur le Net ou via une appli (Petit Bambou, Calm, Mind...). Les thèmes sont variés, et l'approche est simple et efficace, même pour débuter. Idéalement, méditez le matin au réveil et/ou le soir avant de dormir.

• **Faites retomber la tension** en cas de coup de stress : avant un rendez-vous important ou une réunion, asseyez-vous, fermez les yeux, concentrez-vous sur votre respiration et observez ses effets sur votre corps.

• **Faites un body scan :** allongée sur le dos, les yeux fermés, votre corps bien relâché, concentrez-vous sur chaque partie de votre corps, des pieds en remontant vers la tête, en respirant doucement par le ventre, jusqu'à ressentir un réel lâcher-prise.

• **Chassez vos angoisses.** Pour vous libérer des pensées négatives et laisser place au lâcher-prise, les huiles essentielles (HE) utilisées en diffusion sont idéales. Mélangez 2 gouttes d'essence de mandarine rouge, 2 gouttes d'HE de petit-grain bigarade et 2 gouttes d'HE de litsée citronnée dans un diffuseur (ou, si vous n'en avez pas, sur un mouchoir ou un morceau de coton). Ne reste plus qu'à vous relaxer...

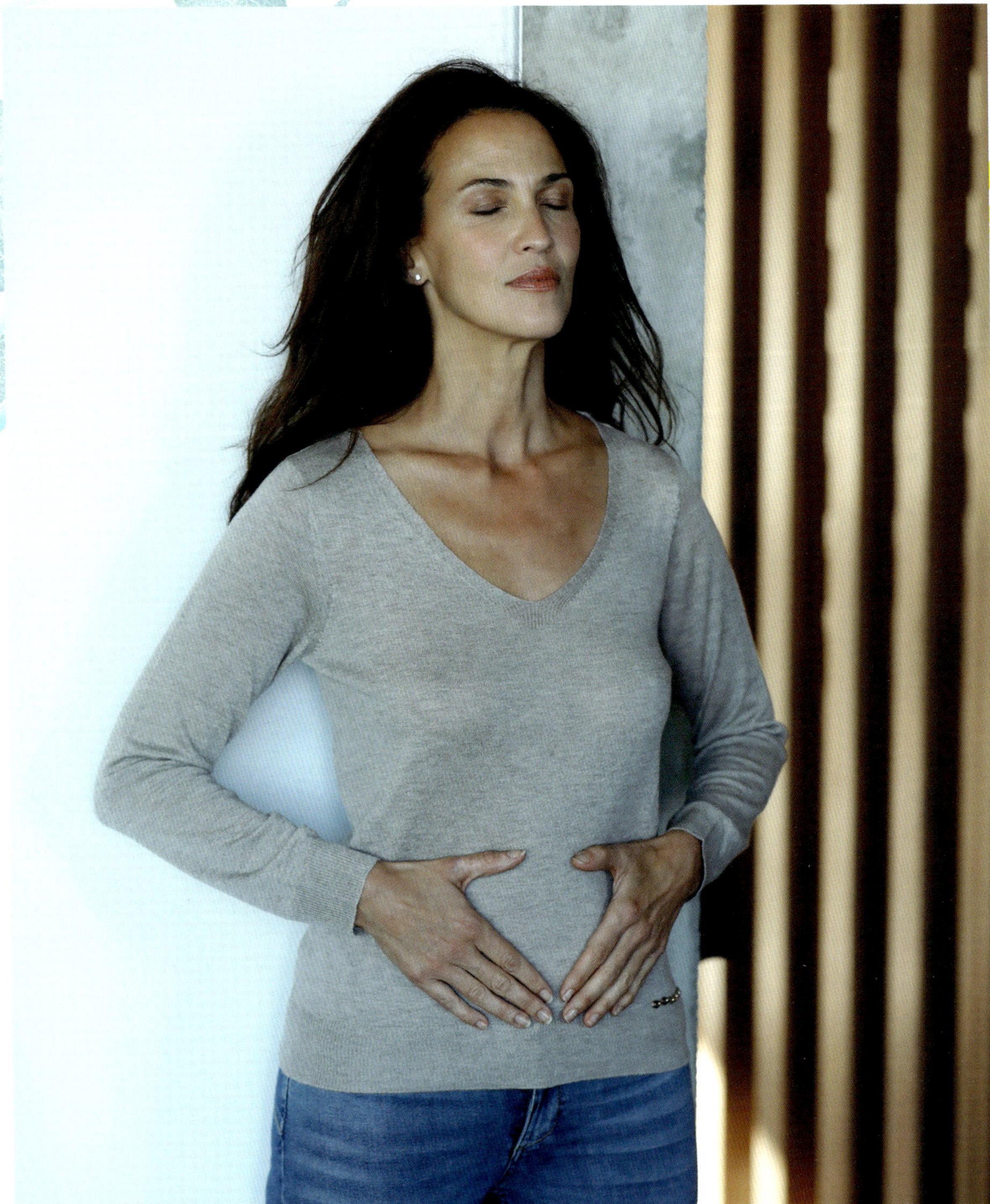

N'ayez pas peur
(comme disait l'autre)

TOUT LE MONDE RESSENT OU A DÉJÀ RESSENTI UN JOUR CE SENTIMENT DÉSAGRÉABLE. LA PEUR PEUT NOUS PARALYSER, CERTES, MAIS C'EST AUSSI UNE ÉMOTION INDISPENSABLE, CAR ELLE RÉVEILLE EN NOUS DES MÉCANISMES DE DÉFENSE. PLUTÔT QUE DE VOULOIR À TOUT PRIX NOUS EN DÉBARRASSER, APPRENONS À LA DÉCRYPTER ET À LA DOMPTER, CAR ELLE EST SOUVENT LIMITANTE ET NOUS EMPÊCHE D'AVANCER : PEUR DE RÉUSSIR, PEUR DE L'ÉCHEC, PEUR D'ÊTRE EMBARRASSÉE, RIDICULISÉE OU HUMILIÉE, REJETÉE, ABANDONNÉE, PEUR D'AIMER ET DE NE PAS ÊTRE AIMÉE... UN CONSEIL, NE PRENEZ AUCUNE DÉCISION SOUS L'EMPRISE DE LA PEUR. C'EST LA PIRE DES CONSEILLÈRES !

COMMENT S'Y PRENDRE ?

Tout d'abord, gardons en tête que ce n'est pas le monde extérieur qui est la cause de nos émotions et de notre humeur, mais seulement la représentation que nous nous en faisons et les pensées qui nous traversent l'esprit. Nos émotions sont le fruit de notre pensée.

VOICI L'EXERCICE QUE JE VOUS PROPOSE :

- Identifiez et listez l'ensemble de vos peurs sur une feuille de papier, puis faites ressortir les cinq principales.
- Lisez-les à voix haute et observez ce que cela remue à l'intérieur de vous, en essayant d'accueillir l'émotion qui surgit avec bienveillance, en vous demandant quel est son sens et pourquoi vous l'avez ressentie.
- Pour cela, vous pouvez aider des questions suivantes : qu'est-ce que je ressens dans mon corps ? Comment décrire l'émotion ressentie ? Qu'est-ce que je me dis en ce moment précis ? Réagir de cette manière va-t-il m'aider ?

Cet exercice vous permettra non seulement de mieux identifier vos peurs et de pouvoir y réfléchir à tête reposée, mais aussi de discerner ce qui est réel de ce qui ne l'est pas. Vous pourrez ensuite essayer de prendre de la distance, du recul, ou mobiliser des ressources internes (exercice de respiration, recadrage des pensées, visualisation positive…) ou externes (amis, famille, etc.) pour faire face.

Mon instant *bien-être*

PAR VERONICA BROWN

VOICI DEUX EXERCICES POUR TRAVAILLER À ÉVACUER LA PEUR DE NOTRE CORPS. L'HIVER EST LIÉ À LA PEUR, LAQUELLE EST LOGÉE DANS LES REINS, ET EN LIEN AVEC NOS OS, NOTRE SQUELETTE.

(H)ÊTRE-ARBRE

Rien de tel, pour évacuer les peurs, que de se connecter à quelque chose de plus grand que soi afin de se sentir en sécurité, bien en équilibre sur le sol.

- En position debout, prenez le temps de ressentir votre corps vertical, comme un arbre fortement enraciné dans le sol.
- Imaginez vos pieds qui prennent racine. Depuis la plante des pieds, des petites racines vont creuser le sol, descendre dans les profondeurs, se diviser en radicelles pour s'infiltrer jusqu'au centre de la terre. Vos bras sont des branches, et vos mains, des feuilles.
- Prenez le temps de ressentir cet ancrage. Respirez tranquillement. Sentez la force de la terre remonter le long de vos jambes, de votre tronc, de votre colonne, jusqu'au sommet de votre crâne.
- Quel bel arbre êtes-vous ?

ÉVACUER LA PEUR

Cet exercice respiratoire se fait en étant assise, pieds ancrés au sol, dos droit et mains croisées derrière la nuque.

- Inspirez par le nez, retenez votre respiration et contractez légèrement tout le corps, tête un peu en arrière, grimace du visage, jambes droites devant vous, pieds flex ou tendus en avant. Tenez la posture quelques instants.
- Soufflez par la bouche en relâchant tout le corps, évacuez vos peurs avec l'expiration.
- Accueillez vos ressentis, puis refaites l'exercice deux fois.

COMMENT PRENDRE SOIN *de mon sommeil ?*

AVEC LE DR MARC SARAMITO

MIS À MAL PAR LES VARIATIONS HORMONALES, SURTOUT À PARTIR DE 45 ANS, LE SOMMEIL A ÉGALEMENT POUR PIRE ENNEMI LE MANQUE DE LUMIÈRE NATURELLE. POUR RETROUVER UN SOMMEIL PROFOND ET RÉPARATEUR, INDISPENSABLE À UN MORAL D'ACIER, VOICI QUELQUES PISTES...

QUELS SONT LES TROUBLES DU SOMMEIL LES PLUS FRÉQUENTS À PARTIR DE LA QUARANTAINE ?

Il existe deux troubles principaux : les problèmes d'endormissement et les éveils nocturnes. Ce n'est pas toujours inquiétant, ces troubles peuvent être transitoires, mais ils doivent être pris au sérieux quand ils se répètent : si vous vous réveillez régulièrement toutes les nuits sans raison, il faut consulter. Après 45 ans, en période de périménopause, soit quelques années avant l'arrêt des règles, une diminution des œstrogènes, qui survient progressivement dans cette tranche d'âge, peut provoquer des troubles du sommeil. À la cinquantaine, si la ménopause est installée, une baisse de la DHEA peut être en cause, tout comme la survenue de bouffées de chaleur pendant la nuit.

À QUOI CES TROUBLES SONT-ILS DUS ?

De nombreux facteurs sont responsables des éveils nocturnes ou de difficultés d'endormissement. Le stress d'abord, qui influe négativement sur le sommeil et favorise les ruminations nocturnes. Ensuite viennent de nombreuses mauvaises habitudes : trop d'heures d'écran le soir, trop d'excitants, un repas lourd, une mauvaise orientation du lit... De plus, on sait que la qualité du sommeil a tendance à baisser avec l'âge. À partir de 40 ans, il est plus fragmenté. Lorsque des troubles apparaissent, demandez conseil à un médecin, car il est important d'en identifier la cause et de la traiter. Ne tardez pas trop, car le cerveau s'habitue après 1 à 2 semaines. Le risque, c'est d'être à moitié réveillée le jour et à moitié endormie la nuit ! Cela va influer sur l'humeur, le moral et la qualité de vie, et créer tout doucement un terrain propice à la déprime...

COMMENT Y REMÉDIER?

Pour avoir un sommeil de qualité, suffisamment réparateur, mieux vaut limiter tout ce qui peut interférer avec une nuit réparatrice, et donc observer certaines règles.

- Restez éloignée des écrans, source de lumière bleue favorable à l'éveil, au moins 1 heure avant le coucher.
- Évitez de regarder une série le soir. Vous risquez d'avoir du mal à aller vous coucher. De manière générale, avoir un écran de télévision dans sa chambre est une mauvaise idée, car, même quand celle-ci n'est pas allumée, vous restez au contact d'un champ magnétique perturbant.
- Le soir, dînez plus tôt, entre 18h30 et 20h30, en évitant les aliments gras. De plus, supprimez l'alcool.
- Ne buvez pas d'excitants (café, thé, soda) après 15 heures. Préférez le rooibos, qui est sans théine, ou les tisanes relaxantes.
- Écoutez votre horloge biologique et allez vous coucher dès que vous ressentez les premiers signes de fatigue. Dans l'idéal, pas après 23 heures.
- Pratiquez plutôt votre activité physique dans la journée. Si vous faites votre sport le soir, pratiquez au moins 4 heures avant de vous coucher, sinon vous risquez d'avoir du mal à vous endormir.
- Supprimez de votre chambre toutes les sources de lumière ou de bruit (réveil, téléphone portable…).
- Baissez la température du radiateur à 18 °C, c'est idéal.
- Veillez à vous lever chaque jour à la même heure, y compris le week-end, pour ne pas décaler vos horaires de sommeil. Évitez, sauf en cas de très grosse fatigue, de dormir durant la journée.

COMMENT FAVORISER UN BON SOMMEIL?

Il est important de s'exposer à la lumière du matin pour bien synchroniser nos rythmes biologiques. Ne serait-ce que 5 minutes d'exposition à la lumière directe à l'extérieur, c'est important pour l'horloge biologique et la synthèse de la vitamine D. Cela favorise également un bon endormissement le soir. Une lampe de luminothérapie peut aussi être une bonne solution : s'y exposer 30 minutes chaque matin permet de stimuler l'éveil, avec une activité antidépressive à la clé, qui peut se révéler utile en hiver.

Le petit déjeuner, lui, doit être riche en protéines, car elles stimulent le métabolisme et l'éveil. Ce n'est pas forcément dans nos habitudes, mais c'est efficace. Ajouter par exemple un œuf, du jambon, un morceau de fromage (gruyère, parmesan) stimule le métabolisme. À l'inverse, mettre l'accent au dîner sur les aliments qui contiennent du tryptophane, un acide aminé qui intervient dans la fabrication de la sérotonine, permet d'améliorer la qualité du sommeil : tomate, avocat, champignons, pâtes, dinde, produits laitiers, banane, ananas, pamplemousse… Par exemple, votre dîner peut se composer ainsi : ½ pamplemousse (ou des tomates mozza), une escalope de dinde avec des pâtes et des champignons, et un fromage blanc.

Vous pouvez également essayer ce truc d'ostéopathe : calez une balle de tennis dans le creux de la nuque, cela favorise l'endormissement et on tombe dans les bras de Morphée plus rapidement. Des exercices de lâcher-prise issus de la sophrologie peuvent aussi être utiles quand le stress est en cause.

QUELLE SUPPLÉMENTATION EST UTILE ?

Le magnésium, bien sûr, qui est antistress, le millepertuis — sauf si vous prenez la pilule (la rhodiola est alors plus indiquée) — et le tryptophane (précurseur de sérotonine) en gélules ou en granules homéopathiques (en pharmacie). Vous pouvez aussi prendre des plantes à effet sédatif sous forme de tisanes, comme la verveine et la camomille, relaxantes, ou le tilleul, la valériane et la passiflore, qui contribuent à l'endormissement. À boire 30 minutes avant le coucher.

On peut également les associer à des huiles essentielles pour améliorer la relaxation. Douces, calmantes et d'odeur agréable, les HE de mandarine rouge, d'orange douce et de bergamote peuvent être prises au long cours. Antistress, les HE de lavande fine, de petit-grain bigarade et de camomille noble évitent les réveils nocturnes. Prenez-les par voie cutanée (10 gouttes d'huile essentielle dans 20 gouttes d'huile végétale de macadamia, à frictionner sur chaque pied) ou en diffusion (de 5 à 10 gouttes d'une de ces essences 15 minutes avant le coucher).

Les bourgeons de tilleul, grâce à leurs propriétés calmantes, favorisent l'endormissement et sont indiqués en cas de réveil nocturne et d'insomnie. Ils ont un effet sédatif doux et leur action est immédiate, ce qui assure un sommeil profond. La posologie est de 5 à 15 gouttes le soir au coucher, ponctuellement ou trois semaines par mois si nécessaire.

Je remercie…

Ma team d'experts de choc : Dr Marc Saramito ; Dr Carol Burte ; Veronica Brown ; Samuel Ganes ; Didier Herzog ; Éric Le Roy ; Delphine Lapoele ; Soazic Delanoë.

Mes partenaires : Christopher Davin, qui m'a insufflé la force de me lancer dans cette formidable aventure et qui m'a accompagnée tout au long de ce merveilleux projet ; Jean-Louis Hocq, qui m'a tendu la main et m'a fait confiance dès les premières secondes pour la réalisation de cet ouvrage ; Marion Guillemet-Bigeard, Lama Younès-Corm et toutes les équipes des éditions Solar ; Karine Silberfeld ; Marine Revol.

Mes amis : Julie Marques Da Costa ; Éric Bensaid ; Émilie Lallement ; Laetitia Ganivenq Tropini et l'Hôtel de Paris à Sète ; Éric Anjubeault.

Mon équipe de shooting : Frédéric Cressaux ; Xavier Curt ; Julien Caïdos ; Corine Merko.

Les marques qui m'ont gracieusement accompagnée : Morgan ; Luz ; Paulette ; Reebok.
Le Chenot Palace Weggis, mon lieu de villégiature pour retrouver santé mentale et physique.

Merci à…
ma famille de sang et de cœur ;
ma plus belle amie, Mareva Marciano ;
mes agents, Sophie Lemaitre et Cédric Lévy, pour leur écoute et leur bienveillance au quotidien (même le week-end ou tard le soir…) ;
Peter Neerinckx, pour son soutien et sa compréhension depuis plus de dix ans.

À mes parents, Sylviane et Joël, et à mon frère, Sylvain, merci de m'encourager et d'être là pour moi à chaque instant.
À mon fils, Andréa, merci de faire de moi la plus heureuse des mamans, et merci de me donner l'envie de devenir chaque jour une personne meilleure.
Je vous aime.

Enfin, je remercie toutes celles et tous ceux qui me soutiennent depuis des années et sans qui rien de tout cela n'aurait été possible.

Bibliographie

Jamie Oliver, *Toqué de cuisine; 120 nouvelles recettes faciles du chef superstar,* Hachette, 2002

Valérie Espinasse, *Ma good détox,* Leduc.S, 2017

Samuel Ganes, *50 Exercices de yoga,* Eyrolles, 2020

Samuel Ganes, *Mon coach ayurvéda,* Eyrolles, 2018

Veronica Brown, *le Pouvoir des thérapies brèves,* Eyrolles, 2020

Soasick Delanoë, *Mon cahier pilates,* Solar, 2015

Pauline Dehecq, *Ma cosmétique minimaliste,* Thierry Souccar, 2019

Cyrille Saura-Zellweger, *Faire ses cosmétiques naturels, c'est facile,* Jouvence, 2019

Michel Pierre et Caroline Gayet, *Ma bible de l'herboristerie,* Leduc.S, 2018

Collectif, *le Meilleur de la cuisine saine,* Marabout, 2015

Claire Andréewitch, *Révélez votre glow,* Marabout, 2019

Henri Chenot, *Dynamisez votre capital santé par la biontologie*, Presses de la Renaissance, 2007

Direction : Jean-Louis Hocq
Direction éditoriale : Marion Guillemet-Bigeard
Édition : Lama Younès-Corm
Collaboration éditoriale : Karine Silberfeld
Editing : Marine Revol
Correction : Chloé Chauveau
Fabrication : Laurence Duboscq
Photogravure : Graphium

Conception graphique intérieur et couverture, illustrations & réalisation : Stéphanie Brepson

Photographies de Linda Hardy, intérieur et couverture : Frédéric Cresseaux
Aucune photo de Linda Hardy n'a été retouchée.

Illustrations des postures de sport : Sophie Delannoy
Crédits photos : Shutterstock (p. 47, 68, 90, 131, 132, 169); Istock (p. 172), © Dorian Nieto (p. 87), © Valéry Guedes, stylisme Natacha Arnoult (p. 86), © Emilie Laraison (p. 175)

ISBN : 978-2-263-17253-3
Code éditeur : L17253
Dépôt légal : avril 2021

Imprimé en France par PPO

Solar, un département d'Édi8
92, avenue de France
75013 Paris